国学经典

中华本草医药大典 中国古代百科全书

李楠
范万光 / 主编

本草纲目

辽海出版社

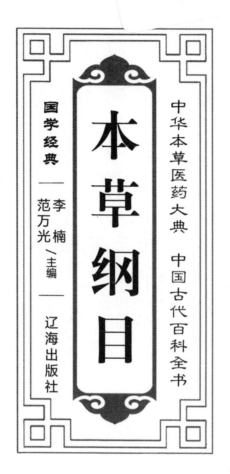

【 第三卷 】

《本草纲目》编委会

目 录

第十三卷 草部二

第十四卷　草部三

第十五卷 草部四

第十六卷　草部五

第十七卷　草部六

本草纲目

目 录

锁阳（补遗）

锁　阳

【集解】〔时珍曰〕锁阳出肃州。按陶九成辍耕录云：锁阳生鞑靼田地，野马或与蛟龙遗精入地，久之发起如笋，上丰下俭，鳞甲栉比，筋脉连络，绝类男阳，即肉苁蓉之类。或谓里之淫妇，就而合之，一得阴气，勃然怒长。土人掘取洗涤，去皮薄切晒干，以充药货，功力百倍于苁蓉也。时珍疑此自有种类，如肉苁蓉、列当，亦未必尽是遗精所生也。

【气味】甘，温，无毒。

【主治】大补阴气，益精血，利大便。虚人大便燥结者，啖之可代苁蓉，煮粥弥佳。不燥结者勿用。震亨。润燥养筋，治痿弱。时珍。

赤箭（本经上品）天麻（宋开宝）

【校正】天麻系宋本重出，今并为一。

【释名】**赤箭芝**药性、**独摇芝**抱朴子、**定风草**药性、**离母**本经、**合离草**抱朴子、**神草**吴普、**鬼督邮**本经。〔弘景曰〕赤箭亦是芝类。

赤箭天麻

其茎如箭杆，赤色，叶生其端。根如大魁，又云如芋，有十二子为卫。有风不动，无风自摇。如此，亦非俗所见。而徐长卿亦名鬼督邮。又有鬼箭，茎有羽，其主疗并相似，而益大乖异，并非此赤箭也。〔颂曰〕按《抱朴子》云，仙方有合离草，一名独摇芝，一名离母。所以谓之合离、离母者，此草下根如芋魁，有游子十二枚周环之，以仿十二辰也。去大魁数尺，皆有细根如白发，虽相须而实不相连，但以气相属尔。如菟丝之草，下有伏菟之根。无此则丝不得上，亦不相属也。然则赤箭之异，陶隐居已云非俗所见；菟丝之下有伏菟[①]，亦不闻有见者，殆其种类时有神异者而如此尔。〔时珍曰〕赤箭以状而名，独摇、定风以性异而名，离母、合离以根异而名，神草、鬼督邮以功而名。天麻即赤箭之根，开宝本草重出一条，详后集解下。

【集解】〔《别录》曰〕赤箭生陈仓川谷、雍州及太山少室，三月、四月、八月采

---

① 菟：原作"苓"，据下文"菟丝之下有伏菟"改。

根暴干。〔弘景曰〕陈仓今属雍州扶风郡。〔志曰〕天麻生郓州、利州、太山、劳山诸处，五月采根暴干。叶如芍药而小，当中抽一茎，直上如箭杆。茎端结实，状若续随子。至叶枯时，子黄熟。其根连一二十枚，犹如天门冬之类。形如黄瓜，亦有芦苞，大小不定。彼人多生啖，或蒸煮食之。今多用郓州者佳。〔恭曰〕赤箭是芝类。茎似箭杆，赤色。端有花，叶赤色，远看如箭有羽。四月开花，结实似苦楝子，核作五、六棱，中有肉如面，日暴则枯萎。其根皮肉汁，大类天门冬，惟无心脉尔，去根五六寸，有十余子卫之，似芋，可生啖之，无干服之法。〔颂曰〕赤箭今江湖间亦有之，然不中药用。其苗如苏恭所说。但《本经》云三月、四月，八月采根，不言用苗。而今方家乃三月、四月采苗，七月、八月、九月采根，与本经参差不同，难以兼著，故但从今法。又曰：天麻今汴京东西、湖南、淮南州郡皆有之。春生苗，初出若芍药，独抽一茎直上，高三四尺，如箭杆状，青赤色，故名赤箭芝。茎中空，依半以上，贴茎微有尖小叶。梢头生成穗，开花结子，如豆粒大。其子至夏不落，却透虚入茎中，潜生土内。其根形如黄瓜，连生一二十枚，大者至重半斤，或五六两。其皮黄白色，名曰龙皮。肉名天麻，二月、三月、五月、八月内采，初得乘润刮去皮，沸汤略煮过，暴干收之。嵩山、衡山人，或取生者蜜煎作果食，甚珍之。〔宗奭曰〕赤箭，天麻苗也。与天麻治疗不同，故后人分为二条。〔承曰〕今医家见用天麻，即是赤箭根。开宝本草又于中品出天麻一条，云出郓州。今之赤箭根苗，皆自齐郓而来者为上。苏颂图经所载天麻之状，即赤箭苗之未长大者也。赤箭用苗，有自表入里之功；天麻用根，有自内达外之理。根则抽苗径直而上，苗则结子成熟而落，返从杆中而下，至土而生，此粗可识其外内主治之理。今翰林沈括最为博识，尝云：古方用天麻不用赤箭，用赤箭不用天麻，则天麻、赤箭本为一物明矣。〔机曰〕赤箭、天麻一物也，经分为二，以根与苗主治不同也。产不同地者，各有所宜也。〔时珍曰〕本经止有赤箭，后人称为天麻。甄权药性论云，赤箭芝一名天麻，本自明白。宋人马志重修本草，重出天麻，遂致分辩如此。沈括笔谈云：神农本草明言赤箭采根，后人谓其茎如箭，疑当用茎，盖不然也。譬如鸢尾、牛膝，皆因茎叶相似，其用则根，何足疑哉？上品五芝之外，补益上药，赤箭为第一。世人惑于天麻之说，遂止用之治风。良可惜哉。沈公此说虽是，但根茎并皆可用。天麻子从茎中落下，俗名还筒子。其根暴干，肉色坚白，如羊角色，呼羊角天麻，蒸过黄皱如干瓜者，俗呼酱瓜天麻，皆可用者。一种形尖而空，薄如玄参状者，不堪用。抱朴子云：独摇芝生高山深谷之处，所生左右无草。其茎大如手指，赤如丹素。叶似小苋。根有大魁如斗，细者如鸡子十二枚绕之。人得大者，服之延年。按此乃天麻中一种神异者，如人参中之神参也。〔敩曰〕凡使天麻勿用御风草，二物相似，只是叶茎不同。御风草根茎斑，叶背白有青点。使御风草即勿使天麻。若同用，令人有肠结之患。

【正误】〔藏器曰〕天麻生平泽，似马鞭草，节节生紫花。花中有子，如箱子，子性寒，作饮去热气。茎叶捣傅痈肿。〔承曰〕藏器所说，与赤箭不相干，乃别一物也。

〔时珍曰〕陈氏所说，乃一种天麻草，是益母草之类是也。嘉祐本草误引入天麻下耳。今正其误。

【修治】〔教曰〕修事天麻十两，锉安于瓶中。用蒺藜子一镒，缓火熬焦，盖于天麻上，以三重纸封系，从巳至未取出。蒺藜炒过，盖系如前，凡七遍。用布拭上气汗，刀劈焙干，单捣用。若用御风草，亦同此法。〔时珍曰〕此乃治风痹药，故如此修事也。若治肝经风虚，惟洗净，以湿纸包，于煻火中煨熟，取出切片，酒浸一宿，焙干用。

赤箭

【气味】辛，温，无毒。〔志曰〕天麻，辛、平、无毒。〔大明曰〕甘，暖。〔权曰〕赤箭芝一名天麻。味甘，平，无毒。〔好古曰〕苦，平，阴中之阳也。

【主治】**杀鬼精物，蛊毒恶气。久服益气力，长阴肥健。**本经。**轻身增年，消痈肿，下支满，寒疝下血。**别录。**天麻，主诸风湿痹，四肢拘挛，小儿风痫惊气，利腰膝，强筋力。久服益气，轻身长年。**开宝。**治冷气瘫痪，瘫缓不随，语多恍惚，善惊失志。**甄权。**助阳气，补五劳七伤，鬼疰，通血脉，开窍。服食无忌。**大明。**治风虚眩运头痛。**元素。

【发明】〔杲曰〕肝虚不足者，宜天麻、芎藭以补之。其用有四：疗大人风热头痛，小儿风痫惊悸，诸风麻痹不仁，风热语言不遂。〔时珍曰〕天麻乃肝经气分之药。《素问》云：诸风掉眩，皆属于木。故天麻入厥阴之经而治诸病。按罗天益云：眼黑头旋，风虚内作，非天麻不能治。天麻乃定风草，故为治风之神药。今有久服天麻药，遍身发出红丹者，是其祛风之验也。〔宗奭曰〕天麻须别药相佐使，然后见其功，仍须加而用之。人或蜜渍为果，或蒸煮食，当深思则得矣。

还筒子

【主治】**定风补虚，功同天麻。**时珍。

术（直律切　本经上品）

【释名】**山蓟**本经、**杨枹**（音孚）、**枹蓟**尔雅、**马蓟**纲目、**山姜**①、**山连**别录、**吃力伽**日华。〔时珍曰〕按《六书》本义，术字篆文，象其根干枝叶之形。吴普《本草》一名山芥，一名天蓟，因其叶似蓟，而味似姜、芥也。西域谓之吃力伽，故外台秘要有吃力伽散。扬州之域多种白术，其状如枹，故有杨枹及枹蓟之名，今人谓之吴术是也。枹乃鼓槌之名。古方二术通用，后人始有苍、白之分，详见下。

【集解】〔《别录》曰〕术生郑山山谷、汉中、南郑，二月、三月、八月、九月采

---

① 尔雅：原脱，据张本补，与《尔雅·释草》合。

白 术

根暴干。〔弘景曰〕郑山，即南郑也。今处处有，以蒋山、白山、茅山者为胜。十一月、十二月采者好，多脂膏而甘。其苗可作饮，甚香美。术有两种：白术叶大有毛而作桠，根甜而少膏，可作丸散用；赤术叶细元桠，根小苦而多膏，可作煎用。东境术大而无气烈，不任用。今市人卖者，皆以米粉涂令白，非自然矣，用时宜刮去之。〔颂曰〕术今处处有之，以茅山、嵩山者为佳。春生苗，青色无桠。茎作蒿干状，青赤色，长三二尺以来。夏开花，紫碧色，亦似刺蓟花，或有黄白色者。入伏后结子，至秋而苗枯。根似姜而旁有细根，皮黑，心黄白色，中有膏液紫色。其根干湿并通用。陶隐居言术有二种，则《尔雅》所谓枹蓟，即白术也。今白术生杭、越、舒、宣州高山岗上，叶叶相对，上有毛，方茎，茎端生花，淡紫碧红数色，根作桠生。二月、三月、八月、九月采暴干用，以大块紫花为胜。古方所用术者，皆白术也。〔宗奭曰〕苍术长如大小指，肥实，皮色褐，其气味辛烈，须米泔浸洗去皮用。白术粗促，色微褐，其气亦微辛苦而不烈。古方及《本经》止言术，不分苍、白二种，亦宜两审。〔时珍曰〕苍术，山蓟也，处处山中有之。苗高二三尺，其叶抱茎而生，梢间叶似棠梨叶，其脚下叶有三五叉，皆有锯齿小刺。根如老姜之状，苍黑色，肉白有油膏。白术，枹蓟也，吴越有之。人多取根栽莳，一年即稠。嫩苗可茹，叶梢大而有毛。根如指大，状如鼓槌，亦有大如拳者。彼人剖开暴干，谓之削术，亦曰片术。陈自良言白而肥者，是浙术；瘦而黄者，是幕阜山所出，其力劣。昔人用术不分赤白。自宋以来，始言苍术苦辛气烈，白术苦甘气和，各自施用，亦颇有理。并以秋采者佳，春采者虚软易坏。嵇含《南方草木状》云：药有吃力伽，即术也。濒海所产，一根有至数斤者，采饵尤良。〔嘉谟曰〕浙术俗名云头术，种平壤，颇肥大，由粪力也，易润油。歙术俗名狗头术，虽瘦小，得土气充也，甚燥白，胜于浙术。宁国、昌化、池州者，并同歙术，境相邻也。

术白术也。

【气味】甘，温，无毒。〔别录曰〕甘。〔权曰〕甘、辛。〔杲曰〕味苦而甘，性温，味厚气薄，阳中阴也，可升可降。〔好古曰〕入手太阳、少阴，足太阴、阳明、少阴、厥阴六经。〔之才曰〕防风、地榆为之使。〔权曰〕忌桃、李、菘菜、雀肉、青鱼。〔嘉谟曰〕咀后人乳汁润之，制其性也。脾病以陈壁土炒过，窃土气以助脾也。

【主治】风寒湿痹，死肌痉疸，止汗除热消食。作煎饵久服，轻身延年不饥。本经。主大风在身面，风眩头痛目泪出，消痰水，逐皮间风水结肿，除心下急满，霍乱吐下不止，利腰脐间血，益津液，暖胃消谷嗜食。别录。治心腹胀满，腹中冷痛，胃虚下利，多年气痢，除寒热，止呕逆。甄权。反胃，利小便，主五劳七伤，补腰膝，长肌肉，治冷气，痃癖气块，妇人冷症瘕。大明。除湿益气，和中补阳，消痰逐水，生津止渴，止泻痢，消足胫湿肿，除胃中热，肌热。得枳实，消痞满气分。佐黄芩，安胎清热。元素。理胃益脾，补肝风虚，主舌本强，食则呕，胃脘痛，身体重，心下急痛，心下水痞。冲脉为病，逆气里急，脐腹痛。好古。

【发明】〔好古曰〕本草无苍、白术之名。近世多用白术，治皮间风，止汗消痰，补胃和中，利腰脐间血，通水道。上而皮毛，中而心胃，下而腰脐，在气主气，在血主血，无汗则发，有汗则止，与黄芪同功。〔元素曰〕白术除湿益燥，和中补气。其用有九：温中，一也；去脾胃中湿，二也；除胃中热，三也；强脾胃，进饮食，四也；和胃生津液，五也；止肌热，六也；四肢困倦，嗜卧，目不能开，不思饮食，七也；止渴，八也；安胎，九也。凡中焦不受湿不能下利，必须白术以逐水益脾。非白术不能去湿，非枳实不能消痞，故枳术丸以之为君。〔机曰〕脾恶湿，湿胜则气不得施化，津何由生？故曰膀胱者津液之府。气化则能出焉。用白术以除其湿，则气得周流而津液生矣。

苍术

【释名】赤术别录、山精抱朴、仙术纲目、山蓟〔时珍曰〕异术言术者山之精也，服之令人长生辟谷，致神仙，故有山精、仙术之号。术有赤、白二种，主治虽近，而性味止发不同。本草不分苍、白，亦未可据。今将本经并别录、甄权、大明四家所说功用。参考分别，各自附方，庶使用者有所依凭。

【修治】〔大明曰〕用术以米泔浸一宿，入药。〔宗奭曰〕苍术辛烈，须米泔浸洗，再换泔浸二日，去上粗皮用。〔时珍曰〕苍术性燥，故以糯米泔浸去其油，切片焙干用。亦有用脂麻同炒，以制其燥者。

【气味】苦、温，无毒。〔别录曰〕甘。〔权曰〕甘、辛。〔时珍曰〕白术甘而微苦，性温而和。赤术甘而辛烈，性温而燥，阴中阳也，可升可降，入足太阴、阳明、手太阴、阳阴、太阳之经。忌同白术。

【主治】风寒湿痹，死肌痉疸。作煎饵久服，轻身延年不饥。本经。主头痛，消痰水，逐皮间风水结肿，除心下急满及霍乱吐下不止，暖胃消谷嗜食。别录。除恶气，弭灾诊。弘景。主大风疳痹，心腹胀痛，水肿胀满，除寒热，止呕逆下泄冷痢。甄权。治筋骨软弱，痃癖气块，妇人冷气症痕，山岚瘴气温疾。大明。明目，暖水脏。刘完素。除湿发汗，健胃安脾，治痿要药。李杲。散风益气，总解诸郁。震亨。治湿痰留饮或挟瘀血成窠囊，及脾湿下流，浊沥带下，滑泻肠风。时珍。

苍　术

【发明】〔宗奭曰〕苍术气味辛烈，白术微辛苦而不烈。古方及本经止言术，未分苍、白。只缘陶隐居言术有两种，自此人多贵白者，往往将苍术置而不用。如古方平胃散之类，苍术为最要药，功效尤速。殊不详本草原无白术之名。嵇康曰：闻道人遗言，饵术、黄精，令人久寿。亦无白字，用宜两审。〔杲曰〕本草但言术，不分苍、白。而苍术别有雄壮上行之气，能除湿，下安太阴，使邪气不传入脾也。以其经泔浸火炒，故能出汗，与白术止汗特异，用者不可以此代彼。盖有止发之殊，其余主治则同。〔元素曰〕苍术与白术主治同，但比白术气重而体沉。若除上湿发汗，功最大；若补中焦，除脾胃湿，力少不如白术。腹中窄狭者，须用之。〔震亨曰〕苍术治湿，上中下皆有可用。又能总解诸郁。痰、火、湿、食、气、血六郁，皆因传化失常，不得升降，病在中焦，故药必兼升降。将欲升之，必先降之；将欲降之，必先升之。故苍术为足阳明经药，气味辛烈，强胃强脾，发谷之气，能径入诸经，疏泄阳明之湿，通行敛涩。香附乃阴中快气之药，下气最速。一升一降，故郁散而平。〔杨士瀛曰〕脾精不禁，小便漏浊淋不止，腰背酸疼，宜用苍术以敛脾精，精生于谷故也。〔弘景曰〕白术少膏，可作丸散；赤术多膏，可作煎用。昔刘涓子接取其精而丸之，名守中金丸，可以长生。〔颂曰〕服食多单饵术，或合白茯苓，或合石菖蒲，并捣末，旦日水服，晚再进，久久弥佳。斫取生术，去土水浸，再三煎如饴糖，酒调饮之，更善。今茅山所造术煎，是此法也。陶隐居言取其精丸之，今乃是膏煎，恐非真也。〔慎微曰〕梁庾肩吾答陶隐居赉术煎启云：绿叶抽条，紫花标色。百邪外御，六府内充。山精见书，华神在录。木荣火谢，尽采撷之难；启旦移申，穷淋漉之剂。又谢术蒸启云：味重金浆，芳逾玉液。足使坐致延生，伏深铭感。又葛洪抱朴子内篇云：南阳文氏，汉末逃难壶山中，饥困欲死。有人教之食术，遂不饥。数十年乃还乡里，颜色更少，气力转胜。故术一名山精，神农药经所谓必欲长生，常服山精，是也。〔时珍曰〕按《吐纳经》云：紫微夫人《术序》云：吾察草木之胜速益于己者，并不及术之多验也。可以长生久视，远而更灵。山林隐逸得服术者，五岳比肩。又神仙传云：陈子皇得饵术要方，其妻姜氏得疲病，服之自愈，颜色气力如二十时也。时珍谨按已上诸说，皆似苍术，不独白术。今服食家亦呼苍术为仙术，故皆列于苍术之后。又张仲景辟一切恶气，用赤术同猪蹄甲烧烟。陶隐居亦言术能除恶气，饵灾诊。故今病疫及岁旦，人家往往烧苍术以辟邪气。类编载越民高氏妻，病恍惚谵语，亡夫之鬼凭之。其家烧苍术烟，鬼遽求去。夷坚志载江西一士人，为女妖所染。其鬼将别曰：君为阴气所浸，必当暴泄，但多服平胃散为良，中有苍术能去邪也。许叔微本事方云：微患饮癖三十年。始因少年夜坐写文，左向伏几，是以饮食多堕左边。中夜必饮酒数杯，又向左卧。壮时不觉，三五年后，觉酒止从左下有声，胁痛食减嘈杂，饮酒半杯即止。十数日，必呕酸水数升。暑月止右边有汗，左边绝无。遍访名医及海上方，间或中病，止得月余复作。其补如天雄、附子、矾石辈，利如牵牛、甘遂、大戟，备尝之矣。自揣必有僻囊，如潦水之有科臼，不盈科不行。但清者可行，而浊者停滞，无路以决之，故积至五、七日必呕而去。脾土恶湿，而水则流湿，莫若燥脾以去湿，崇土以填科臼。乃悉屏诸药，只以苍术一斤，去皮切片为末，生油麻半两，水二钱，研滤汁，大枣五十枚，煮去皮核，捣和丸梧子大，每日空腹温服五十丸，增至一二百丸。忌桃、李、雀肉。服三月而疾除。自此常服，不呕不痛，胸膈宽利，饮唉如故，暑月汗亦周身，灯下能书细字，皆术之力也。初服时必觉微燥，以山栀子末沸汤点服解之，久服亦自不燥矣。

苗

【主治】作饮甚香，去水。弘景。亦止自汗。

狗脊（本经中品）

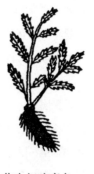

狗 脊

【释名】强膂别录、扶筋别录、百枝本经、狗青吴普。〔恭曰〕此药苗似贯众，根长多歧，状如狗之脊骨，而肉作青绿色，故以名之。〔时珍曰〕强膂、扶筋，以功名也。《别录》又名扶盖，乃扶筋之误。本经狗脊一名百枝，《别录》草薢一名赤节，而吴普本草谓百枝为草薢，赤节为狗脊，皆似误也。

【集解】〔《别录》曰〕狗脊生常山川谷，二月、八月采根暴干。〔普曰〕狗脊如草薢，茎节如竹有刺，叶圆赤，根黄白，亦如竹根，毛有刺《岐伯经》云：茎无节，叶端圆青赤，皮白有赤脉。〔弘景曰〕今山野处处有之，与菝葜相似而小异。其茎叶小肥，其节疏，其茎大直，上有刺，叶圆有赤脉，根凸凹宠岙如羊角强细者是。〔颂曰〕今太行山、淄、温、眉州亦有之。苗尖细碎青色，高一尺以来，无花。其茎叶似贯众而细，其根黑色，长三四寸，多歧，似狗之脊骨，大有两指许。其肉青绿色。春秋采根暴干。今方亦有用金毛者。陶氏所说乃有刺草薢，非狗脊也，今江左俗犹用之。〔敩曰〕凡使狗脊，勿用透山形根，形状一般，只是入顶苦，不可饵也。〔时珍曰〕狗脊有二种：一种根黑色，如狗脊骨；一种有金黄毛，如狗形，皆可入药。其茎细而叶花，两两对生，正似大叶蕨，比贯众叶有齿，面背皆光。其根大如拇指，有硬黑发簇之。吴普、陶弘景所说根苗，皆是菝葜：苏恭、苏颂所说，即真狗脊也。按张揖广雅云：菝葜，狗脊也。张华《博物志》云：菝葜与草薢相乱，一名狗脊。观此则昔人以菝葜为狗脊，相承之误久矣。然菝葜、草薢、狗脊三者，形状虽殊，而功用亦不甚相远。

根

【修治】〔敩曰〕凡修事，火燎去须，细锉了，酒浸一夜，蒸之，从巳至申，取出晒干用。〔时珍曰〕今人惟锉炒去毛须用。

【气味】苦，平，无毒，〔《别录》曰〕甘，微温。〔普曰〕神农：苦。桐君、黄帝、岐伯、雷公、扁鹊：甘，无毒。李当之：小温。〔权曰〕苦、辛，微热。〔之才曰〕草薢为之使，恶败酱、莎草。

【主治】腰背强，关机缓急，周痹寒湿膝痛，颇利老人。本经。疗失溺不节，男子脚弱腰痛，风邪淋露，少气目暗，坚脊利俯仰，女子伤中关节重。别录。男子女人毒风软脚，肾气虚弱，续筋骨，补益男子。甄权。强肝肾，健骨，治风虚。时珍。

贯众（本经下品）

【释名】**贯节**本经、**贯渠**本经、**百头**本经（又名虎卷、扁府）、**草鸱头**别录、**黑狗脊**纲目、**凤尾草**图经。〔时珍曰〕此草叶茎如凤尾，其根一本而众枝贯之，故草名凤尾，根名贯众、贯节、贯渠。渠者，魁也。吴普本草作贯中，俗作贯仲、管仲者，皆谬称也。《尔雅》云：泺（音灼），贯众，即此也。《别录》一名伯萍，一名药藻，皆字讹也。金星草一名凤尾草，与此同名，宜互考之。〔弘景曰〕近道皆有之。叶如大蕨，其根形色毛芒，全似老鸱头，故呼为草鸱头。

【集解】〔别录曰〕贯众生玄山山谷及宛句少室山，二月、八月采根阴干，〔普曰〕叶青黄色，两两相对。茎有黑毛丛生，冬夏不死。四月花白，七月实黑，聚相连卷旁生。三月、八月采根，五月采叶。〔保升曰〕苗似狗脊，状如雉尾，根直多枝，皮黑肉赤，曲者名草鸱头，所在山谷阴处则有之。〔颂曰〕今陕西、河东州郡及荆、襄间多有之，而少有花者。春生苗，赤，叶大如蕨，茎干三棱，叶绿色似鸡翎，又名凤尾草。其根紫黑色，形如大瓜，下有黑须毛，又似老鸱。郭璞注《尔雅》云：叶员锐，茎毛黑，布地，冬不死，广雅谓之贯节是矣。〔时珍曰〕多生山阴近水处。数根丛生，一根数茎，茎大如箸，其涎滑。其叶两两对生，如狗脊之叶而无锯齿，青黄色，面深背浅。其根曲而有尖嘴，黑须丛族，亦似狗脊根而大，状如伏鸱。

根

【气味】苦，微寒，有毒。〔之才曰〕蘿菌、赤小豆为之使，伏石钟乳。

【主治】腹中邪热气，诸毒，杀三虫。本经。**去寸白，破症瘕，除头风，止金疮。**别录。**为末，水服一钱，止鼻血有效。**苏颂。**治下血崩中带下，产后血气胀痛，斑疹毒，漆毒，骨哽。解猪病。**时珍。

【发明】〔时珍曰〕贯众大治妇人血气，根汁能制三黄，化五金，伏钟乳，结砂制汞，且能解毒软坚。王海藏治夏月痘出不快，快斑散用之。云贯众有毒，而能解腹中邪热之毒。病因内感而发之于外者多效，非古法之分经也。又苏山谷煮豆帖，言荒年以黑豆一升接净，入贯众一斤，锉如骰子大，同以水煮，文火斟酌至豆熟，取出日干，覆令展尽余汁，簸去贯众。每日空心只啖豆五七粒，能食百草木枝叶有味可饱。又王璆百一选方，言滁州蒋教授，因食鲤鱼玉蝉羹，为肋肉所哽，凡药皆不效。或令以贯众浓煎汁一盏，分三服，连进至夜，一咯而出。亦可为末，水服一钱。观此可知其软坚之功，不但治血治疮而已也。

花

【主治】恶疮，令人泄。别录。

巴戟天（本经上品）

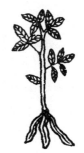

巴戟天

【释名】不凋草日华、三蔓草〔时珍曰〕名义殊不可晓。

【集解】〔《别录》曰〕巴戟天生巴郡及下邳山谷，二月、八月采根阴干。〔弘景曰〕今亦用建平、宜都者，根状如牡丹而细，外赤内黑，用之打去心。〔恭曰〕其苗俗名三蔓草。叶似茗，经冬不枯。根如连珠，宿根青色，嫩根白紫，用之亦同，以连珠多肉厚者为胜。〔大明曰〕紫色如小念珠，有小孔子，坚硬难捣。〔宗奭曰〕巴戟天本有心，于缩时偶自落，或抽去，故中心或空，非自有小孔也。今人欲要中间紫色，则多伪以大豆汁沃之，不可不察。〔颂曰〕今江淮、河东州郡亦有，但不及蜀州者佳，多生山林内。内地生者，叶似麦门冬而厚大，至秋结实。今方家多以紫色为良。蜀人云：都无紫色者。采时或用黑豆同煮，欲其色紫，殊失气味，尤宜辨之。又有一种山葎根，正似巴戟，但色白。土人采得，以醋水煮之，乃以杂巴戟，莫能辨也。但击破视之，中紫而鲜洁者，伪也；其中虽紫，又有微白，糁有粉色，而理小暗者，真也。真巴戟嫩时亦白，干时亦煮治使紫，力劣弱耳。

根

【修治】〔敩曰〕凡使须用枸杞子汤浸一宿，待稍软漉出，再酒浸一伏时，漉出，同菊花熬焦黄，去菊花，以布拭干用。〔时珍曰〕今法：惟以酒浸一宿，锉焙入药。若急用，只以温水、浸软去心也。

【气味】辛、甘，微温，无毒。〔大明曰〕苦。〔之才曰〕覆盆子为之使，恶雷丸、丹参、朝生。

【主治】大风邪气，阴痿不起，强筋骨。安五脏，补中增志益气，本经。疗头面游风，小腹及阴中相引痛，补五劳，益精，利男子。别录。治男子夜梦鬼交精泄，强阴下气，治风癞。甄权。治一切风，疗水胀。日华。治脚气，去以①疾，补血海。时珍。出《仙经》。

【发明】〔好古曰〕巴戟天，肾经血分药也。〔权曰〕病人虚损，加而用之。〔宗奭曰〕有人嗜酒，日须五七杯，后患脚气甚危。或教以巴戟半两，糯米同炒，米微转色，去米不用，大黄一两，剉炒，同为末，熟蜜丸，温水服五七十丸，仍禁酒，遂愈。

【附录】巴棘〔《别录》曰〕味甘，有毒。主恶疥疮出虫。生高地，叶白有刺，根连数十枚。一名女木。

---

① 以：张本作"风"。

远志（本经上品）

【释名】苗名小草本经、**细草**本经、**棘菀**本经、**葽绕**本经。〔时珍曰〕此草服之能益智强志，故有远志之称。《世说》载谢安云：处则为远志，出则为小草。记事珠谓之醒心杖。

【集解】〔别录曰〕远志生太山及冤句川谷，四月采根叶阴干。〔弘景曰〕冤句属兖州济阴郡，今此药犹从彭城北兰陵来。用之去心取皮，一斤止得三两尔。亦入仙方用。小草状似麻黄而青。〔志曰〕茎叶似大青而小。比之麻黄，陶不识也。〔禹锡曰〕按《尔雅》云：葽绕，棘菀。郭璞注云：今远志也。似麻黄，赤华，叶锐而黄。其上谓之小草。〔颂曰〕今河、陕、洛西州郡亦有之。根形如蒿根，黄色，苗似麻黄而青，又如毕豆。叶亦有似大青而小者。三月开白花，根长及一尺。泗州出者花红，根叶俱大于他处。商州出者根又黑色。俗传夷门出者最佳。四月采根晒干。古方通用远志、小草。今医但用远志，稀用小草。〔时珍曰〕远志有大叶、小叶二种：陶弘景所说者小叶也，马志所说者大叶也，大叶者花红。

根

【修治】〔敩曰〕凡使须去心，否则令人烦闷。仍用甘草汤浸一宿，暴干或焙干用。

【气味】**苦，温，无毒。**〔之才曰〕远志、小草，得茯苓、冬葵子、龙骨良。畏珍珠、藜芦、蜚蠊、齐蛤。〔弘景曰〕药无齐蛤，恐是百合也。〔权曰〕是蛴螬也。〔恭曰〕药录下卷有齐蛤，陶说非也。

【主治】**咳逆伤中，补不足，除邪气，利九窍，益智慧，耳目聪明，不忘，强志倍力。久服轻身不老。**本经。**利丈夫，定心气，止惊悸，益精，去心下膈气，皮肤中热，面目黄。**别录。**杀天雄、附子、乌头毒，煎汁饮之。**之才。**治健忘，安魂魄，令人不迷，坚壮阳道。**甄权。**长肌肉，助筋骨，妇人血噤失音，小儿客忤。**日华。**肾积奔豚。**好古。**治一切痈疽。**时珍。

叶

【主治】**益精补阴气，止虚损梦泄。**别录。

【发明】〔好古曰〕远志，肾经气分药也。〔时珍曰〕远志入足少阴肾经，非心经药也。其功专于强志益精，治善忘。盖精与志，皆肾经之所藏也。肾精不足，则志气衰，不能上通于心，故迷惑善忘。《灵枢经》云：肾藏精，精合志。肢盛怒而不止则伤志，志伤则喜忘其前言，腰脊不可以俯仰屈伸，毛悴色夭。又云：人之善忘者，上气不足，下气有余，肠胃实而心肺虚。虚则营卫留于下，久之不以时上，故善忘也。陈言三因方，

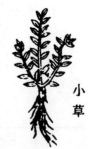

远　志

小　草

远志酒治痈疽，云有奇功，盖亦补肾之力尔。葛洪《抱朴子》云：陵阳子仲服远志二十年，有子三十七人，能坐在立亡也。

百脉根（唐本草）

【集解】〔恭曰〕出肃州、巴西。叶似苜蓿，花黄，根如远志。二月、八月采根日干。〔时珍曰〕按《唐书》作柏脉根，肃州岁贡之。千金、外台大方中亦时用之。今不复闻此，或者名称又不同也。

根

【气味】苦，微寒，无毒。

【主治】下气止渴去热，除虚劳，补不足。酒浸或水煮，丸散兼用。唐本。

淫羊藿（本经中品）

【释名】仙灵脾唐本、放杖草日华、弃杖草日华、千两金日华、干鸡筋日华、黄连祖日华、三枝九叶草图经、刚前本经。〔弘景曰〕服之使人好为阴阳。西川北部有淫羊，一日百遍合，盖食此藿所致，故名淫羊藿。〔时珍曰〕豆叶曰藿，此叶似之，故亦名藿。仙灵脾、千两金、放杖、刚前，皆言其功力也。鸡筋、黄连祖，皆因其根形也。柳子原文作仙灵毗，入脐曰毗，此物补下，于理尤通。

【集解】〔《别录》曰〕淫羊藿生上郡阳山山谷。〔恭曰〕所在皆有。叶形似小豆而圆薄，茎细亦坚，俗名仙灵脾是也。〔颂曰〕江东、陕西、泰山、汉中、湖湘间皆有之。茎如粟秆，叶青似杏，叶上有刺，根紫色有须。四月开白花，亦有紫花者，碎小独头子。五月采叶晒干。湖湘出者，叶如小豆，枝茎紧细，经冬不凋，根似黄连。关中呼为三枝九叶草。苗高一二尺许，根、叶俱堪用。《蜀本草》言生处不闻水声者良。〔时珍曰〕生大山中。一根数茎，茎粗如线，高一二尺。一茎三桠，一桠三叶。叶长二三寸，如杏叶及豆藿，面光背淡，甚薄而细齿，有微刺。

淫羊藿

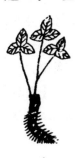

根叶

【修治】〔敩曰〕凡使时呼仙灵脾，以夹刀夹去叶四畔花枝，每一斤用羊脂四两拌炒，待脂尽为度。

【气味】辛，寒，无毒。〔普曰〕神农、雷公：辛。李当之：小寒。〔权曰〕甘，平。可单用。〔保升曰〕性温。〔时珍曰〕甘、香、微辛，温。〔之才曰〕薯蓣、紫芝为之使，得酒良。

【主治】阴痿绝伤，茎中痛，利小便，益气力，强志。本经。坚筋骨，消瘰疬赤痈，下部有疮，洗出虫，丈夫久服，令人无子。别录。〔机曰〕无子字误，当作有子。丈夫绝阳无子，女人绝阴无子，老人昏耄，中年健忘，一切冷风劳气，筋骨挛急，四肢不仁，补腰膝，强心力。大明。

【发明】〔时珍曰〕淫羊藿味甘气香，性温不寒，能益精气，乃手足阳明、三焦、命门药也，真阳不足者宜之。

仙茅（宋开宝）

【释名】独茅开宝、茅爪子开宝、婆罗门参〔珣曰〕其叶似茅，久服轻身，故名仙茅。梵音呼为河轮勒陀。〔颂曰〕其根独生。始因西域婆罗门僧献方于唐玄宗，故今江南呼为婆罗门参，言其功补如人参也。

【集解】〔珣曰〕仙茅生西域。叶似茅，其根粗细有筋，或如笔管，有节文理，黄色多延①。自武城来，蜀中诸州亦皆有之。今大庾岭、蜀川、江湖、两浙诸州亦有之。叶青如茅而软，且略阔，面有纵文。又似初生棕榈秧，高尺许。至冬尽枯，春初乃生。三月有花如栀子花，黄色，不结实。其根独茎而直，大如小指，下有短细肉根相附，外皮稍粗褐色，内肉黄白色。二月、八月采根暴干用。衡山出者花碧，五月结黑子。〔时珍曰〕苏颂所说详尽得之。但四五月中抽茎四五寸，开小花深黄色六出，不似栀子。处处大山中有之，人惟取梅岭者用，而《会典》成都岁贡仙茅二十一斤。

仙 茅

根

【修治】〔敩曰〕采得以清水洗，刮去皮，于槐砧上用铜刀切豆许大，以生稀布袋盛，于乌豆水中浸一宿，取出用酒拌湿蒸之，从巳至亥，取出暴干。勿犯铁器及牛乳，斑人髭须。〔大明曰〕彭祖单服法：以竹刀刮切，糯米泔浸去赤汁出毒，后无妨损。

【气味】辛，温，有毒，〔珣曰〕甘，微温，有小毒。又曰：辛，平，宣而复补，无大毒，有小热、小毒。

【主治】心腹冷气不能食，腰脚风冷挛痹不能行，丈夫虚劳，老人失溺无子，益阳道。久服通神强记，助筋骨，益肌肤，长精神，明目。开宝。治一切风气，补暖腰脚，清安五脏。久服轻身，益颜色。丈夫五劳七伤，明耳目，填骨髓。李珣。开胃消食下气，益房事不倦。大明。

【发明】〔颂曰〕五代唐筠州刺史王颜著《续传信方》，因国书编录西域婆罗门僧

① 延：张本作"涎"。

服仙茅方，当时盛行。云五劳七伤，明目益筋力，宣而复补。云十斤乳石不及一斤仙茅，表其功力也。本西域道人所传。开元元年婆罗门僧进此药，明皇服之有效，当时禁方不传。天宝之乱，方书流散，上都僧不空三藏始得此方，传与司徒李勉、尚书路嗣供、给事齐杭、仆射张建封服之，皆得力。路公久服金石无效，得此药，其益百倍。齐给事守晋云，日少气力，风疹继作，服之遂愈。八九月采得，竹刀刮去黑皮，切如豆粒，米泔浸两宿，阴干捣筛，熟蜜丸梧子大，每旦空心酒饮任便下二十丸。忌铁器，禁食牛乳及黑牛肉，大减[1]药力。〔机曰〕五台山有仙茅，患大风者，服之多瘥。〔时珍曰〕按《许真君书》云：仙茅久服长生。其味甘能养肉，辛能养节，苦能养气，咸能养骨，滑能养肤，酸能养筋，宜和苦酒服之，必效也。又范成大虞衡志云：广西英州多仙茅，其羊食之，举体悉化为筋，不复有血肉，食之补人，名乳羊。沈括《笔谈》云：夏文庄公禀赋异于人，但睡则身冷如逝者，既觉须令人温之，良久乃能动。常服仙茅、钟乳、硫黄，莫知纪极。观此则仙茅盖亦性热，补三焦命门之药也，惟阳弱精寒、禀赋素怯者宜之。若体壮相火炽盛者服之，反能动火。按张杲《医说》云：一人中仙茅毒，舌胀出口，渐大与肩齐。口以小刀赘之，随破随合，劙至百数，始有血一点出，曰可救矣。煮大黄、朴消与服，以药渗之，应时消缩。此皆火盛性淫之人过服之害也。弘治间东海张弼梅岭仙茅诗，有"使君昨日才待去，今日人来乞墓铭"之句。皆不知服食之理，惟借药纵恣以速其生者，于仙茅何尤？

玄参（本经中品）

【释名】黑参纲目、玄台吴普、重台本经、鹿肠吴普、正马别录、逐马药性、馥草开宝、野脂麻纲目、鬼藏吴普。〔时珍曰〕玄，黑色也。别录一名端，一名咸，多未详。〔弘景曰〕其茎微似人参，故得参名。〔志曰〕合香家用之，故俗呼馥草。

【集解】〔别录曰〕玄参生河间川谷及冤句，三月、四月采根[2]曝干。〔普曰〕生冤句山阳。二月生苗。其叶有毛，四四相值，似芍药。黑茎，茎方，高四五尺。叶亦生枝间。四月实黑。〔弘景曰〕今出近道，处处有之。茎似人参而长大。根甚黑，亦微香，道家时用，亦以合香。〔恭曰〕玄参根苗并臭，茎亦不似人参，未见合香。〔志曰〕其茎方大，高四五尺，紫赤色而有细毛。叶如掌大而尖长。根生青白，干即紫黑。新者润腻。陶云茎似人参，苏言根苗并臭，似未深识。〔颂曰〕二月生苗。叶似脂麻对生，又如槐柳而尖长有锯齿。细茎青紫色。七

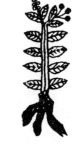

玄　参

---

[1] 减：原作"咸"。张本作"减"。《大观本草》卷十一仙茅条亦作"减"，据改。

[2] 根：原作"干"，联系文义，据张本改。

月开花青碧色。八月结子黑色。又有白花者，茎方大。紫赤色而有细毛，有节若竹者，高五六尺。其根一根五七枚，三月、八月采暴干。或云蒸过日干。〔时珍曰〕今用玄参，正如苏颂所说。其根有腥气，故苏恭以为臭也。宿根多地蚕食之，故其中空。花有紫白二种。

根

【修治】〔敩曰〕凡采得后，须用蒲草重重相隔，入甑蒸两伏时，晒干用。勿犯铜器，饵之噎人喉，丧人目。

【气味】苦，微寒，无毒。〔《别录》曰〕咸。〔普曰〕神农、桐君、黄帝、雷公：苦，无毒。岐伯：寒。〔元素曰〕足少阴肾经君药也，治本经须用。〔之才曰〕恶黄芪、干姜、大枣、山茱萸、反藜芦。

【主治】腹中寒热积聚，女子产乳余疾，补肾气，令人明目。本经。**主暴中风伤寒，身热支满，狂邪忽忽不知人，温疟洒洒，血瘕。下寒血，除胸中气，下水止烦渴，散颈下核，痈肿，心腹痛，坚症，定五脏。久服补虚明目，强阴益精。**别录。**热风头痛，伤寒劳复，治暴结热，散瘤瘰瘿疬。**甄权。**治游风，补劳损，心惊烦躁，骨蒸传尸邪气，止健忘，消肿毒。**大明。**滋阴降火，解斑毒，利咽喉，通小便血滞。**时珍。

【发明】〔元素曰〕玄参乃枢机之剂，管领诸气上下，清肃而不浊，风药中多用之。故活人书治伤寒阳毒，汗下后毒不散，及心下懊恼，烦不得眠，心神颠倒欲绝者，俱用玄参。以此论之，治胸中氤氲之气，无根之火，当以玄参为圣剂也。〔时珍曰〕肾水受伤，真阴失守，孤阳无根，发为火病，法宜壮水以制火，故玄参与地黄同功。其消瘰疬亦是散火，刘守真言结核是火病。

地榆（本经中品）

【校正】并入《别录》有名未用酸赭。

【释名】玉豉、酸赭〔弘景曰〕其叶似榆而长，初生布地，故名。其花子紫黑色如豉，故又名玉豉。〔时珍曰〕按外丹方言地榆一名酸赭，其味酸、其色赭故也。今蕲州俚人呼地榆为酸赭，又讹赭为枣，则地榆、酸赭为一物甚明，其主治之功亦同，因并录有名未用酸赭为一云。

【集解】〔《别录》曰〕地榆生桐柏及冤句山谷，二月、八月采根暴干。又曰：酸赭生昌阳山，采无时。〔颂曰〕今处处平原川泽皆有之。宿根三月内生苗，初生布地，独茎直上，高三四尺，对分出叶。叶似榆叶而稍狭，细长作锯齿状，青色。七月开花如椹子，紫黑色。根外黑里红，似柳根。〔弘景曰〕其根亦入酿酒。道方烧作灰，能烂石，故煮石方用之。其叶山人乏茗时，采作饮亦好，又可炸茹。

根

【气味】苦，微寒，无毒。〔别录曰〕甘、酸。〔权曰〕苦，平。〔元素曰〕气微寒，味微苦，气味俱薄，其体沉而降，阴中阳也，专主下焦血。〔杲曰〕味苦、酸，性微寒，沉也，阴也。〔之才曰〕得发良，恶麦门冬，伏丹砂、雄黄、硫黄。

【主治】妇人乳产痓痛七伤，带下五漏，止痛止汗，除恶肉，疗金疮。本经。止脓血，诸瘘恶疮热疮，补绝伤，产后内塞，可作金疮膏，消酒，除渴，明目。别录。止冷热用疳痢，极效。开宝。止吐血鼻衄肠风，月经不止，血崩，产前后诸血疾，并水泻。大明。治胆气不足。李杲。汁酿酒治风痹，补脑。捣汁涂虎犬蛇虫伤。时珍。酸赭：味酸。主内漏、止血、不足。别录。

【发明】〔颂曰〕古者断下多用之。〔炳曰〕同椿皮治赤白痢。〔宗奭曰〕其性沉寒，入下焦。若热血痢则可用。若虚寒人及水泻白痢，即未可轻使。〔时珍曰〕地榆除下焦热，治大小便血证。止血取上截切片炒用。其梢则能行血，不可不知。杨士瀛云：诸疮，痛者加地榆，痒者加黄芩。

叶

【主治】作饮代茶，甚解热。苏恭。

地 榆

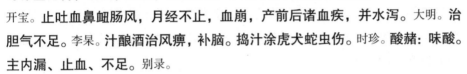

丹参（本经上品）

【释名】赤参别录、山参日华、郄蝉草本经、木羊乳吴普、逐马弘景、奔马草〔时珍曰〕五参五色配五脏。故人参入脾曰黄参，沙参入肺曰白参，玄参入肾曰黑参，牡蒙入肝曰紫参，丹参入心曰赤参。其苦参则右肾命门之药也。

古人舍紫参而称苦参，未达此义尔。〔炳曰〕丹参治风软脚，可逐奔马，故名奔马草，曾用实有效。

【集解】〔别录曰〕丹参生桐柏山川谷及太山，五月采根暴干。〔弘景曰〕此桐柏在义阳，是淮水发源之山，非江东临海之桐柏也，今近道处处有之。茎方有毛，紫花，时人呼为逐马。〔普曰〕茎叶小房如荏有毛，根赤色，四月开紫花，二月、五月采根阴干。〔颂曰〕今陕西、河东州郡及随州皆有之。二月生苗，高一尺许。茎方有棱，青色。叶相对，如薄荷而有毛。三月至九月开花成穗，红紫色，似苏花。根赤色，大者如指，长尺余，一苗数根。〔恭曰〕冬采者良，夏采者虚恶。〔时珍曰〕处处山中有之。一枝五叶，叶如野苏而尖，青色皱毛。小花成穗如蛾形，中有细子。其根皮丹而肉紫。

根

【气味】苦，微寒，无毒。〔普曰〕神农、桐君、黄帝、雷公：苦，无毒。岐伯：咸。〔李当之〕大寒。〔弘景曰〕久服多眼赤，故应性热，今云微寒，恐谬也。〔权曰〕平。〔之才曰〕畏碱水，反藜芦。

【主治】心腹邪气，肠鸣幽幽如走水，寒热积聚，破症除瘕，止烦满，益气。本经。养血，去心腹痼疾结气，腰脊强脚痹，除风邪留热。久服利人。别录。渍酒饮，疗风痹足软。弘景。主中恶及百邪鬼魅，腹痛气作，声音鸣吼，能定精。甄权。养神定志，通利关脉，治冷热劳，骨节疼痛，四肢不遂，头痛赤眼，热温狂闷，破宿血，生新血，安生胎，落死胎，止血崩带下，调妇人经脉不匀，血邪心烦，恶疮疥癣，瘿赘肿毒丹毒，排脓止痛，生肌长肉。大明。活血，通心包络，治疝痛。时珍。

【发明】〔时珍曰〕丹参色赤味苦，气平而降，阴中之阳也。入手少阴、厥阴之经，心与包络血分药也。按《妇人明理论》云：四物汤治妇人病，不问产前产后，经水多少，皆可通用。惟一味丹参散，主治与之相同。盖丹参能破宿血，补新血，安生胎，落死胎，止崩中带下，调经脉，其功大类当归、地黄、芎䓖、芍药故也。

紫参（本经中品）

【释名】牡蒙本经、重肠别录、马行别录、众戎别录、五鸟花纲目。〔时珍曰〕紫参、玉孙，并有牡蒙之名。古方所用牡蒙，多是紫参也。按钱起《诗集》云：紫参，幽芳也。五葩连萼，状如飞禽羽举，故俗名五鸟花。

【集解】〔《别录》曰〕紫参生河西及冤句山谷，三月采根，火炙使紫色。〔普曰〕紫参一名牡蒙，生河西或商山。圆聚生根，黄赤有文，皮黑中紫。五月花紫赤，实黑大如豆。〔弘景曰〕今方家皆呼为牡蒙，用之亦少。〔恭曰〕紫参叶似羊蹄，紫花青穗。其根皮紫黑，肉红白，肉浅皮深。所在有之。长安见用者，出蒲州。牡蒙乃王孙也，叶似及己而大，根长尺余，皮肉亦紫色，根苗不相似。〔颂曰〕今河中、晋、解、齐及淮、蜀州郡皆有之。苗长一二尺，茎青而细。其叶青似槐叶，亦有似羊蹄者。五月开花白色，似葱花，亦有红紫而似水荭者。根淡紫黑色，如地黄状，肉红白色，肉浅而皮深。三月采根，火炙紫色。又云：六月采，晒干用。〔时珍曰〕紫参根干紫黑色，肉带红白，状如小紫草。范子《计然》云：紫参出三辅，有三色，以青赤色为善。

紫　参

根

【气味】苦、寒，无毒。〔《别录》曰〕微寒。〔普曰〕牡蒙，神农、黄帝：苦。〔李当之〕小寒。〔之才曰〕畏辛夷。

【主治】**心腹积聚，寒热邪气，通九窍，利大小便。**本经。**疗肠胃大热，唾血衄血，肠中聚血，痈肿诸疮，止渴益精。**别录。**治心腹坚胀，散瘀血，治妇人血闭不通。**甄权。**主狂疟瘟疟，鼽血汗出。**好古。**治血痢。**好古。**牡蒙：治金疮，破血，生肌肉，止痛，赤白痢，补虚益气，除脚肿，发阴阳。**苏恭。

【发明】〔时珍曰〕紫参色紫黑，气味俱厚，阴也，沉也。入足厥阴之经，肝脏血分药也。故治诸血病，及寒热疟痢痈肿积块之属厥阴者。古方治妇人肠覃病乌啄丸，所用牡蒙，即此物也。唐苏恭注王孙，引陈延之小品方牡蒙所主之证，正是紫参。若王孙则止治风湿痹证，不治血病。故今移附于此。

王孙（本经中品）

【校正】并入拾遗旱藕。

【释名】**牡蒙**弘景、**黄孙**别录、**黄昏**别录、**旱藕**〔普曰〕楚名王孙，齐名长孙，又名海孙。吴名白功草，又名蔓延。〔时珍曰〕紫参一名牡蒙，木部合欢一名黄昏，皆与此名同物异。

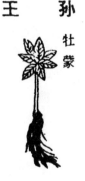

【集解】〔《别录》曰〕王孙生海西川谷，及汝南城郭垣下。〔普曰〕蔓延赤文，整延[①] 相当。〔弘景曰〕今方家皆呼为黄昏，云牡蒙，市人少识者。〔恭曰〕按陈延之《小品方》，述本草牡蒙一名王孙。徐之才药对有牡蒙无王孙。此则一物明矣。牡蒙叶似及己而大，根长尺余，皮肉皆紫色。〔藏器曰〕旱藕生太行山中，状如藕。〔时珍曰〕王孙叶生巅顶，似紫河车叶。按神农及吴普本草，紫参一名牡蒙。陶弘景亦曰，今方家呼紫参为牡蒙，其王孙并无牡蒙之名。而陶氏于王孙下乃云，又名牡蒙，且无形状。唐苏恭始以紫参、牡蒙为二物，谓紫参叶似羊蹄，王孙叶似及己。但古方所用牡蒙，皆为紫参；后人所用牡蒙，乃王孙非紫参也。不可不辨。唐玄宗时隐民姜抚上言：终南山有旱藕，饵之延年，状类葛粉。帝取作汤饼，赐大臣。右骁骑将军甘守城曰：旱藕者，牡蒙也，方家久不用，抚易名以神之尔。据此牡蒙乃王孙也。盖紫参止治血证积聚疟痢，而王孙主五脏邪气痹痛疗百病之文，自可推也。苏恭引《小品方》牡蒙所主之证，乃紫参，非王孙，故今移附紫参之下。

根

【气味】**苦，平，无毒。**〔普曰〕神农、雷公：苦，无毒。黄帝：甘。〔藏器曰〕旱藕：甘，平，无毒。

---

① 整延：《太平御览》九九三王孙条引《吴氏本草》作"茎叶"。

【主治】五脏邪气，寒湿痹，四肢疼酸，膝冷痛。本经。疗百病，益气。别录。旱藕：主长生不饥，黑毛发。藏器。

紫草（本经中品）

【释名】紫丹别录、紫芙（音袄）、茈茢广雅（音紫戾）、藐尔雅（音邈）、地血吴普、鸦衔草〔时珍曰〕此草花紫根紫，可以染紫，故名。《尔雅》作茈草。徭、僮人呼为鸦衔草。

【集解】〔《别录》曰〕紫草生砀山山谷及楚地，三月采根阴干。〔弘景曰〕今出襄阳，多从南阳新野来，彼人种之，即是今染紫者，方药都不复用。《博物志》云：平氏阳山紫草特好。魏国者染色殊黑。比年东山亦种之，色小浅于北者。〔恭曰〕所在皆有，人家或种之。苗似兰香，茎赤节青，二月开花紫白色，结实白色，秋月熟。〔时珍曰〕种紫草，三月逐垄下子，九月子熟时刈草，春社前后采根阴干，其根头有白毛如茸。未花时采，则根色鲜明；花过时采，则根色黯恶。采时以石压扁曝干。收时忌人溺及驴马粪并烟气，皆令草黄色。

紫　草

根

【修治】〔敩曰〕凡使，每一斤用蜡三两溶水拌蒸之，待水干，取去头并两畔髭，细锉用。

【气味】苦，寒，无毒。〔权曰〕甘，平。〔元素曰〕苦，温。〔时珍曰〕甘，咸，寒。入手、足厥阴经。

【主治】心腹邪气，五疸，补中益气，利九窍。本经。通水道，疗腹肿胀满痛。以合膏，疗小儿疮，及面皯。别录。治恶疮瘑癣。甄权。治斑疹痘毒，活血凉血，利大肠。时珍。

【发明】〔颂曰〕紫草古方稀用。今医家多用治伤寒时疾发疮疹不出者，以此作药，使其发出。韦宙《独行方》，治豌豆疮，煮紫草汤饮，后人相承用之，其效尤速。〔时珍曰〕紫草味甘咸而气寒，入心包络及肝经血分。其功长于凉血活血，利大小肠。故痘疹欲出未出，血热毒盛，大便闭涩者，宜用之。已出而紫黑便闭者，亦可用。若已出而红活，及白陷大便利者切宜忌之。故杨士瀛《直指方》云：紫草治痘，能导大便，使发出亦轻。得木香、白术佐之，尤为有益。又曾世荣《活幼心书》云：紫草性寒，小儿脾气实者犹可用，脾气虚者反能作泻。古方惟用茸，取其初得阳气，以类触类，所以用发痘疮。今人不达此理，一概用之，非矣。

白头翁（本经下品）

【释名】**野丈人**本经、**胡王使者**本经、**奈何草**别录。〔弘景曰〕
处处有之。近根处有白茸，状似白头老翁，故以为名。〔时珍曰〕丈人、
胡使、奈何，皆状老翁之意。

白 头 翁

【集解】〔《别录》曰〕白头翁生高山山谷及田野，四月采。〔恭
曰〕其叶似芍药而大，抽一茎。茎头一花，紫色，似木槿花。实大者如鸡
子，白毛寸余，皆披下，似翟头，正似白头老翁，故名焉。陶言近根有白
茸，似不识也。太常所贮蔓生者，乃是女萎。其白头翁根，似续断而扁。
〔保升曰〕所在有之。有细毛，不滑泽，花蕊黄。二月采花，四月采实，
八月采根，皆日干。〔颂曰〕处处有之。正月生苗，作丛生，状似白薇而
柔细稍长。叶生茎头，如杏叶，上有细白毛而不滑泽。近根有白茸。根紫色，深如蔓菁。
其苗有风则静，无风而摇，与赤箭、独活同也。陶注未述茎叶，苏注言叶似芍药，实如鸡
子，白毛寸余者，皆误矣。〔宗奭曰〕白头翁生河南洛阳界，其新安山野中屡尝见之，正
如苏恭所说。至今本处山中及人卖白头翁丸，言服之寿考，又失古人命名之义。陶氏所说，
失于不审，宜其排叱也。〔机曰〕寇宗奭以苏恭为是，苏颂以陶说为是。大抵此物用根，
命名取象，当准苏颂《图经》，而恭说恐别是一物也。

根

【气味】苦，温，无毒。〔别录曰〕有毒。〔吴绶曰〕苦、辛，寒。〔权曰〕甘、
苦，有小毒。豚实为之使。〔大明曰〕得酒良。花、子、茎、叶同。

【主治】**温疟狂狊寒热，症瘕积聚瘿气，逐血止痛，疗金疮**。本经。**鼻衄**。
别录。**止毒痢**。弘景。**赤痢腹痛，齿痛，百节骨痛，项下瘤疬**。甄权。**一切风气，
暖腰膝，明目消赘**。大明。

【发明】〔颂曰〕俗医合补下药甚验，亦冲人。〔杲曰〕气厚味薄，可升可降，阴
中阳也。张仲景治热痢下重，用白头翁汤主之。盖肾欲坚，急食苦以坚之。痢则下焦虚，
故以纯苦之剂坚之。男子阴疝偏坠，小儿头秃膻腥，鼻衄无此不效，毒痢有此获功。〔吴
绶曰〕热毒下痢紫血鲜血者宜之。

花

【主治】**疟疾寒热，白秃头疮**。时珍。

白及（本经下品）

【校正】并入别录白给。

【释名】连及草本经、甘根本经、白给〔时珍曰〕其根白色，连及而生，故曰白及。其味苦，而曰甘根，反言也。吴普作白根，其根有白，亦通。《金光明经》谓之罔达罗喝悉多。又《别录》有名未用白给，即白及也，性味功用皆同，系重出，今并为一。

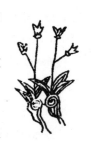

白　及

【集解】〔《别录》曰〕白及生北山川谷及冤句及越山。又曰：白给生山谷，叶如藜芦，根白相连，九月采。〔普曰〕茎叶如生姜、藜芦，十月花，直上，紫赤色，根白连，二月、八月、九月采。〔弘景曰〕近道处处有之。叶似杜若，根形似菱米，节间有毛。方用亦稀，可以作糊。〔保升曰〕今出申州。叶似初生棕苗叶及藜芦。三四月抽出一苔，开紫花。七月实熟，黄黑色。冬凋。根似菱，有三角，白色，角头生芽。八月采根用。〔颂曰〕今江、淮、河、陕、汉、黔诸州皆有之，生石山上。春生苗，长一尺许。叶似枇榈，两指大，青色。夏开紫花。二月、七月采根。〔时珍曰〕韩保升所说形状正是，但一科止抽一茎。开花长寸许，红紫色，中心如舌。其根如菱米，有脐，如凫茈之脐，又如扁扁螺旋纹。性难干。

根

【气味】苦，平，无毒。〔《别录》曰〕辛，微寒。白给：辛，平，无毒。〔普曰〕神农：苦。黄帝：辛。李当之：大寒。雷公：辛，无毒。〔大明曰〕甘、辛。〔杲曰〕苦、甘，微寒，性涩，阳中之阴也。〔之才曰〕紫石英为之使，恶理石，畏李核、杏仁，反乌头。

【主治】痈肿恶疮败疽，伤阴死肌，胃中邪气，贼风鬼击，痱缓不收。本经。除白癣疥虫，结热不消，阴下痿，面上皯疮，令人肌滑。甄权。止惊邪血邪血痢，痫疾风痹，赤眼症结，温热疟疾，发背瘰疬，肠风痔瘘，扑损，刀箭疮，汤火疮，生肌止痛。大明。止肺血。李杲。白给：主伏虫白癣肿痛。别录。

【发明】〔恭曰〕山野人患手足皲拆者，嚼以涂之有效。为其性粘也。〔颂曰〕今医家治金疮不瘥及痈疽方多用之。〔震亨曰〕凡吐血不止，宜加白及。〔时珍曰〕白及性涩而收，得秋金之令，故能入肺止血，生肌治疮也。按洪迈《夷坚志》云：台州狱吏悯一大囚。因感之，因言：吾七次犯死罪，遭讯拷，肺皆损伤，至于呕血。人传一方，只用白及为末，米饮日服，其效如神。后其囚凌迟，刽者剖其胸，见肺间窍穴数十处，皆白及填补，色犹不变也。洪贯之闻其说，赴任洋州，一卒忽苦咯血甚危，用此救之，一日即止也。

摘玄云：试血法：吐在水碗内，浮者肺血也，沉者肝血也，半浮半沉者心血也。各随所见，以羊肺、羊肝、羊心煮熟，蘸白及末，日日食之。

三七（纲目）

【释名】山漆纲目、金不换〔时珍曰〕彼人言其叶左三右四，故名三七，盖恐不然。或云本名山漆，谓其能合金疮，如漆粘物也，此说近之。金不换，贵重之称也。

【集解】〔时珍曰〕生广西南丹诸州番峒深山中，采根暴干，黄黑色。团结者，状略似白及；长者如老干地黄，有节。味微甘而苦，颇似人参之味。或云：试法，以末糁猪血中，血化为水者乃真。近传一种草，春生苗，夏高三四尺。叶似菊艾而劲厚，有歧尖。茎有赤棱。夏秋开黄花，蕊如金丝，盘纽可爱，而气不香，花干则吐絮如苦荬絮。根叶味甘，治金疮折伤出血，及上下血病甚效。云是三七，而根大如牛蒡根，与南中来者不类，恐是刘寄奴之属，甚易繁衍。

根

【气味】甘、微苦，温，无毒。

【主治】止血散血定痛，金刃箭伤跌扑杖疮血出不止者，嚼烂涂，或为末掺之，其血即止。亦主吐血衄血，下血血痢，崩中经水不止，产后恶血不下，血运血痛，赤目痈肿，虎咬蛇伤诸病。时珍。

【发明】〔时珍曰〕此药近时始出，南人军中用为金疮要药，云有奇功。又云：凡杖扑伤损，瘀血淋漓者，随即嚼烂，罨之即止，青肿者即消散。若受杖时，先服一二钱，则血不冲心，杖后尤宜服之，产后服亦良。大抵此药气温，味甘微苦，乃阳明、厥阴血分之药，故能治一切血病，与骐驎竭、紫矿相同。

叶

【主治】折伤跌扑出血；敷之即止，青肿经夜即散，余功同根。时珍。

第十三卷 草部二目录

草之二（山草类下三十九种）

第十三卷　草部二

草之二（山草类下三十九种）

黄连（本经上品）

【释名】王连本经、支连药性。〔时珍曰〕其根连珠而色黄，故名。

【集解】〔《别录》曰〕黄连生巫阳川谷及蜀郡太山之阳，二月、八月采根。〔弘景曰〕巫阳在建平。今西间者色浅而虚，不及东阳、新安诸县最胜。临海诸县者不佳。用之当布掇去毛，令如连珠。〔保升曰〕苗似茶，丛生，一茎生三叶，高尺许，凌冬不凋，花黄色。江左者，节高若连珠。蜀都者，节下不连珠。今秦地及杭州、柳州者佳。〔颂曰〕今江、湖、荆、夔州郡亦有，而以宣城九节坚重相擎有声者为胜，施、黔者次之，东阳、歙州、处州者又次之。苗高一尺以来，叶似甘菊，四月开花黄色，六月结实似芹子，色亦黄。江左者根黄连珠，其苗经冬不凋，叶如小雉尾草，正月开花作细穗，淡白微黄色。六七月根紧，始堪采。〔恭曰〕蜀道者粗大，味极浓苦，疗渴为最。江东者节如连珠，疗痢大善。澧州者更胜。〔时珍曰〕黄连，汉末李当之《本草》，惟取蜀郡黄肥而坚者为善。唐时以澧州者为胜。今虽吴、蜀皆有，惟以雅州、眉州者为良。药物之兴废不同如此。大抵有二种：一种根粗无毛有珠，如鹰鸡爪形而坚实，色深黄；一种无珠多毛而中虚，黄色稍淡。各有所宜。

根

黄　连

【修治】〔敩曰〕凡使以布拭去肉毛，用浆水浸二伏时，漉出，于柳木火上焙干用。〔时珍曰〕五脏六腑皆有火，平则治，动则病，故有君火相火之说，其实一气而已。黄连入手少阴心经，为治火之主药：治本脏之火，则生用之；治肝胆之实火，则以猪胆汁浸炒；治肝胆之虚火，则以醋浸炒；治上焦之火，则以酒炒；治中焦之火，则以姜汁炒；治下焦之火，则以盐水或朴硝炒；治气分湿热之火，则以茱萸汤浸炒；治血分块中伏火，则以干漆水炒；治食积之火，则以黄土炒。诸法不独为之引导，盖辛热能制其苦寒，咸寒能制其燥性，在用者详酌之。

【气味】苦，寒，无毒。〔别录曰〕微寒。〔普曰〕神农、岐伯、黄帝、雷公：苦，无毒。李当之：小寒。〔之才曰〕黄芩、龙骨、理石为之使，恶菊花、玄参、白鲜皮、芫花、白僵蚕。畏款冬、牛膝，胜乌头，解巴豆毒。〔权曰〕忌猪肉，恶冷水。〔敩曰〕服此药至十两，不得食猪肉；若服至三年，一生不得食也。〔时珍曰〕道书言服黄连犯猪肉令人泄泻，而方家有猪肚黄连丸、猪脏黄连丸，岂只忌肉而不忌脏腑乎？

【主治】热气，目痛眦伤泣出，明目，肠澼腹痛下痢，妇人阴中肿痛。久服令人不忘。本经。主五脏冷热，久下泄澼脓血，止消渴大惊，除水利骨，调胃厚肠益胆，疗口疮。别录。治五劳七伤，益气，止心腹痛，惊悸烦躁，润心肺，长肉止血，天行热疾，止盗汗并疮疥。猪肚蒸为丸，治小儿疳气，杀虫。大明。羸瘦气急。藏器。治郁热在中，烦躁恶心，兀兀欲吐，心下痞满。元素。主心病逆而盛，心积伏梁。好古。去心窍恶血，解服药过剂烦闷及巴豆、轻粉毒。时珍。

【发明】〔元素曰〕黄连性寒味苦，气味俱厚，可升可降，阴中阳也，入手少阴经。其用有六：泻心脏火一也，去中焦湿热二也，诸疮必用三也，去风湿四也，赤眼爆发五也，止中部见血六也。张仲景治九种心下痞，五等泻心汤，皆用之。〔成无己曰〕苦入心，寒胜热，黄连、大黄之苦寒，以导心下之虚热。蛔得甘则动，得苦则安，黄连、黄柏之苦，以安蛔也。〔好古曰〕黄连苦燥，苦入心，火就燥。泻心者其实泻脾也，实则泻其子也。〔震亨曰〕黄连去中焦湿热而泻心火，若脾胃气虚，不能转运者，则以茯苓、黄芩代之。以猪胆汁拌炒，佐以龙胆草，则大泻肝胆之火。下痢胃口热禁口者，用黄连、人参煎汤，终日呷之。如吐再强饮，但得一呷下咽便好。〔刘完素曰〕古方以黄连为治痢之最。盖治痢惟宜辛苦寒药，辛能发散开通郁结，苦能燥湿，寒能胜热，使气宣平而已。诸苦寒药多泄，惟黄连、黄柏性冷而燥，能降火去湿而止泻痢，故治痢以之为君。〔宗奭曰〕今人多用黄连治痢，盖执以苦燥之义。下俚但见肠虚渗泄，微似有血，便即用之，又不顾寒热多少，惟欲尽剂，由是多致危困。若气实初病，热多血痢，服之便止，不必尽剂。虚而冷者，慎勿轻用。〔杲曰〕诸痛痒疮疡，皆属心火。凡诸疮宜以黄连、当归为君，甘草、黄芩为佐。凡眼暴发赤肿，痛不可忍者，宜黄连、当归以酒浸煎之。宿食不消，心下痞满者，须用黄连、枳实。〔颂曰〕黄连治目方多，而羊肝丸尤奇异。今医家洗眼，以黄连、当归、芍药等分，用雪水或甜水煎汤热洗之。冷即再温，甚益眼目。但是风毒赤目花翳，用之无不神效。盖眼目之病，皆是血脉凝滞使然，故以行血药合黄连治之，血得热则行，故乘热洗也。〔韩㦬曰〕火分之病，黄连为主，不但泻心火而与芩、柏诸苦药列称者此也。凡目疾人以人乳浸蒸，或点或服之。生用为君，佐以官桂少许，煎百沸，入蜜空心服之，能使心肾交于顷刻。入五苓、滑石，大治梦遗。以黄土、姜汁、酒、蜜四炒为君，以使君子为臣，白芍药酒煮为佐，广木香为使，治小儿五疳。以茱萸炒者，加木香等分，生大黄倍之，水丸，治五痢。此皆得制方之法也。〔时珍曰〕黄连治目及痢为要药。古方治痢：香连丸，用黄连、木香；姜连散，用干姜、黄连；变通丸，用黄连、茱萸；姜黄散，用黄连、生姜。治消渴，用酒蒸黄连。治伏暑，用酒煮黄连。治下血，用黄连、大蒜。治肝火，用黄连、茱萸。治口疮，用黄连、细辛。皆是一冷一热，一阴一阳。寒因热用，热因寒用，君臣相佐，阴阳相济，最得制方之妙，所以有成功而无偏胜之害也。〔弘景曰〕俗方多用黄连治痢及渴，道方服食长生。〔慎微曰〕刘宋王微《黄连赞》云：黄连味苦，左右相因。断凉涤暑，阐命轻身。缙云昔御，飞跸上曼。不行而至，吾闻其人。又梁江淹《黄连颂》云：黄连上草，丹砂之次。御孽辟妖，长灵久视。骖龙行天，驯马匝地。鸿飞以仪，顺道则利。〔时珍曰〕《本经》、《别录》并无黄连久服长生之说，惟陶弘景言道方服长生。神仙传载封君达、黑穴公，并服黄连五十年得仙。窃谓黄连大苦大寒之药，用之降火燥湿，中病即当止。岂可久服，便肃杀之令常行，而伐其生发冲和之气乎？《素问》载岐伯言：五味入胃，各归所喜攻。久而增气，物化之常也。气增而久，夭之由也。王冰注云：酸入肝为温，苦入心为热，辛入肺为清，咸入肾为寒，甘入脾为至阴而四气兼之，皆增其味而益其气，故各从本脏之气为用。所以久服黄连、苦参反热，从火化也。余味皆然。久则脏气偏胜，即有偏绝，则有暴夭之道。是以绝粒服饵之人不暴亡者，无五味偏助也。又秦观与乔希圣《论黄连书》云：闻公以眼疾饵黄连，至十数两犹不已，殆不可也。医经有久服黄连、苦参反热之说。此虽大寒，其味至苦，入胃则先归于心，久而不已，心火偏胜则热，乃其理也。况眼疾本于肝热，肝与心为子母。心火也，肝亦火也，肾孤脏也，人患一水不胜二火。岂可久服苦药，使心有所偏胜，是以火救火，其可乎？秦公此书，盖因王公之说而推详之也。我明荆端王素多火病，医令服金花丸，乃芩、连、栀、柏四味，饵至数年，其火愈炽，遂至内障丧明。观此则寒苦之药，不但使人不能长生，久则气增偏胜，速夭之由矣。当以《素问》之言为法。陶氏道书之说，皆谬谈也。杨士瀛云：黄连能去心窍恶血。

胡黄连（宋开宝）

【释名】**割孤露泽** 〔时珍曰〕其性味功用似黄连，故名。割孤露泽，胡语也。

【集解】〔恭曰〕胡黄连出波斯国，生海畔陆地。苗若夏枯草，根头似鸟嘴，折之内似鹳鸽眼者良。八月上旬采之。〔颂曰〕今南海及秦陇间亦有之。初生似芦，干则似杨柳枯枝，心黑外黄，不拘时月收采。折之尘出如烟者，乃为真也。

根

【气味】苦，平，无毒。〔恭曰〕大寒。恶菊花、玄参、白鲜皮，解巴豆毒。忌猪肉，令人漏精。

【主治】补肝胆，明目，治骨蒸劳热三消，五心烦热，妇人胎蒸虚惊，冷热泄痢，五痔，厚肠胃，益颜色。浸人乳汁，点目甚良。苏恭。治久痢成疳，小儿惊痫寒热不下食，霍乱下痢，伤寒咳嗽温疟，理腰肾，去阴汗。开宝。去果子积。震亨。

黄芩（本经中品）

【释名】腐肠本经、空肠别录、内虚别录、妒妇吴普、经芩别录、黄文别录、印头吴普、苦督邮记事、内实者名子芩弘景、条芩纲目、豚尾芩唐本、鼠尾芩〔弘景曰〕圆者名子芩，破者名宿草，其腹中皆烂，故名腐肠。〔时珍曰〕芩《说文》作菳，谓其色黄也。或云菳者黔也，黔乃黄黑之色也。宿芩乃旧根，多中空，外黄内黑，即今所谓片芩，故又有腐肠、妒妇诸名。妒妇心黯，故以比之。子芩乃新根，多内实，即今所谓条芩。或云西芩多中空而色黔，北芩多内实而深黄。

【集解】〔《别录》曰〕黄芩生秭归川谷及冤句，三月三日采根阴干。〔弘景曰〕秭归属建平郡。今第一出彭城，郁州亦有之。惟深色坚实者好。俗方多用，道家不须。〔恭曰〕今出宜州、鄜州、泾州者佳。兖州大实亦好，名豚尾芩。〔颂曰〕今川蜀、河东、陕西近郡皆有之。苗长尺余，茎干粗如箸，叶从地四面作丛生，类紫草，高一尺许，亦有独茎者，叶细长青色，两两相对，六月开紫花，根如知母粗细，长四五寸，二月、八月采根暴干。吴普本草云：二月生赤黄叶，两两四四相值。其茎空中，或方圆，高三四尺。四月花紫红赤。五月实黑根黄。二月至九月采。与今所说有小异也。

根

【气味】苦，平，无毒。〔《别录》曰〕大寒。〔普曰〕神农、桐君、雷公：苦，无毒。李当之：小温。〔杲曰〕可升可降，阴也。〔好古曰〕气寒，味微苦而甘，阴中微阳，入手太阴血分。〔元素曰〕气凉，味苦、甘，气厚味薄，浮而升，阳中阴也，入手少阳、阳明经。酒炒则上行。〔之才曰〕山茱萸、龙骨为之使，恶葱实，畏丹砂、牡丹、藜芦。得厚朴、黄连，止腹痛。得五味子、牡蛎，令人有子。得黄芪、白蔹、赤小豆、

黄芩

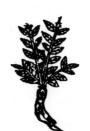

疗鼠瘘。〔时珍曰〕得酒，上行。得猪胆汁，除肝胆火。得柴胡，退寒热。得芍药，治下痢。得桑白皮，泻肺火。得白术，安胎。

【主治】诸热黄疸，肠澼泄痢，逐水，下血闭，恶疮疽蚀火疡。本经。疗痰热胃中热，小腹绞痛，消谷，利小肠，女子血闭淋露下血，小儿腹痛。别录。治热毒骨蒸，寒热往来，肠胃不利，破拥气，治五淋，令人宣畅，去关节烦闷，解热渴。甄权。下气，主天行热疾，疗疮排脓，治乳痈发背。大明。凉心，治肺中湿热，泻肺火上逆，疗上热，目中肿赤，瘀血壅盛，上部积血，补膀胱寒水，安胎，养阴退阳。元素。治风热湿热头疼，奔豚热痛，火咳肺痿喉腥，诸失血。时珍。

【发明】〔杲曰〕黄芩之中枯而飘者，泻肺火，利气，消痰，除风热，清肌表之热；细实而坚者，泻大肠火，养阴退阳，补膀胱寒水，滋其化源。高下之分与枳实、枳壳同例。〔元素曰〕黄芩之用有九：泻肺热，一也；上焦皮肤风热风湿，二也；去诸热，三也；利胸中气，四也；消痰膈，五也；除脾经诸湿，六也；夏月须用，七也；妇人产后养阴退阳，八也；安胎，九也。酒炒上行，主上部积血，非此不能除。下痢脓血，腹痛后重，身热久不能止者，与芍药、甘草同用之。凡诸疮痛不可忍者，宜芩、连苦寒之药，详上下分身梢及引经药用之。〔震亨曰〕黄芩降痰，假其降火也。凡去上焦湿热，须以酒洗过用。片芩泻肺火，须用桑白皮佐之。若肺虚者，多用则伤肺，必先以天门冬保定肺气而后用之。黄芩、白术乃安胎圣药，俗以黄芩为寒而不敢用，盖不知胎孕宜清热凉血，血不妄行，乃能养胎。黄芩乃上中二焦药，能降火下行，白术能补脾也。〔罗天益曰〕肺主气，热伤气，故身体麻木。又五臭入肺为腥，故黄芩之苦寒，能泻火补气而利肺，治喉中腥臭。〔颂曰〕张仲景治伤寒心下痞满泻心汤，凡四方皆用黄芩，以其主诸热、利小肠故也。又太阳病下之利不止，喘而汗出者，有葛根黄芩黄连汤，及主妊娠安胎散，亦多用之。〔时珍曰〕洁古张氏言黄芩泻肺火，治脾湿；东垣李氏言片芩治肺火，条芩治大肠火；丹溪朱氏言黄芩治上中二焦火；而张仲景治少阳证小柴胡汤，太阳少阳合病下利黄芩汤，少阳证下后心下满而不痛泻心汤，并用之；成无己言黄芩苦而入心，泄痞热。是黄芩能入手少阴阳明、手足太阴少阳六经矣。盖黄芩气寒味苦，色黄带绿，苦入心，寒胜热，泻心火，治脾之湿热，一则金不受刑，一则胃火不流入肺，即所以救肺也。肺虚不宜者，苦寒伤脾胃，损其母也。少阳之证，寒热胸胁痞满，默默不欲饮食，心烦呕，或渴或否，或小便不利。虽曰病在半表半里，而胸胁痞满，实兼心肺上焦之邪。心烦喜呕，默默不欲饮食，又兼脾胃中焦之证。故用黄芩以治手足少阳相火，黄芩亦少阳本经药也。成无己注伤寒论，但云柴胡、黄芩之苦，以发传邪之热，芍药、黄芩之苦，以坚敛肠胃之气，殊未其治火之妙。杨士瀛《直指方》云：柴胡退热，不及黄芩。盖亦不知柴胡之退热，乃苦以发之，散火之标也；黄芩之退热，乃寒能胜热，折火之本也。仲景又云：少阳证腹中痛者，去黄芩，加芍药。心下悸，小便不利者，去黄芩，加茯苓。似与别录治少腹绞痛、利小肠之文不合。成氏言黄芩寒中，苦能坚肾，故去之，盖亦不然。至此当以意逆之，辨以脉证可也。若因饮寒受寒，腹中痛，及饮水心下悸，小便不利，而脉不数者，是里无热证，则黄芩不可用也。若热厥腹痛，肺热而小便不利者，黄芩其可不用乎？故善观书者，先求之理，毋徒泥其文。昔有人素多酒欲，病少腹绞痛不可忍，小便如淋，诸药不效。偶用黄芩、木通、甘草三味煎服，遂止。王海藏言有人因虚服附子药多，病小便秘，服芩、连药而愈。此皆热厥之痛也，学者其可拘乎？予年二十时，因感冒咳嗽既久，且犯戒，遂病骨蒸发热，肤如火燎，每日吐痰碗许，暑月烦渴，寝食几废，六脉浮洪。遍服柴胡、麦门冬、荆沥诸药，月余益剧，皆以为必死矣。先君偶思李东垣治肺热如火燎，烦躁引饮而昼盛者，气分热也。宜一味黄芩汤，以泻肺经气分之火。遂按方用片芩一两，水二钟，煎一钟，顿服。次日身热尽退，而痰嗽皆愈。药中肯綮，如鼓应桴，医中之妙，有如此哉。

子

【主治】肠澼脓血。别录。

秦艽

【释名】秦糺唐本、秦爪萧炳。〔恭曰〕秦艽俗作秦胶，本名秦糺，与纠同。〔时珍曰〕秦艽出秦中，以根作罗绞文纠者佳，故名秦艽、秦糺。

【集解】〔《别录》曰〕秦艽生飞鸟山谷，二月、八月采根暴干。〔弘景曰〕今出甘松、龙洞、蚕陵，以根作罗纹相交长大黄白色者为佳。中多衔土，用宜破去。〔恭曰〕今出泾州、鄜州、岐州者良。〔颂曰〕今河陕州郡多有之。其根土黄色而相交纠，长一尺以来，粗细不等。枝干高五六寸。叶婆娑，连茎梗俱青色，如莴苣叶。六月中开花紫色，似葛花，当月结子。每于春秋采根阴干。

根

【修治】〔敩曰〕秦艽须于脚文处认取：左文列为秦，治疾；右文列为艽，即发脚气。凡用秦，以布拭去黄白毛，乃用还元汤浸一宿，日干用。〔时珍曰〕秦艽但以左文者为良，分秦与艽为二名，谬矣。

【气味】苦，平，无毒。〔别录曰〕辛，微温。〔大明曰〕苦，冷。〔元素曰〕气微温，味苦。辛，阴中微阳，可升可降，入手阳明经。〔之才曰〕菖蒲为之使，畏牛乳。

【主治】寒热邪气，寒湿风痹，肢节痛，下水利小便。本经。疗风无问久新，通身挛急。别录。传尸骨蒸，治疳及时气。大明。牛乳点服，利大小便，疗酒黄、黄疸，解酒毒，去头风。甄权。除阳明风湿，及手足不遂，口噤牙痛口疮，肠风泻血，养血荣筋。

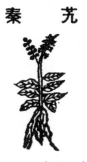

秦艽

元素。**泄热益胆气**。好古。**治胃热虚劳发热**。时珍。

【发明】〔时珍曰〕秦艽，手足阳明经药也，兼入肝胆，故手足不遂，黄疸烦渴之病须之，取其去阳明之湿热也。阳明有湿，则身体酸疼烦热；有热，则日晡潮热骨蒸。所以《圣惠方》治急劳烦热，身体酸疼，用秦艽、柴胡一两，甘草五钱，为末，每服三钱，白汤调下。治小儿骨蒸潮热，减食瘦弱，用秦艽、炙甘草各一两，每用一二钱，水煎服之。钱乙加薄荷叶五钱。

茈胡（本经上品）

【释名】地熏本经、**芸蒿**别录、**山菜**吴普、**茹草**吴普。〔恭曰〕茈是古柴字。上林赋云茈姜及尔雅云茈草，并作此茈字。此草根紫色，今太常用茈胡是也。又以木代系，相承呼为柴胡。且检诸本草无名此者。〔时珍曰〕茈字有柴、紫二音，茈姜、茈草之茈皆音紫，茈胡之茈音柴。茈胡生山中，嫩则可茹，老则采而为柴，故苗有芸蒿、山菜、茹草之名，而根名柴胡也。苏恭之说殊欠明。古本张仲景伤寒论，尚作茈字也。

【集解】《别录》曰〕茈胡叶名芸蒿，辛香可食，生弘农川谷及冤句，二月、八月采根暴干。〔弘景曰〕今出近道，状如前胡而强。博物志云：芸蒿叶似邪蒿，春秋有白蒻，长四五寸，香美可食，长安及河内并有之。〔恭曰〕伤寒大小柴胡汤，为痰气之要。若以芸蒿根为之，大谬矣。〔颂曰〕今关陕江湖间近道皆有之，以银州者为胜。二月生苗甚香。茎青紫坚硬，微有细线。叶似竹叶而稍紧小，亦有似斜蒿者，亦有似麦门冬叶而短者。七月开黄花。根淡赤色，似前胡而强。生丹州者结青子，与他处者不类。其根似芦头，有赤毛如鼠尾，独窠长者好。〔敦曰〕茈胡出在平州平县，即今银州银县也。西畔生处，多有白鹤、绿鹤于此飞翔，是茈胡香直上云间，若有过往闻者，皆气爽也。〔承曰〕柴胡以银、夏者最良，根如鼠尾，长一二尺，香味甚佳。今图经所载，俗不识其真，市人以同、华者代之。然亦胜于他处者，盖银、夏地方多沙，同、华亦沙苑所出也。〔机曰〕解散用北柴胡，虚热用海阳软柴胡为良。〔时珍曰〕银州即今延安府神木县，五原城是其废迹。所产柴胡长尺余而微白且软，不易得也。北地所产者，亦如前胡而软，今人谓之北柴胡是也，入药亦良。南土所产者，不似前胡，正如蒿根，强硬不堪使用。其苗有如韭叶者，竹叶者，以竹叶者为胜。其如邪蒿者最下也。按《夏小正月令》云：仲春芸始生。《仓颉解诂》云：芸，蒿也。似邪蒿，可食。亦柴胡之类，入药不甚良，故苏恭以为非柴胡云。近时有一种，根似桔梗、沙参，白色而大，市人以伪充银柴胡，殊无气味，不可不辨。

韭叶柴胡

根

【修治】〔敩曰〕凡采得银州柴胡，去须及头，用银刀削去赤薄皮少许，以粗布拭净，锉用。勿令犯火，立便无效也。

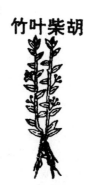

竹叶柴胡

【气味】苦，平，无毒。〔《别录》曰〕微寒。〔普曰〕神农、岐伯、雷公：苦，无毒。〔大明曰〕甘。〔元素曰〕气味俱轻，阳也，升也，少阳经药，引胃气上升。苦寒以发散表热。〔杲曰〕升也，阴中之阳，手足少阳厥阴四经引经药也。在脏主血，在经主气。欲上升，则用根，以酒浸；欲中及下降，则用梢。〔之才曰〕半夏为之使，恶皂荚，畏女菀、藜芦。〔时珍曰〕行手足少阳，以黄芩为佐；行手足厥阴，以黄连为佐。

【主治】心腹，肠胃中结气，饮食积聚，寒热邪气，推陈致新。久服轻身明目益精。本经。**除伤寒心下烦热，诸痰热结实，胸中邪气，五脏间游气，大肠停积水胀，及湿痹拘挛，亦可作浴汤。**别录。治热劳骨节烦疼，热气肩背疼痛，劳乏羸瘦，下气消食，宣畅气血，主时疾内外热不解，单煮服之良。甄权。**补五劳七伤，除烦止惊，益气力，消痰止嗽，润心肺，添精髓，健忘。**大明。**除虚劳，散肌热，去早晨潮热，寒热往来，胆痹，妇人产前产后诸热，心下痞，胸胁痛。**元素。**治阳气下陷，平肝胆三焦包络相火，及头痛眩运，目昏赤痛障翳，耳聋鸣，诸疟，及肥气寒热，妇人热入血室，经水不调，小儿痘疹余热，五疳羸热。**时珍。

【发明】〔之才曰〕茈胡得桔梗、大黄、石膏、麻子仁、甘草、桂，以水一斗，煮取四升，入消石三方寸匕，疗伤寒寒热头痛，心下烦满。〔颂曰〕张仲景治伤寒，有大小柴胡，及柴胡加龙骨，柴胡加芒消等汤，故后人治寒热，此为最要之药。〔杲曰〕能引清气而行阳道，伤寒外，诸有热则加之，无热则不加。又能引胃气上行，升腾而行春令者，宜加之。又凡诸疟以柴胡为君，随所发时所在经分，佐以引经之药。十二经疮疽中，须用柴胡以散诸经血结气聚，功与连翘同也。〔好古曰〕柴胡能去脏腑内外俱乏，既能引清气上行而顺阳道，又入足少阳。在经主气，在脏主血。前行则恶热，却退则恶寒。惟气之微寒，味之薄者，故能行经。若佐以三棱、广茂、巴豆之类，则能消坚积，是主血也。妇人经水适来适断，伤寒杂病，易老，俱用小柴胡汤，加以四物之类，并秦艽、牡丹皮辈，为调经之剂。又言妇人产后血热必用之药也。〔宗奭曰〕柴胡本经并无一字治劳，今人治劳方中鲜有不用者。呜呼！此误世甚多。尝原病劳，有一种其脏虚损，复受邪热，因虚而致劳，故曰劳者牢也，当须斟酌用之，如《经验方》中治劳热青蒿煎之用柴胡，正合宜尔，服之无不效，热去即须急止。若或无热，得此愈甚，虽至死，人亦不怨，目击甚多。日华子又谓补五劳七伤，药性论亦谓治劳之羸瘦。若此等病，苟无实热，医者执而用之，不死何待？注释本草，一字亦不可忽。盖万世之后，所误无穷，可不谨哉？如张仲景治寒热往来如疟状，用柴胡汤，正合其宜也。〔时珍曰〕劳有五劳，病在五脏。若劳在肝、胆、心，及包络有热，或少阳经寒热者，则柴胡乃手足厥阴少阳必用之药。劳在脾胃有热，或阳气下陷，则柴胡乃引清气、退热必用之药。惟劳在肺、肾者，不用可尔。然东垣李氏言诸有热者宜加之，无热则不加。又言诸经之疟，皆以柴胡为君。十二经疮疽，须用柴胡以散结聚。则是肺疟、肾疟，十二经之疮，有热者皆可用之矣。但要用者精思病原，加减佐使可也。寇氏不分脏腑经络有热无热，乃谓柴胡不治劳乏，一概摈斥，殊非通论。如和剂局方治上下诸血，龙脑鸡苏丸，用银柴胡浸汁熬膏之法，则世人知此意者鲜矣。按庞元英《谈薮》云：张知阁久病疟，热时如火，年余骨立。医用茸、附诸药，热益甚。召医官孙琳诊之。琳投小柴胡汤一帖，热减十之九，三服脱然。琳曰：此名劳疟，热从髓出，加以刚剂，气血愈亏，安得不瘦？盖热有在皮肤、在脏腑、在骨髓，非柴胡不可。若得银柴胡，只须一服；南方者力减，故三服乃效也。观此则得用药之妙的矣。寇氏之说，可尽凭乎？

苗

【主治】卒聋，捣汁频滴之。千金。

前胡

【释名】〔时珍曰〕按孙愐《唐韵》作湔胡，名义未解。

【集解】〔《别录》曰〕前胡二月、八月采根暴干。〔弘景曰〕近道皆有，生下湿地，出吴兴者为胜。根似柴胡而柔软，为疗殆微同之，而《本经》上品有茈胡而无此，晚来医乃用之。〔大明曰〕越、衢、婺、睦等处者皆好，七、八月采之，外黑里白。〔颂曰〕今陕西、梁汉、江淮、荆襄州郡及相州、孟州皆有之。春生苗，青白色，似斜蒿。初出时有白芽，长三四寸，味甚香美，又似芸蒿。七月内开白花，与葱花相类。八月结实。根青紫色。今郦延将来者，大与柴胡相似。但柴胡赤色而脆，前胡黄而柔软，为不同尔。一说：今诸方所用前胡皆不同。汴京北地者，色黄白，枯脆绝无气味。江东乃有三四种：一种类当归，皮斑黑，肌黄而脂润，气味浓烈。一种色理黄白，似人参而细短，香味都微。一种如草乌头，肤赤而坚，有两三歧为一本，食之亦戟人咽喉，中破以姜汁渍捣服之，甚下膈解痰实。然皆非真前胡也。今最上者出吴中。又寿春生者，皆类柴胡而大，气芳烈，味亦浓苦，疗痰下气，最胜诸道者。〔敩曰〕凡使勿用野蒿根，缘真似前胡，只是味粗酸。若误用之，令人反胃不受食。若是前胡，味甘微苦也。〔时珍曰〕前胡有数种，惟以苗高一二尺，色似斜蒿，叶如野菊而细瘦，嫩时可食，秋月开黪白花，类蛇床子花，其根皮黑肉白，有香气为真。大抵北地者为胜，故《方书》称北前胡云。

前 胡

根

【修治】〔敩曰〕修事先用刀刮去苍黑皮并髭土了，细锉，以甜竹沥浸令润，日中晒干用。

【气味】苦，微寒，无毒。〔权曰〕甘。辛、平。〔之才曰〕半夏为之使，恶皂荚，畏藜芦。

【主治】痰满，胸胁中痞，心腹结气，风头痛，去痰，下气，治伤寒寒热，推陈致新，明目益精。别录。能去热实，及时气内外俱热，单煮服之。甄权。治一切气，破癥结，开胃下食，通五脏，主霍乱转筋，骨节烦闷，反胃呕逆，气喘咳嗽，安胎，小儿一切疳气。大明。清肺热，化痰热，散风邪。时珍。

【发明】〔时珍曰〕前胡味甘、辛，气微平，阳中之阴，降也。乃手足太阴阳明之药，与柴胡纯阳上升少阳厥阴者不同也。其功长于下气，故能治痰热喘嗽痞膈呕逆诸疾，气下则火降，痰亦降矣，所以有推陈致新之绩，为痰气要药。陶弘景言其与柴胡同功，非矣。治证虽同，而所入所主则异。

防风（本经上品）

【释名】铜芸本经、回芸吴普、阿草别录、屏风别录、蕳根别录、百枝别录、百蜚吴普。〔时珍曰〕防者，御也。其功疗风最要，故名。屏风者，防风隐语也。曰芸、曰茴、曰蕳者，其花如茴香，其气如芸蒿。蕳，兰也。

【集解】〔《别录》曰〕防风生沙苑川泽及邯郸、琅琊、上蔡，二月、十月采根暴干。〔普曰〕正月生叶细圆，青黑黄白。五月黄花。六月结实黑色。〔弘景曰〕郡县无名沙苑。今第一出彭城兰陵，即近琅琊者。郁州百市亦有之。次出襄州、义阳县界，亦可用。惟以实而脂润，头节坚如蚯蚓头者为好。〔恭曰〕今出齐州龙山最善，淄州、兖州、青州者亦佳。叶似牡蒿、附子苗等。沙苑在同州南，亦出防风，轻虚不如东道者，陶云无沙苑误矣。〔颂曰〕今汴东、淮、浙州郡皆有之。茎叶俱青绿色，茎深而叶淡，似青蒿而短小。春初时嫩紫红色，江东宋亳人采作菜茹，极爽口。五月开细白花，中心攒聚作大房，似莳萝花。实似胡荽子而大。根土黄色，与蜀葵根相类。二月、十月采之。关中生者，三月、六月采之，然轻虚不及齐州者良。又有石防风，出河中府，根如蒿根而黄，叶青花白，五月开花，六月采根暴干，亦疗头风胀痛。〔时珍曰〕江淮所产多是石防风，生于山石之间。二月采嫩苗作菜，辛甘而香，呼为珊瑚菜。其根粗丑，其子亦可种，吴绶云：凡使以黄色而润者为佳，白者多沙条，不堪。

防风

【气味】甘，温，无毒。〔《别录》曰〕辛，无毒。又头者令人发狂，又尾者发人痼疾。〔普曰〕神农、黄帝、岐伯、桐君、雷公、扁鹊：甘，无毒。〔李当之〕小寒。〔元素曰〕味辛而甘，气温，气味俱薄，浮而升，阳也。手足太阳经之本药。〔好古曰〕又行足阳明、太阴二经。为肝经气分药。〔吴曰〕防风能致黄芪，黄芪得防风其功愈大，乃相畏而相使者也。〔之才曰〕得葱白能行周身，得泽泻、藁本疗风，得当归、芍药、阳起石、禹余粮疗妇人子脏风。畏萆薢，杀附子毒，恶藜芦、白蔹、干姜、芫花。

【主治】大风，头眩痛恶风，风邪目盲无所见，风行周身，骨节疼痛，久服轻身。本经。烦满胁痛风，头面去来，四肢挛急，字乳金疮内痉。别录。治三十六般风，男子一切劳劣，补中益神，风赤眼，止冷泪及瘫痪，通利五脏关脉，五劳七伤，羸损盗汗，心烦体重，能安神定志，匀气脉。大明。治上焦风邪，泻肺实，散头目中滞气，经络中留湿，主上部见血。元素。搜肝气。好古。

叶

【主治】中风热汗出。别录。〔颂曰〕江东一种防风，茹其嫩苗，云动风，与此文相反，岂别是一物耶？

花

【主治】四肢拘急，行履不得，经脉虚羸，骨节间痛，心腹痛。甄权。

子

【主治】疗风更优，调食之。苏恭。

【发明】〔元素曰〕防风，治风通用，身半以上风邪用身，身半以下风邪用梢，治风去湿之仙药也。风能胜湿故尔。能泻肺实，误服泻人上焦元气。〔杲曰〕防风治一身尽痛，乃卒伍卑贱之职，随所引而至，乃风药中润剂也。若补脾胃，非此引用不能行。凡脊痛项强，不可回顾，腰似折，项似拔者，乃手足太阳证，正当用防风。凡疮在胸膈以上，虽无手足太阳证，亦当用之，为能散结，去上部风。病人身体拘倦者，风也，诸疮见此证亦须用之。钱仲阳泻黄散中倍用防风者，乃于土中泻木也。

独活（本经上品）

【释名】**羌活**本经、**羌青**本经、**独摇草**别录、**护羌使者**本经、**胡王使者**吴普、**长生草**〔弘景曰〕一茎直上，不为风摇，故曰独活。〔《别录》曰〕此草得风不摇，无风自动，故名独摇草。〔大明曰〕独活，是羌活母也。〔时珍曰〕独活以羌中来者为良，故有羌活、胡王使者诸名，乃一物二种也。正如川芎、抚芎、白术、苍术之义，入用微有不同，后人以为二物者非矣。

【集解】〔《别录》曰〕独活生雍州川谷，或陇西南安①。二月、八月采根暴干。〔弘景曰〕此州郡县并是羌地。羌活形细而多节软润，气息极猛烈。出益州北都西川者

---

① 安：原本作"要"，张本作"安"。《大观本草》、《政和本草》卷六独活条均作"安"，据改。

为独活，色微白，形虚大，为用亦相似而小不如。至易蛀，宜密器藏之。〔颂曰〕独活、羌活今出蜀汉者佳。春生苗叶如青麻。六月开花作丛，或黄或紫。结实时叶黄者，是夹石上所生；叶青者，是土脉中所生。《本经》云二物同一类。今人以紫色而节密者为羌活，黄色而作块者为独活。而陶隐居言独活色微白，形虚大，用与羌活相似。今蜀中乃有大独活，类桔梗而大，气味亦不与羌活相类，用之微寒而少效。今又有独活，亦自蜀中来，类羌活，微黄而极大，收时寸解干之，气味亦芳烈，小类羌活，又有槐叶气者，今京下多用之，极效验，意此为真者。而市人或择羌活之大者为独活，殊未为当。大抵此物有两种：西蜀者，黄色，香如蜜；陇西者，紫色，秦陇人呼为山前独活。古方但用独活，今方既用独活而又用羌活，兹为谬矣。〔机曰〕本经独活一名羌活，本非二物。后人见其形色气味不同，故为异论。然物多不齐，一种之中自有不同。仲景治少阴所用独活，必紧实者；东垣治太阳所用羌活，必轻虚者。正如黄芩取枯飘者名片芩治太阴，条实者名子芩治阳明之义同也。况古方但用独活无羌活，今方俱用，不知病宜两用耶？抑未之考耶？〔时珍曰〕独活、羌活乃一类二种，以中国者为独活，西羌者为羌活，苏颂所说颇明。按王贶《易简方》云：羌活须用紫色有蚕头鞭节者，独活是极大羌活有白如鬼眼者。寻常皆以老宿前胡为独活者，非矣。近时江淮山中出一种土当归，长近尺许，白肉黑皮，气亦芬香，如白芷气，人亦谓之水白芷，用充独活，解散亦或用之，不可不辨。

根

【修治】〔敩曰〕采得细锉，以淫羊藿拌，挹二日，暴干去藿，用免烦人心。〔时珍曰〕此乃服食家治法，寻常去皮或焙用尔。

【气味】苦、甘，平，无毒。〔别录曰〕微温。〔权曰〕苦、辛。〔元素曰〕独活微温，甘，苦，辛，气味俱薄，浮而升，阳也，足少阴行经气分之药。羌活性温，辛苦，气味俱薄，浮而升，阳也，手足太阳行经风药，并入足厥阴少阴经气分。〔之才曰〕豚实为之使。〔弘景曰〕药无豚实，恐是蠡实也。

【主治】风寒所击，金疮止痛，奔豚痫痓，女子疝瘕。久服轻身耐老。本经。**疗诸贼风，百节痛风，无问久新。**别录。**独活：治诸中风湿冷，奔喘逆气，皮肤苦痒，手足挛痛劳损，风毒齿痛。羌活：治贼风失音不语，多痒，手足不遂，口面歪斜，遍身癥痹、血癞。**甄权。**羌、独活：治一切风并气，筋骨挛拳，骨节酸疼，头旋目赤疼痛，五劳七伤，利五脏及伏梁水气。**大明。**治风寒湿痹，酸痛不仁，诸风掉眩，颈项难伸。**李杲。**去肾间风邪，搜肝风，泻肝气，治项强腰脊痛。**好古。**散痈疽败血。**元素。

【发明】〔恭曰〕疗风宜用独活，兼水宜用羌活。〔刘完素曰〕独活不摇风而治风，浮萍不沉水而利水，因其所胜而为制也。〔张元素曰〕风能胜湿，故羌活能治水湿。独活与细辛同用，治少阴头痛。头运目眩，非此不能除。羌活与川芎同用，治太阳、少阴头痛，透关利节，治督脉为病，脊强而厥。〔好古曰〕羌活乃足太阳、厥阴、少阴药，与独活不分二种。后人因羌活气雄，独活气细。故雄者治足太阳风湿相搏、头痛、肢节痛、一身尽痛者，非此不能除，乃却乱反正之主君药也。细者治足少阴伏风，头痛、两足湿痹、不能动止者，非此不能治，而不治太阳之证。〔时珍曰〕羌活、独活皆能逐风胜湿，透关利节，但气有刚劣不同尔。《素问》云：从下上者，引而去之。二味苦辛而温，味之薄者，阴中之阳，故能引气上升，通达周身，而散风胜湿。按《文系》曰：唐刘师贞之兄病风。梦神人曰：但取胡王使者浸酒服便愈。师贞访问皆不晓。复梦其母曰：胡王使者，即羌活也。求而用之，兄疾遂愈。〔嘉谟曰〕羌活本手足太阳表里引经之药，又入足少阴、厥阴。名列君部之中，非比柔懦之主，小无不入，大无不通，故能散肌表八风之邪，利周身百节之痛。

土^① 当归（纲目）

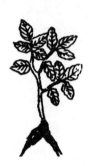

土 当 归

根

【气味】辛，温，无毒。

【主治】除风和血，煎酒服之。闪拗手足，同荆芥、葱白煎汤淋洗之。时珍。出卫生易简方。

都管草

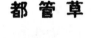

都 管 草

【集解】〔颂曰〕都管草生宜州田野，根似羌活头，岁长一节，苗高一尺许，叶似土当归，有重台，二月、八月采根阴干。施州生者作蔓，又名香毯，蔓长丈余，赤色，秋结红实，四时皆有，采其根枝，淋洗风毒疮肿。〔时珍曰〕按范成大《桂海志》云：广西出之，一茎六叶。

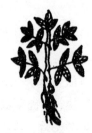

根

【气味】苦、辛，寒，无毒。

【主治】风肿痈毒赤疣，以醋摩涂之。亦治咽喉肿痛，切片含之，立愈。苏颂。解蜈蚣、蛇毒。时珍。

---

① 土：原作"玉"。参照本卷目录，据江西本改。

升麻（本经上品）

【释名】周麻〔时珍曰〕其叶似麻，其性上升，故名。按张揖《广雅》及吴普《本草》并云，升麻一名周升麻。则周或指周地，如今人呼川升麻之义。今《别录》作周麻，非省^①文，即脱误也。

【集解】〔《别录》曰〕升麻生益州山谷，二月、八月采根日干。〔弘景曰〕旧出宁州者第一，形细而黑，极坚实。今惟出益州，好者细削，皮青绿色，谓之鸡骨升麻。北部亦有，而形虚大，黄色。建平亦有，而形大味薄，不堪用。人言是落新妇根，不然也。其形相似，气色非也。落新妇亦解毒，取叶攫作小儿浴汤，主惊忤。〔藏器曰〕落新妇今人多呼为小升麻，功用同于升麻，亦大小有殊也。〔志曰〕升麻，今嵩高出者色青，功用不如蜀者。〔颂曰〕今蜀汉、陕西、淮南州郡皆有之，以蜀川者为胜。春生苗，高三尺以来。叶似麻叶，并青色。四月、五月着花，似粟穗，白色。六月以后结实，黑色。根如蒿根，紫黑色，多须。

根

【修治】〔敩曰〕采得刮去粗皮，用黄精自然汁浸一宿，暴干，锉蒸再暴用。〔时珍曰〕今人惟取里白外黑而紧实者，谓之鬼脸升麻，去须及头芦，锉用。

【气味】甘、苦，平、微寒，无毒。〔元素曰〕性温，味辛微苦，气味俱薄，浮而升，阳也，为足阳明、太阴引经的药。得葱白、白芷，亦入手阳明、太阴。〔杲曰〕葱白，散手阳明风邪。引石膏，止阳明齿痛。人参、黄芪，非此引之，不得上行。〔时珍曰〕升麻，同柴胡，引生发之气上行；同葛根，能发阳明之汗。

【主治】解百毒，杀百精老物殃鬼，辟瘟疫瘴气邪气，蛊毒入口皆吐出，中恶腹痛，时气毒疠，头痛寒热，风肿诸毒，喉痛口疮。久服不夭，轻身长年。本经。安魂定魄，鬼附啼泣，疳䘌，游风肿毒。大明。小儿惊痫，热壅不通，疗痈肿豌豆疮，水煎绵沾拭疮上。甄权。治阳明头痛，补脾胃，去皮肤风邪，解肌肉间风热，疗肺痿咳唾脓血，能发浮汗。元素。牙根浮烂恶臭，太阳鼽衄，为疮家圣药。好古。消斑疹，行瘀血，治阳陷眩运，胸胁虚痛，久泄下痢，后重遗浊，带下崩中，血淋下血，阴痿足寒。时珍。

【发明】〔元素曰〕补脾胃药，非此为引用不能取效。脾痹非此不能除。其用有四：手足阳明引经，一也；升阳气于至阴之下，二也；去至高之上及皮肤风邪，三也；治阳明

---

① 省：原作"有"，联系文义，据张本改。

头痛，四也。〔杲曰〕升麻发散阳明风邪，升胃中清气，又引甘温之药上升，以补卫气之散而实其表。故元气不足者，用此于阴中升阳，又缓带脉之缩急。此胃虚伤冷，郁遏阳气于脾土者，宜升麻、葛根以升散其火郁。〔好古曰〕升麻葛根汤，乃阳明发散药。若初病太阳证便服之，发动其汗，必传阳明，反成其害也。朱肱活人书言瘀血入里，吐血衄血者，犀角地黄汤，乃阳明经圣药。如无犀角，以升麻代之。二物性味相远，何以代之？盖以升麻能引地黄及余药同入阳明也。〔时珍曰〕升麻引阳明清气上行，柴胡引少阳清气上行。此乃禀赋素弱，元气虚馁，及劳役饥饱生冷内伤，脾胃引经最要药也。升麻葛根汤，乃发散阳明风寒药也。时珍用治阳气郁遏，及元气下陷诸病，时行赤眼，每有殊效，神而明之，方可执泥乎？一人素饮酒，因寒月哭母受冷，遂病寒中，食无姜、蒜，不能一啜。至夏酷暑，又多饮水，兼怀怫郁。因病右腰一点胀痛，牵引右胁，上至胸口，则必欲卧。发则大便里急后重，频欲登圊。小便长而数，或吞酸，或吐水，或作泻，或阳痿，或厥逆，或得酒少止，或得热稍正。但受寒食寒，或劳役，或入房，或怒或饥，即时举发。一止则诸证混然，如无病人，甚则日发数次。服温脾胜湿滋补消导诸药，皆微止随发。时珍思之，此乃饥饱劳逸，内伤元气，清阳陷遏，不能上升所致也。遂用升麻葛根汤合四君子汤，加柴胡、苍术、黄耆煎服，服后仍饮酒一二杯助之。其药入腹，则觉清气上行，胸膈爽快，手足和暖，头目精明，神采迅发，诸证如扫。每发一服即止，神验无比。若减升麻、葛根，或不饮酒，则效便迟。大抵人年五十以后，其气消者多，长者少；降者多，升者少；秋冬之令多，而春夏之令少。若禀受弱而有前诸证者，并宜此药活法治之。《素问》云：阴精所奉其人寿，阳精所降其人夭。千古之下，窥其奥而阐其微者，张洁古、李东垣二人而已。外此，则著参同契、悟真篇者，旨与此同也。又升麻能解痘毒，惟初发热时，可用解毒；痘已出后，气弱或泄泻者，亦可少用；其升麻葛根汤，则见斑后必不可用，为其解散也。本草以升麻为解毒、吐蛊毒要药，盖以其为阳明本经药，而性又上升故也。按《范石湖文集》云：李焘为雷州推官，鞫狱得治蛊方，毒在上用升麻吐之，在腹用郁金下之，或合二物服之，不吐则下。此方活人甚多也。

苦参（本经中品）

【释名】苦蘵本经、**苦骨**纲目、**地槐**别录、**水槐**本经、**菟槐**别录、**骄槐**别录、**野槐**纲目、**白茎**别录。又名芩茎、绿白、陵郎、虎麻。〔时珍曰〕苦以味名，参以功名，槐以叶形名也。苦蘵与菜部苦蘵同名异物。

【集解】〔《别录》曰〕苦参生汝南山谷及田野，三月、八月、十月采根暴干。〔弘景曰〕近道处处有之。叶极似槐叶，花黄色，子作荚，根味至苦恶。〔颂曰〕其根黄色，长五七寸许，两指粗细。三五茎并生，苗高三四尺以来。叶碎青色，极似槐叶，春生冬凋。

其花黄白色，七月结实如小豆子。河北生者无花子。五月、六月、十月采根暴干。〔时珍曰〕七八月结用如萝卜子，角内有子二三粒，如小豆而坚。

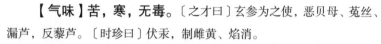
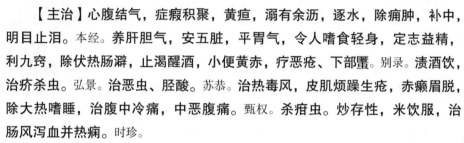

根

【修治】〔敩曰〕采根，用糯米浓泔汁浸一宿，其腥秽气并浮在水面上，须重重淘过，即蒸之，从巳至申，取晒切用。

【气味】苦，寒，无毒。〔之才曰〕玄参为之使，恶贝母、菟丝、漏芦，反藜芦。〔时珍曰〕伏汞，制雌黄、焰消。

【主治】心腹结气，症瘕积聚，黄疸，溺有余沥，逐水，除痈肿，补中，明目止泪。本经。养肝胆气，安五脏，平胃气，令人嗜食轻身，定志益精，利九窍，除伏热肠澼，止渴醒酒，小便黄赤，疗恶疮、下部䘌。别录。渍酒饮，治疥杀虫。弘景。治恶虫、胫酸。苏恭。治热毒风，皮肌烦躁生疮，赤癞眉脱，除大热嗜睡，治腹中冷痛，中恶腹痛。甄权。杀疳虫。炒存性，米饮服，治肠风泻血并热痢。时珍。

【发明】〔元素曰〕苦参味苦气沉纯阴，足少阴肾经君药也。治《本经》须用，能逐湿。〔颂曰〕古今方用治风热疮疹最多。〔宗奭曰〕沈存中笔谈，载其苦腰重久坐不能行，有一将佐曰：此乃病齿数年，用苦参揩齿，其气味入齿伤肾所致也。后有太常少卿舒昭亮，亦用苦参揩齿，岁久亦病腰。自后悉不用之，腰疾皆愈。此皆方书不载者。〔震亨曰〕苦参能峻补阴气，或得之而致腰重者，因其气降而不升也，非伤肾之谓也。其治大风有功，况风热细疹乎？〔时珍曰〕子午乃少阴君火对化，故苦参、黄檗之苦寒，皆能补肾，盖取其苦燥湿，寒除热也。热生风，湿生虫，故又能治风杀虫。惟肾水弱而相火胜者，用之相宜。若火衰精冷，真元不足，及年高之人，不可用也。《素问》云：五味入胃，各归其所喜攻，久而增气，物化之常也。气增而久，夭之由也。王冰注云：入肝为温，入心为热，入肺为清，入肾为寒，入脾为至阴而兼四气，皆为增其味而益其气，各从本脏之气。故久服黄连、苦参而反热者，此其类也。气增不已，则脏气有偏胜，偏胜则脏有偏绝，故有暴夭。是以药不具五味，不备四气，而久服之，虽且获胜，久必暴夭。但人疏忽，不能精候尔。张从正亦云：凡药皆毒也。虽甘草、苦参，不可不谓之毒。久服则五味各归其脏，必有偏胜气增之患。诸药皆然，学者当触类而长之可也。至于饮食亦然。又按《史记》云：太仓公淳于意医齐大夫病龋齿，灸左手阳明脉，以苦参汤日漱三升，出入，其风五六日愈。此亦取其去风气湿热、杀虫之义。

实

十月收采。

【气味】同根。

【主治】久服轻身不老，明目。饵如槐子法，有验。苏恭。

白鲜

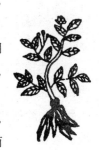

白 鲜 皮

【释名】白膻弘景、白羊鲜弘景、地羊鲜图经、金雀儿椒日华。〔弘景曰〕俗呼为白羊鲜。气息正似羊膻，故又名白膻。〔时珍曰〕鲜者，羊之气也。此草根白色，作羊膻气，其子累累如椒，故有诸名。

【集解】〔别录曰〕白鲜皮生上谷川谷及冤句，四月、五月采根阴干。〔弘景曰〕近道处处有，以蜀中者为良。〔恭曰〕其叶似茱萸，高尺余，根皮白而心实，花紫白色。根宜二月采，若四月、五月采，便虚恶矣。〔颂曰〕今河中、江宁府、滁州、润州皆有之。苗高尺余，茎青，叶稍白，如槐亦似茱萸。四月开花淡紫色，似小蜀葵花。根似小蔓青，皮黄白而心实。山人采嫩苗为菜茹。

根皮

【气味】苦，寒，无毒。〔别录曰〕咸。〔之才曰〕恶螵蛸、桔梗、茯苓、萆薢。

【主治】头风黄疸，咳逆淋沥，女子阴中肿痛，湿痹死肌，不可屈伸起止行步。本经。疗四肢不安，时行腹中大热饮水，欲走大呼，小儿惊痫，妇人产后余痛。别录。治一切热毒风、恶风、风疮疥癣赤烂，眉发脱脆，皮肌急，壮热恶寒，解热黄、酒黄、急黄、谷黄、劳黄。甄权。通关节，利九窍及血脉，通小肠水气，天行时疾，头痛眼疼。其花同功。大明。治肺嗽。苏颂。

【发明】〔时珍曰〕白鲜皮气寒善行，味苦性燥，足太阴、阳明经去湿热药也。兼入手太阴、阳明，为诸黄风痹要药。世医止施之疮科，浅矣。

延胡索（宋开宝）

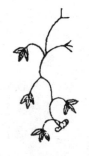

延 胡 索

【释名】玄胡索〔好古曰〕本名玄胡索，避宋真宗讳，改玄为延也。
【集解】〔藏器曰〕延胡索生奚国，从安东来，根如半夏，色黄。〔时珍曰〕奚乃东北夷也。今二茅山西上龙洞种之。每年寒露后栽，立春后生苗，叶如竹叶样，三月长三寸高，根丛生如芋卵样，立夏掘起。

根

【气味】辛，温，无毒。〔珣曰〕苦、甘。〔杲曰〕甘、辛，温，可升可降，阴中阳也。〔好古曰〕苦、辛，温，纯阳，浮也，入手、足太阴经。

【主治】破血，妇人月经不调，腹中结块，崩中淋露，产后诸血病，血运，暴血冲上，因损下血。煮酒或酒磨服。开宝。除风治气，暖腰膝，止暴腰痛，破癥癖，扑损瘀血，落胎。大明。治心气小腹痛，有神。好古。散气，治肾气，通经络。李珣。活血利气，止痛，通小便。时珍。

【发明】〔珣曰〕主肾气，及破产后恶露或儿枕，与三棱、鳖甲、大黄为散甚良，虫蛀成末者尤良。〔时珍曰〕玄胡索味苦微辛，气温，入手足太阴厥阴四经，能行血中气滞，气中血滞，故专治一身上下诸痛，用之中的，妙不可言。荆穆王妃胡氏，因食荞麦面着怒，遂病胃脘当心痛，不可忍。医用吐下行气化滞诸药，皆入口即吐，不能奏功。大便三日不通。因思雷公炮炙论云：心痛欲死，速觅延胡。乃以玄胡索末三钱，温酒调下，即纳入，少顷大便行而痛遂止。又华老年五十余，病下痢腹痛垂死，已备棺木。予用此药三钱，米饮服之，痛即减十之五，调理而安。按方勺泊宅编云：一人病遍体作痛，殆不可忍。都下医或云中风，或云中湿，或云脚气，药悉不效。周离亨言：是气血凝滞所致。用玄胡索、当归、桂心等分，为末，温酒服三四钱，随量频进，以止为度，遂痛止。盖玄胡索能活血化气，第一品药也。其后赵待制霆因导引失节，肢体拘挛，亦用此数服而愈。

贝母（本经中品）

【释名】葿尔雅（音萌）、勤母别录、苦菜别录、苦花别录、空草别录、药实〔弘景曰〕形似聚贝子，故名贝母。〔时珍曰〕《诗》云言采其葿，即此。一作虻，谓根状如虻也。苦菜、药实，与野苦荬、黄药子同名。

【集解】〔《别录》曰〕贝母生晋地，十月采根暴干。〔恭曰〕其叶似大蒜。四月蒜熟时，采之良。若十月，苗枯根亦不佳也。出润州、荆州、襄州者最佳，江南诸州亦有。〔颂曰〕今河中、江陵府、郓、寿、随、郑、蔡、润、滁州皆有之。二月生苗，茎细，青色。叶亦青，似荞麦叶，随苗出。七月开花，碧绿色，形如鼓子花。八月采根，根有瓣子，黄白色，如聚贝子。此有数种。陆玑诗疏云：葿，贝母也。叶如栝楼而细小。其子在根下，如芋子，正白，四方连累相着，有分解。今近道出者正类此。郭璞注尔雅言白花叶似韭，此种罕复见之。〔敩曰〕贝母中有独颗团不作两片无皱者，号曰丹龙精，不入药用。误服令人筋脉永不收，惟以黄精、小蓝汁服之，立解。

贝　　母

根

【修治】〔敩曰〕凡使，先于柳木灰中炮黄，擘去内口鼻中有米许大者心一颗，后拌糯米于鏊上同炒，待米黄，去米用。

【气味】辛，平，无毒。〔《别录》曰〕苦，微寒。〔恭曰〕味甘、苦，不辛。〔之才曰〕厚朴、白微为之使，恶桃花，畏秦芄、莽草、礜石，反乌头。

【主治】伤寒烦热，淋沥邪气疝瘕，喉痹乳难，金疮风痉。本经。疗腹中结实，心下满，洗洗恶风寒，目眩项直，咳嗽上气，止烦热渴，出汗，安五脏，利骨髓。别录。服之不饥断谷。弘景。消痰，润心肺。末和沙糖丸含，止嗽。烧灰油调，敷人畜恶疮，敛疮口。大明。主胸胁逆气，时疾黄疸。研末点目，去肤翳。以七枚作末酒服，治产难及胞衣不出。与连翘同服，主项下瘤瘿疾。甄权。

【发明】〔承曰〕贝母能散心胸郁结之气，故《诗》云：言采其莔，是也。作诗者，本以不得志而言。今用治心中气不快、多愁郁者，殊有功，信矣。〔好古曰〕贝母乃肺经气分药也。仲景治寒实结胸外无热证者，三物小陷胸汤主之，白散亦可，以其内有贝母也。成元己云：辛散而苦泄，桔梗、贝母之苦辛，用以下气。〔机曰〕俗以半夏有毒，用贝母代之。夫贝母乃太阴肺经之药，半夏乃太阴脾经、阳明胃经之药，何可以代？若虚劳咳嗽、吐血咯血、肺痿肺痈、妇人乳痈痈疽及诸郁之证，半夏乃禁忌，皆以贝母为向导，犹可代也；至于脾胃湿热，涎化为痰，久则生火，痰火上攻，昏愦僵仆塞涩诸证，生死旦夕，亦岂贝母可代乎？〔颂曰〕贝母治恶疮。唐人记其事云：江左尝有商人，左膊上有疮如人面，亦无他苦。商人戏以酒滴口中，其面赤色。以物食之，亦能食，多则膊内肉胀起。或不食，则一臂痹焉。有名医教其历试诸药，金石草木之类，悉无所苦。至贝母，其疮乃聚眉闭口。商人喜，因以小苇筒毁其口灌之，数日成痂遂愈，然不知何疾也。《本经》言主金疮，此岂金疮之类欤？

山慈姑（宋嘉祐）

【释名】**金灯**拾遗、**鬼灯檠**纲目、**朱姑**纲目、**鹿蹄草**纲目、**无义草**〔时珍曰〕根状如水慈姑，花状如灯笼而朱色，故有诸名。段成式《酉阳杂俎》云：金灯之花与叶不相见，人恶种之，谓之无义草。又有试剑草，亦名鹿蹄草，与此同名，见后草之五。

【集解】〔藏器曰〕山慈姑生山中湿地，叶似车前，根如慈姑。〔大明曰〕零陵间有一种团慈姑，根如小蒜，所主略同。〔时珍曰〕山慈姑处处有之。冬月生叶，如水仙花之叶而狭。二月中抽一茎，如箭杆，高尺许。茎端开花白色，亦有红色、黄色者，上有黑点，其花乃众花簇成一朵，如丝纽成可爱。三月结子，有三棱。四月初苗枯，即掘取其根，状如慈姑及小蒜，迟则苗腐难寻矣。根苗与老鸦蒜极相类，但老鸦根无毛，慈姑有毛壳包裹为异尔。用之，去毛壳。

山慈姑

根

【气味】甘、微辛、有小毒。

【主治】痈肿疮瘘瘰疬结核等，醋磨傅之。藏器。亦剥人面皮，除皯黵。藏器。主疔肿，攻毒破皮，解诸毒蛊毒，蛇虫狂犬伤。时珍。

叶

【主治】疮肿，入蜜捣涂疮口，候清血出，效。慎微。涂乳痈、便毒尤妙。时珍。

花

【主治】小便血淋涩痛，同地檗花阴干，每用三钱，水煎服。圣惠。

石蒜

【释名】乌蒜纲目、老鸦蒜救荒、蒜头草纲目、婆婆酸纲目、一枝箭纲目、水麻图经。〔时珍曰〕蒜以根状名，箭以茎状名。

【集解】〔颂曰〕水麻生鼎州、黔州，其根名石蒜，九月采之。或云金灯花根，亦名石蒜，即此类也。〔时珍曰〕石蒜处处下湿地有之，古谓之乌蒜，俗谓之老鸦蒜、一枝箭是也。春初生叶，如蒜秧及山慈姑叶，背有剑脊，四散布地。七月苗枯，乃于平地抽出一茎如箭杆，长尺许。茎端开花四五朵，六出红色，如山丹花状而瓣长，黄蕊长须。其根状如蒜，皮色紫赤，肉白色，此有小毒，而救荒本草言其可炸熟水浸过食，盖为救荒尔。一种叶如大韭，四五月抽茎，开花如小萱花黄白色者，谓之铁色箭，功与此同。二物并抽茎开花，后乃生叶，叶花不相见，与金灯同。

石蒜

根

【气味】辛、甘，温，有小毒。

【主治】敷贴肿毒。苏颂。疗疮恶核，可水煎服取汗，及捣敷之。又中溪毒者，酒煎半升服，取吐良。时珍。

水仙（会编）

【释名】金盏银台〔时珍曰〕此物宜卑湿处，不可缺水，故名水仙。金盏银台，花之状也。

【集解】〔机曰〕水仙花叶似蒜，其花香甚清。九月初栽于肥壤，则花茂盛，瘦地则无花。五月初收根，以童尿浸一宿，晒干，悬火暖处。若不移宿根更旺。〔时珍曰〕水仙丛生下湿处。其根似蒜及薤而长，外有赤皮裹之。冬月生叶，似薤及蒜。春初抽茎，如葱头。茎头开花数朵，大如簪头，状如酒杯，五尖上承，黄心，宛然盏样，其花莹韵，其香清幽。一种千叶者，花皱，下轻黄而上淡白，不作杯状，人重之，指为真水仙，盖不然，乃一物二种尔。亦有红花者。按段成式《酉阳杂俎》云：捺祗出拂林国，根大如鸡卵，叶长三四尺，似蒜，中心抽条，茎端开花，六出红白色，花心黄赤，不结子，冬生夏死。取花压油，涂身去风气。据此形状，与水仙仿佛，岂外国名谓不同耶？

水 仙

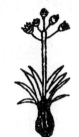

根

【气味】苦、微辛，滑，寒，无毒。〔土宿真君曰〕取汁伏汞，煮雄黄，拒火。

【主治】痈肿及鱼骨哽。时珍。

花

【主治】作香泽，涂身理发，去风气。又疗妇人五心发热，同干荷叶、赤芍药等分，为末，白汤每服二钱，热自退也。时珍。出卫生易《简方》。

白茅（本经中品）

【释名】根名茹根本经、兰根本经、地筋别录。〔时珍曰〕茅叶如矛，故谓之茅。其根牵连，故谓之茹。易曰，拔茅连茹，是也。有数种：夏花者为茅，秋花者为菅。二物功用相近，而名谓不同。《诗》云：白华菅兮，白茅束兮，是也。别录不分茅菅乃二种，谓茅根一名地菅、一名地筋，而有名未用又出地筋，一名菅根。盖二物之根状皆如筋，可通名地筋，不可并名菅也，正之。

【集解】〔《别录》曰〕茅根生楚地山谷田野，六月采根。〔弘景曰〕此即今白茅菅。诗云，露彼菅茅，是也。其根如渣芹甜美。〔颂曰〕处处有之。春生芽，布地如针，俗谓之茅针，亦可啖，甚益小儿。夏生白花茸茸然，至秋而枯。其根至洁白，六月采之。又有菅，亦茅类也。陆玑《草木疏》云：菅似茅而滑无毛，根下五寸中有白粉者，柔韧宜为索，沤之尤善。其未沤者名野菅，入药与茅功等。〔时珍曰〕茅有白茅、菅茅、黄茅、香茅、芭茅数种，叶皆相似。白茅短小，三四月开白花成穗，结细实。其根甚长，白软如筋而有节，味甘，俗呼丝茅，可以苫盖，及供祭祀苞苴之用，《本经》所用茅根是也。其根干之，夜视有光，故腐则变为萤火。菅茅只生山上，似白茅而长，入秋抽茎，开花成穗如荻花，结实尖黑，长许，粘衣刺人。其根短硬如细竹根，无节而微甘，亦可入药，功不及白茅，《尔雅》所谓白华野菅是也。黄茅似菅茅，而茎上开叶、茎下有白粉、根头有黄毛，根亦短而细硬无节，秋深开花穗如菅，可为索绹，古名黄菅，《别录》所用菅根是也。香茅一名菁茅，一名琼茅，生湖南及江淮间，叶有三脊，其气香芬，可以包籍及缩酒，《禹贡》所谓荆州苞匦菁茅是也。

芭茅丛生，叶大如蒲，长六七尺，有二种，即芒也。见后芒下。

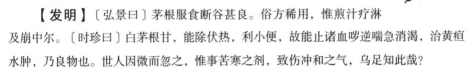

茅根

【气味】甘，寒，无毒。

【主治】劳伤虚羸，补中益气，除瘀血血闭寒热，利小便。
本经。下五淋，除客热在肠胃，止渴坚筋，妇人崩中。久服利人。
别录。主妇人月经不匀，通血脉淋沥。大明。止吐衄诸血，伤寒
哕逆，肺热喘急，水肿黄疸，解酒毒。时珍。

【发明】〔弘景曰〕茅根服食断谷甚良。俗方稀用，惟煎汁疗淋
及崩中尔。〔时珍曰〕白茅根甘，能除伏热，利小便，故能止诸血哕逆喘急消渴，治黄疸
水肿，乃良物也。世人因微而忽之，惟事苦寒之剂，致伤冲和之气，乌足知此哉？

茅针即初生苗也。拾遗。

【气味】甘，平，无毒。〔大明曰〕凉。

【主治】下水。别录。治消渴，能破血。甄权。通小便，治鼻衄及暴下血，
水煮服之。恶疮痛肿、软疖未溃者，以酒煮服，一针一孔，二针二孔。生捣，
傅金疮止血。藏器。

花

【气味】甘，温，无毒。

【主治】煎饮，止吐血衄血，并塞鼻。又傅灸疮不合。罯刀箭金疮，止
血并痛。大明。

屋上败茅

【气味】苦，平，无毒。

【主治】卒吐血，锉三升，酒浸煮一升服。和酱汁研，敷斑疮及蚕啮疮。
藏器。四角茅，主鼻洪。大明。

【发明】〔时珍曰〕按陈文中《小儿方》：治痘疮溃烂，难靥不干。多年墙屋上烂
茅，择洗焙干，为末掺之。此盖取其性寒而解毒，又多受雨露霜雪之气，兼能燥湿也。

地筋菅茅

地筋（别录有名未用）

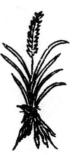

【释名】菅根别录、土筋同。

【集解】〔别录曰〕地筋生汉中，根有毛，三月生，四月实白，
三月三日采。〔弘景曰〕疑此即是白茅而小异也。〔藏器曰〕地筋如
地黄，根叶并相似，而细多毛，生平泽，功用亦同地黄，李邕方中用之。
〔时珍曰〕此乃黄菅茅之根也，功与白茅根相同，详见白茅下。陈藏器所说，

别是一物，非营根也。

【气味】甘，平，无毒。

【主治】益气止渴，除热在腹脐，利筋。别录。根，苗、花，功与白茅同。时珍。

芒（拾遗）

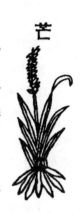

芒

【校正】并入《拾遗》石芒、败芒箔。

【释名】杜荣尔雅、苍芒寰字志、苍茅〔时珍曰〕芒，《尔雅》作苍。今俗谓之苍茅，可以为篱苍故也。

【集解】〔藏器曰〕《尔雅》：苍，杜荣。郭璞注云：草似茅，皮可为绳索履也。今东人多以为箔。又曰：石芒生高山，如芒而节短，江西呼为折草，六七月生穗如获。〔时珍曰〕芒有二种，皆丛生，叶皆如茅而大，长四五尺，甚快利，伤人如锋刃。七月抽长茎，开白花成穗，如芦苇花者，芒也；五月抽短茎，开花如芒者，石芒也。并于花将放时剥其篛皮，可为绳箔草履诸物，其茎穗可为扫帚也。

茎

【气味】甘，平，无毒。

【主治】人畜为虎狼等伤，恐毒入内。取茎杂葛根浓煮汁服，亦生取汁服。藏器。煮汁服，散血。时珍。

败芒箔

【主治】产妇血满腹胀，血渴，恶露不尽，月闭，止好血，下恶血，去鬼气疰痛症结，酒煮服之。亦烧末，酒下。弥久着烟者佳。藏器。

龙胆（本经中品）

【释名】陵游〔志曰〕叶如龙葵，味苦如胆，因以为名。

【集解】〔《别录》曰〕龙胆生齐朐山谷及冤句，二月、八月、十一月、十二月采根阴干。〔弘景曰〕今出近道，以吴兴者为胜。根状似牛膝，其味甚苦。〔颂曰〕宿根黄白色，下抽根十余条，类牛膝而短。直上生苗，高尺余。四月生叶如嫩蒜，细茎如小竹枝。七月开花，如牵牛花，作铃铎状，青碧色。冬后结子，苗便枯。俗呼草龙胆。又有山龙胆，味苦涩，其叶经霜雪不凋。山人用治四肢疼痛，与此同类而别种也。采无时候。

根

【修治】〔敩曰〕采得阴干。用时，铜刀切去须上头子，锉细，甘草汤浸一宿，漉出，暴干用。

【气味】苦、涩，大寒，无毒。〔敩曰〕空腹饵之，令人溺不禁。〔之才曰〕贯众、小豆为之使，恶地黄、防葵。

【主治】骨间寒热，惊痫邪气，续绝伤，定五脏，杀蛊毒。本经。除胃中伏热，时气温热，热泄下痢，去肠中小虫，益肝胆气，止惊惕。久服益智不忘，轻身耐老。别录。治小儿壮热骨热，惊痫入心，时疾热黄，痈肿口干。甄权。客忤疳气，热狂，明目止烦，治疮疥。大明。去目中黄及睛赤肿胀，瘀肉高起，痛不可忍。元素。退肝经邪热，除下焦湿热之肿，泻膀胱火。李杲。疗咽喉痛，风热盗汗。时珍。

【发明】〔元素曰〕龙胆味苦性寒，气味俱厚，沉而降，阴也，足厥阴、少阳经气分药也。其用有四：除下部风湿，一也；及湿热，二也；脐下至足肿痛，三也；寒湿脚气，四也。下行之功与防己同，酒浸则能上行，外行以柴胡为主，龙胆为使，治眼中疾必用之药。〔好古曰〕益肝胆之气而泄火。〔时珍曰〕相火寄在肝胆，有泻无补，故龙胆之益肝胆之气，正以其能泻肝胆之邪热也。但大苦大寒，过服恐伤胃中生发之气，反助火邪，亦久服黄连反从火化之义。《别录》久服轻身之说，恐不足信。

细辛（本经上品）

【释名】小辛本经、少辛〔颂曰〕华州真细辛。根细而味极辛，故名之曰细辛。〔时珍曰〕小辛、少辛皆此义也。按《山海经》云，浮戏之山多少辛。《管子》云，五沃之土，群药生少辛，是矣。

【集解】〔别录曰〕细辛生华阴山谷，二月、八月采根阴干。〔弘景曰〕今用东阳临海者，形段乃好，而辛烈不及华阴、高丽者。用之去其头节。〔当之曰〕细辛如葵赤黑，一根一叶相连。〔颂曰〕今处处有之，皆不及华阴者为真，其根细而极辛。今人多以杜衡为之。杜衡根似饭帚密闹，细长四五寸，微黄白色，江淮呼为马蹄香，不可误用。〔宗奭曰〕细辛叶如葵，赤黑色，非此则杜衡也。杜衡叶如马蹄之下，故俗名马蹄香。芦根似白前，又似细辛。按沈括《梦溪笔谈》云：细辛出华山，极细而直，柔韧，深紫色，味极辛，喻之习习如椒而更甚于椒。本草云，细辛水渍令直，是以杜衡伪为之也。东南所用细辛，皆杜衡也。杜衡黄白色，拳曲而脆，干则作团，又谓之马蹄。

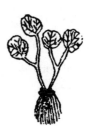

襄汉间又有一种细辛，极细而直，色黄白，乃是鬼督邮，亦非细辛也。〔时珍曰〕《博物志》言杜衡乱细辛，自古已然矣。沈氏所说甚详。大抵能乱细辛者，不止杜衡，皆当以根苗色味细辨之。叶似小葵，柔茎细根，直而色紫，味极辛者，细辛也。叶似马蹄，茎微粗，根曲而黄白色，味亦辛者，杜衡也。一茎直上，茎端生叶如伞，根似细辛，微粗直而黄白色，味辛微苦者，鬼督邮也。似鬼督邮而色黑者，及己也。叶似小桑，根似细辛，微粗长而黄色，味辛而有臊气者，徐长卿也。叶似柳而根似细辛，粗长黄白色而味苦者，白微也。似白微而白直味甘者，白前也。

根

【修治】〔敩曰〕凡使细辛，切去头子，以瓜水浸一宿，暴干用。须拣去双叶者，服之害人。

【气味】辛，温，无毒。〔普曰〕神农、黄帝、雷公、桐君：小温。岐伯：无毒。李当之：小寒。〔权曰〕苦，辛。〔之才曰〕曾青、枣根为之使。得当归、芍药、白芷、芎藭、牡丹、藁本、甘草，共疗妇人。得决明、鲤鱼胆、青羊肝，共疗目痛。恶黄芪、狼毒、山茱萸。忌生菜、狸肉。畏硝石、滑石。反藜芦。

【主治】咳逆上气，头痛脑动，百节拘挛，风湿痹痛死肌。久服明目利九窍，轻身长年。本经。温中下气，破痰利水道，开胸中滞结，除喉痹齆鼻不闻香臭，风痫癫疾，下乳结，汗不出，血不行，安五脏，益肝胆，通精气。别录。添胆气，治嗽，去皮风湿痒，风眼泪下，除齿痛，血闭，妇人血沥腰痛。甄权。含之，去口臭。弘景。润肝燥，治督脉为病，脊强而厥。好古。治口舌生疮，大便燥结，起目中倒睫。时珍。

【发明】〔宗奭曰〕治头面风痛，不可缺此。〔元素曰〕细辛气温，味大辛，气厚于味，阳也，升也，入足厥阴、少阴血分，为手少阴引经之药。香味俱细，故入少阴，与独活相类。以独活为使，治少阴头痛如神。亦止诸阳头痛，诸风通用之。味辛而热，温少阴之经，散水气以去内寒。〔成无己曰〕水停心下不行，则肾气燥，宜辛以润之。细辛之辛，以行水气而润燥。〔杲曰〕胆气不足，细辛补之。又治邪气自里之表，故仲景少阴证，用麻黄附子细辛汤。〔时珍曰〕气之厚者能发热，阳中之阳也。辛温能散，故诸风寒风湿头痛痰饮胸中滞气惊痫者，宜用之。口疮喉痹齤齿诸病用之者，取其能散浮热，亦火郁则发之之义也。辛能泄肺，故风寒咳嗽上气者，宜用之。辛能补肝，故胆气不足，惊痫眼目诸病，宜用之。辛能润燥，故通少阴及耳窍，便涩者宜用之。〔承曰〕细辛非华阴者不得为真。若单用末，不可过一钱。多则气闷塞不通者死，虽死无伤。近年，开平狱中尝治此，不可不记。非本有毒，但不识多寡耳。

杜衡

【释名】**杜葵**纲目、**马蹄香**唐本、**土卤**尔雅、**土细辛**纲目。〔恭曰〕杜衡叶似葵，形似马蹄，故俗名马蹄香。〔颂曰〕《尔雅》：杜又名土卤，然杜若亦名杜衡，或疑是杜若。而郭璞注云：似葵，当是杜衡也。

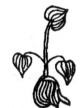

杜　衡

【集解】〔别录曰〕杜衡生山谷，三月三日采根，熟洗暴干。〔弘景曰〕根叶都似细辛，惟气小异尔。处处有之。方药少用，惟道家服之。令人身衣香。〔恭曰〕生山之阴，水泽下湿地。叶似槐，形如马蹄。根似细辛、白前等。今俗以及己代之，谬矣。及己独茎，茎端四叶，叶间白花，殊无芳气。有毒，服之令人吐，惟疗疮疥，不可乱杜衡也。〔颂曰〕今江淮间皆有之。春初于宿根上生苗，叶似马蹄下状，高二三寸，茎如麦蒿粗细，每窠上有五七叶，或八九叶，别无枝蔓。又于茎叶间罐内芦头上贴地生紫花，其花似见不见，暗结实如豆大，窠内有碎子，似天仙子。苗叶俱青，经霜即枯，其根成空，有似饭帚密闹，细长四五寸，粗于细辛，微黄白色，味辛，江淮俗呼为马蹄香。谨按山《海经云》：天帝之山有草焉，状如葵，其臭如蘼芜，名曰杜衡。可以走马，食之已瘿。郭璞注云：带之可以走马。或曰：马得之而健走也。〔宗奭曰〕杜衡用根似细辛，但根色白，叶如马蹄之下。市人往往以乱细辛，将二物相对，便见真伪。况细辛惟出华州者良。杜衡色黄，拳局而脆，干则作团。详细辛下。〔时珍曰〕按《土宿本草》云：杜细辛，叶圆如马蹄，紫背者良，江南、荆、湖、川、陕、闽、广俱有之。取自然汁，可伏硫、砒，制汞。

根

【气味】辛，温，无毒。

【主治】**风寒咳逆。作浴汤，香人衣体**。别录。**止气奔喘促，消痰饮，破留血，项间瘿瘤之疾**。甄权。**下气杀虫**。时珍。

【发明】〔时珍曰〕古方吐药往往用杜衡者，非杜衡也，乃及己也。及己似细辛而有毒，吐人。昔人多以及己当杜衡，杜衡当细辛，故尔错误也。杜衡则无毒，不吐人，功虽不及细辛，而亦能散风寒，下气消痰，行水破血也。

【附录】**木细辛**〔藏器曰〕味苦，温，有毒。主腹内结聚症瘕，大便不利，推陈去恶，破冷气。未可轻服，令人利下至困。生终南山，冬月不凋，苗如大戟，根似细辛。

及己（别录下品）

【释名】獐耳细辛〔时珍曰〕及己名义未详。二月生苗，先开白花，后方生叶三片，状如獐耳，根如细辛，故名獐耳细辛。

及 己

【集解】〔恭曰〕及己生山谷阴虚软地。其草一茎，茎头四叶，隙着白花。根似细辛而黑，有毒。今人以当杜衡，非也。二月采根，日干。

根

【气味】苦，平，有毒。〔恭曰〕入口使人吐血。

【主治】诸恶疮疥痂瘘蚀，及牛马诸疮。唐本。头疮白秃风瘙，皮肤虫痒，可煎汁浸并傅之。大明。杀虫。时珍。

【发明】〔弘景曰〕今人以合疮疥膏，甚验。〔时珍曰〕今人不知及已，往往以当杜衡，却以杜衡当细辛，故杜衡诸方多是及己也。辩见细辛、杜衡二条。

鬼督邮（唐本草）

【释名】独摇草唐本。〔时珍曰〕此草独茎而叶攒其端，无风自动，故曰鬼独摇草，后人讹为鬼督邮尔。因其专主鬼病，犹司鬼之督邮也。古者传舍有督邮之官主之。徐长卿、赤箭皆治鬼病，故并有鬼督邮之名，名同而物异。

【集解】〔恭曰〕鬼督邮所在有之。有必丛生，苗惟一茎，茎端生叶若伞状，根如牛膝而细黑。今人以徐长卿代之，非也。〔保升曰〕茎似细箭杆，高二尺以下。叶生茎端，状如伞。花生叶心，黄白色。根横生而无须，二月、八月采根。徐长卿、赤箭并有鬼督邮之名，而主治不同，宜审用之。〔时珍曰〕鬼督邮与及己同类，根苗皆相似。但以根如细辛而色黑者，为及己；根如细辛而色黄白者，为鬼督邮。

根

【修治】〔敩曰〕凡采得细锉，用生甘草水煮一伏时，日干用。

鬼督邮

【气味】辛、苦，平，无毒。〔时珍曰〕有小毒。

【主治】鬼疰卒忤中恶，心腹邪气，百精毒。温疟疫疾，强腰脚，益膂力。唐本。

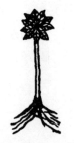

【发明】〔时珍曰〕按东晋深师方，治上气咳嗽，邪嗽、鳋嗽、冷嗽，四满丸，用鬼督邮同蜈蚣、芫花、踯躅诸毒药为丸，则其有毒可知矣。非毒药不能治鬼疰邪恶之病，唐本云无毒，盖不然。

徐长卿（本经上品）

【校正】今据吴氏《本草》，并入石下长卿。

【释名】**鬼督邮**本经、**别仙踪**苏颂。〔时珍曰〕徐长卿，人名也，常以此药治邪病，人遂以名之。《名医别录》于有名未用复出石下长卿条，云一名徐长卿。陶弘景注云：此是误尔。方家无用，亦不复识。今考二条功疗相似。按吴普《本草》云：徐长卿一名石下长卿。其为一物甚明，但石间生者为良。前人欠审，故尔差舛。〔弘景曰〕鬼督邮之名甚多。今俗用徐长卿者，其根正如细辛，小短扁扁尔，气亦相似。今狗脊散用鬼督邮者，取其强悍宜腰脚，故知是徐长卿，而非鬼箭、赤箭。

徐 长 卿

【集解】〔《别录》曰〕徐长卿生泰山山谷及陇西，三月采。又曰：石下长卿生陇西山谷池泽，三月采。〔恭曰〕所在川泽有之。叶似柳，两叶相当，有光泽。根如细辛，微粗长，黄色而有臊气。今俗以代鬼督邮，非也。鬼督邮自有本条。〔保升曰〕生下湿川泽之间。苗似小桑，两叶相对。三月苗青，七月、八月着子，似萝摩子而小。九月苗黄，十月凋，八月采根，日干。〔颂曰〕今淄齐淮泗间皆有之，三月、四月采，谓之别仙踪。〔时珍曰〕鬼督邮及己之乱杜衡，其功不同，苗亦不同也。徐长卿之乱鬼督邮，其苗不同，其功同也。杜衡之乱细辛，则根苗功用皆仿佛，乃弥近而大乱也。不可不审。

根

【修治】〔敩曰〕凡采得粗杵，拌少蜜令遍，以瓷器盛，蒸三伏时，日干用。

【气味】**辛，温，无毒。**〔别录曰〕石下长卿：咸、平，有毒。〔普曰〕徐长卿一名石下长卿。神农、雷公：辛。〔时珍曰〕治鬼之药多有毒，当从别录。

【主治】**鬼物百精蛊毒，疫疾邪恶气，温疟。久服强悍轻身。**本经。**益气延年。**又曰：**石下长卿，主鬼疰精物邪恶气，杀百精蛊毒，老魅注易，亡走啼哭，悲伤恍惚。**别录。

【发明】〔时珍曰〕《抱朴子》言：上古辟瘟疫有徐长卿散，良效。今人不知用此。

白微（本经中品）

【释名】**薇草**别录、**白幕**别录、**春草**别录莏（音尾）、**骨美**〔时珍曰〕微，细也。其根细而白也。按《尔雅》：莏，春草也。微、莏音相近，则白微又莏音之转也。《别录》以莏为莽草之名，误矣。

【集解】〔《别录》曰〕白微生平原川谷，三月三日采根阴干。〔弘景曰〕近道处处有之。〔颂曰〕今陕西诸郡及舒、滁、润、辽州亦有之。茎叶俱青，颇类柳叶。六七月开红花，八月结实。其根黄白色，类牛膝而短小，今人八月采之。

白　微

根

【修治】〔斆曰〕凡采得，以糯米泔汁浸一宿，取出去髭，于槐砧上细锉，蒸之从申至巳，晒干用。〔时珍曰〕后人惟以酒洗用。

【气味】苦、咸，平，无毒。〔别录曰〕大寒。〔之才曰〕恶黄芪、大黄、大戟、干姜、大枣、干漆、山茱萸。

【主治】暴中风身热肢满，忽忽不知人，狂惑邪气，寒热酸疼，温疟洗洗，发作有时。本经。疗伤中淋露，下水气，利阴气，益精。久服利人。别录。惊邪风狂痓病，百邪鬼魅。弘景。风温灼热多眠，及热淋遗尿，金疮出血。时珍。

【发明】〔好古曰〕古方多用治妇人，以本草有疗伤中淋露之故也。〔时珍曰〕白微古人多用，后世罕能知之。按张仲景治妇人产中虚烦呕逆，安中益气，竹皮丸方中，用白微同桂枝一分，竹皮、石膏三分，甘草七分，枣肉为大丸，每以饮化一丸服。云有热者倍白微，则白微性寒，乃阳明经药也。徐之才《药对》言：白微恶大枣，而此方又以枣肉为丸，盖恐诸药寒凉伤脾胃尔。朱肱《活人书》治风温发汗后，身犹灼热，自汗身重多眠，鼻息必鼾，语言难出者，萎蕤汤中亦用之。孙真人《千金方》，有诏书发汗白微散焉。

白前

【释名】石蓝唐本、嗽药同上。〔时珍曰〕名义未详。

【集解】〔弘景曰〕白前出近道，根似细辛而大，色白不柔易折，气嗽方多用之。〔恭曰〕苗高尺许，其叶似柳，或似芫花，根长于细辛，白色。生州渚沙碛之上，不生近道。俗名石蓝，又名嗽药。今用蔓生者味苦，非真也。〔志曰〕根似白微、牛膝辈，二月、八月采，阴干用。〔嘉谟曰〕似牛膝，粗长坚直易断者，白前也。似牛膝，短小柔软能弯者，白薇也。近道俱有，形色颇同，以此别之，不致差误。

白　前

根

【修治】〔斆曰〕凡用，以生甘草水浸一伏时，漉出，去头须了，焙干收用。

【气味】甘，微温，无毒。〔权曰〕辛。〔恭曰〕微寒。

【主治】胸胁逆气，咳嗽上气，呼吸欲绝。别录。主一切气，肺气烦闷，贲豚肾气。大明。**降气下痰**。时珍。

【发明】〔宗奭曰〕白前能保定肺气，治嗽多用，以温药相佐使尤佳。〔时珍曰〕白前色白而味微辛甘，手太阴药也。长于降气，肺气壅实而有痰者宜之。若虚而长哽气者，不可用也。张仲景治嗽而脉浮，泽漆汤中亦用之。其方见《金匮要略》药多不录。

草犀（拾遗）

【释名】〔时珍曰〕其解毒之功如犀角，故曰草犀。

【集解】〔藏器曰〕草犀生衢、婺、洪、饶间。苗高二三尺，独茎，根如细辛。生水中者，名水犀。〔珣曰〕《广州记》云：生岭南及海中，独茎对叶而生，如灯台草，根若细辛。

根

【气味】辛，平，无毒。

【主治】解一切毒气，虎狼虫虺所伤，溪毒野蛊恶刺等毒，并宜烧研服之，临死者亦得活。李珣。天行疟瘴寒热，咳嗽痰壅，飞尸喉痹疮肿，小儿寒热丹毒，中恶注忤，痢血等病，煮汁服之。岭南及睦、婺间中毒者，以此及千金藤并解之。藏器。

钗子股（海药）

【校正】并入《拾遗》金钗股。

【释名】金钗股〔时珍曰〕石斛名金钗花，此草状似之，故名。

【集解】〔藏器曰〕金钗股生岭南及南海山谷，根如细辛，每茎三四十根。〔珣曰〕忠州、万州者亦佳，草茎功力相似。缘岭南多毒，家家贮之。〔时珍曰〕按《岭表录》云：广中多蛊毒，彼人以草药金钗股治之，十救八九，其状如石斛也。又忍冬藤解毒，亦号金钗股，与此同名云。

根

【气味】苦，平，无毒。

【主治】解毒痈疽神验，以水煎服。李珣。解诸药毒，煮汁服。亦生研，更烈，必大吐下。如无毒，亦吐去热痰。疟瘴天行，蛊毒喉痹。藏器。

吉利草（纲目）

【集解】〔时珍曰〕按嵇含《南方草木状》云：此草生交广，茎如金钗股，形类石斛，根类芍药。吴黄武中，江夏李俣徙合浦遇毒，其奴吉利偶得此草与服，遂解，而吉利即遁去。俣以此济人，不知其数也。又高凉郡产良耀草，叶如麻黄，花白似牛李，秋结子如小粟，煨食解毒，功亚于吉利草。始因梁耀得之，因以为名，转梁为良耳。

根

【气味】苦，平，无毒。

【主治】解蛊毒，极验。时珍。

百两金

【集解】〔颂曰〕百两金生戎州云安军，苗高二三尺，有干如水叶，似荔枝初生，背面俱青，结花实后背紫面青，凌冬不凋。初秋开花，青碧色。结实大如豆，生青熟赤。采根入药，槌去心。河中府出者，根如蔓菁，赤色，茎细，青色。四月开碎黄花，似星宿花，五月采根，长及一寸，晒干用。

根

【气味】苦，平，无毒。

【主治】壅热咽喉肿痛。含一寸咽津。又治风涎。苏颂。

朱砂根（纲目）

【集解】〔时珍曰〕朱砂根生深山中，今惟太和山人采之。苗高尺许，叶似冬青叶，背甚赤，夏月长茂。根大如箸，赤色，此与百两金仿佛。

根

【气味】苦，凉，无毒。

【主治】咽喉肿痹，磨水或醋咽之，甚良。时珍。

朱砂根

辟虺雷（唐本草）

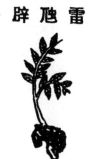

辟虺雷

【释名】辟蛇雷纲目。〔时珍曰〕此物辟蛇虺有威，故以雷名之。

【集解】〔恭曰〕辟虺雷状如粗块苍术，节中有眼。〔时珍曰〕今川中峨眉、鹤鸣诸山皆有之。根状如苍术，大者若拳。彼人以充方物，苗状当俟访问。

根

【气味】苦，大寒，无毒。

【主治】解百毒，消痰，法大热，头痛，辟瘟疫。唐本。治咽喉痛痹，解蛇虺毒。时珍。

锦地罗（纲目）

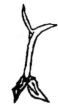

锦地罗

【集解】〔时珍曰〕锦地罗出广西庆远山岩间，镇安、归顺、柳州皆有之。根似草薢及栝楼根状。彼人颇重之。以充方物。

根

【气味】微苦，平，无毒。

【主治】山岚瘴毒疮毒，并中诸毒，以根研生酒服一钱匕，即解。时珍。

紫金牛

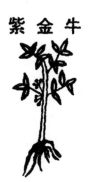

紫金牛

【集解】〔颂曰〕生福州。叶如茶叶，上绿下紫。结实圆，红色如丹朱。根微紫色，八月采根，去心暴干，颇似巴戟。

【气味】辛，平，无毒。

【主治】时疾膈气，去风痰。苏颂。解毒破血。时珍。

拳参

拳 参

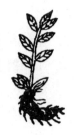

【集解】〔颂曰〕生淄州田野，叶如羊蹄，根似海虾，黑色，土人五月采之。

【主治】为末，淋渫肿气。苏颂。

铁线草

【集解】〔颂曰〕生饶州，三月采根阴干。〔时珍曰〕今俗呼篇蓄为铁线草，盖同名耳。

铁 线 草

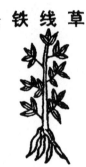

【气味】微苦，平，无毒。

【主治】疗风消肿毒，有效。苏颂

金丝草（纲目）

【集解】〔时珍曰〕金丝草出庆阳山谷，苗状当俟访问。

【气味】苦，寒，无毒。

【主治】吐血咳血，衄血下血，血崩瘴气，解诸药毒，疗痈疽疔肿恶疮，凉血散热。时珍

第十四卷　草部三目录

草之三（芳草类五十六种）

益智子开宝

荜茇开宝

蒟酱唐本

肉豆蔻唐本

补骨脂开宝　（即破故纸）

姜黄唐本

郁金唐本

蓬莪茂开宝

荆三棱开宝

莎草、香附子别录

瑞香纲目

茉莉纲目　素馨附

郁金香开宝

茅香开宝

白茅香拾遗

排草香纲目

迷迭香拾遗

藒车香拾遗

艾纳香开宝

兜纳香海药

线香纲目

藿香嘉祐

薰草、零陵香别录

兰草本经

泽兰本经

马兰日华

香薷别录

石香菜开宝

爵床本经

赤车使者唐本

假苏荆芥本经

薄荷唐本

积雪草本经

苏别录

荏别录（即白苏）

水苏本经（即鸡苏）

荠苧拾遗　石荠苧附

上附方旧八十一，新三百七十一。

第十四卷 草部三

草之三（芳草类五十六种）

当归（本经中品）

【释名】**乾归**本经、**山蕲**尔雅、**白蕲**尔雅、**文无**纲目。〔颂曰〕按《尔雅》：蘼，山蕲。又云：蘼，白蕲。蘼音百，蕲即古芹十字。郭璞注云：当归也，似芹而粗大。许慎说文云：生山中者名蘼，一名山蕲。然则当归，芹类也。在平地者名芹，生山中粗大者名当归也。〔宗奭曰〕今川蜀皆以畦种，尤肥好多脂，不以平地、山中为等差也。〔时珍曰〕当归本非芹类，特以花叶似芹，故得芹名。古人娶妻为嗣续也，当归调血为女人要药，有思夫之意，故有当归之名，正与唐诗"胡麻好种无人种，正是归时又不归"之旨相同。崔豹《古今注》云：古人相赠以芍药，相招以文无。文无一名当归，芍药一名将离故也。〔承曰〕当归治妊妇产后恶血上冲，仓卒取效。气血昏乱者，服之即定。能使气血各有所归，恐当归之名必因此出也。

【集解】〔《别录》曰〕当归生陇西川谷，二月、八月采根阴干。〔弘景曰〕今陇西四阳黑水当归，多肉少枝气香，名马尾当归，西川北部当归，多根枝而细。历阳所出者，色白而气味薄，不相似，呼为草当归，缺少时亦用之。〔恭曰〕今出当州、宕州、翼州、松州，以宕州者最胜。有二种：一种似大叶芎䓖者，名马尾当归，今人多用；一种似细叶芎䓖者，名蚕头当归，即陶称历阳者，不堪用，茎叶并卑下于芎䓖。

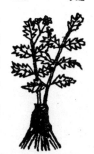

当 归

〔颂曰〕今川蜀、陕西诸郡及江宁府、滁州皆有之，以蜀中者为胜。春生苗，绿叶有三瓣。七八月开花似莳萝，浅紫色。根黑黄色，以肉厚而不枯者为胜。〔时珍曰〕今陕，蜀，秦州、汶州诸处人多栽莳为货。以秦归头圆尾多色紫气香肥润者，名马尾归，最胜他处；头大尾粗色白坚枯者，为镜头归，止宜入发散药尔。韩悉言川产者力刚而善攻，秦产者力柔而善补，是矣。

根

【修治】〔敩曰〕凡用去芦头，以酒浸一宿入药。止血破血，头尾效各不同。若要破血，即使头一节硬实处。若要止痛止血，即用尾。若一并用，服食无效，不如不使，惟单使妙也。〔元素曰〕头止血，尾破血，身和血，全用即一破一止也。先以水洗净土。治上酒浸，治外酒洗过，或火干、日干，入药。〔杲曰〕头止血而上行，身养血而中守，梢破血而下流，全活血而不走。〔时珍曰〕雷、张二氏所说头尾功效各异。凡物之根，身半已上，气脉上行，法乎天；身半已下，气脉下行，法乎地。人身法象天地，则治上当用头，治中当用身，治下当用尾，通治则全用，乃一定之理也。当以张氏之说为优。凡晒干乘热纸封瓮收之，不蛀。

【气味】**苦，温，无毒。**〔别录曰〕辛，大温。〔普曰〕神农、黄帝、桐君、扁鹊：甘，无毒。岐伯、雷公：辛，无毒。李当之：小温。〔杲曰〕甘，辛，温，无毒。气厚味薄，可升可降，阳中微阴，入手少阴、足太阴、厥阴经血分。〔之才曰〕恶䕡茹、湿面，畏菖蒲、海藻、牡蒙、生姜，制雄黄。

【主治】**咳逆上气，温疟寒热洗洗在皮肤中，妇人漏下绝子，诸恶疮疡金疮，煮汁饮之。**本经。**温中止痛，除客血内塞，中风痉汗不出，湿痹中恶，客气虚冷，补五脏，生肌肉。**别录。**止呕逆，虚劳寒热，下痢腹痛齿痛，女人沥血腰痛，崩中，补诸不足。**甄权。**治一切风，一切气，补一切劳，破恶血，养新血，及症癖，肠胃冷。**大明。**治头痛，心腹诸痛，润肠胃筋骨皮肤，治痈疽，排脓止痛，和血补血。**时珍。**主痿癖嗜卧，足下热而痛。冲脉为病，气逆里急。带脉为病，腹痛，腰溶溶如坐水中。**好古。

【发明】〔权曰〕患人虚冷者，加而用之。〔承曰〕世俗多谓惟能治血，而《金匮》《外台》《千金》诸方皆为人补不足、决取立效之药。古方用治妇人产后恶血上冲，取效无急于此。凡气血昏乱者，服之即定。可以补虚，备产后要药也。〔宗奭曰〕《药性论》补女子诸不足一说，尽当归之用矣。〔成无己曰〕脉者血之府，诸血皆属心。凡通脉者，必先补心益血。故张仲景治手足厥寒、脉细欲绝者，用当归之苦温以助心血。〔元素曰〕其用有三：一心经本药，二和血，三治诸病夜甚。凡血受病，必须用之。血壅而不流则痛，当归之甘温能和血，辛温能散内寒苦温能助心散寒，使气血各有所归。〔好古曰〕入手少阴，以其心生血也。入足太阴，以其脾裹血也。入足厥阴，以其肝藏血也。头能破血，身能养血，尾能行血。全用，同人参、黄芪，则补气而生血；同牵牛、大黄则行气而补血。

从桂、附、茱萸则热，从大黄、芒硝则寒。佐使分定，用者当知。酒蒸治头痛，诸痛皆属木，故以血药主之。〔机曰〕治头痛，酒煮服清，取其浮而上也。治心痛，酒调末服，取其浊而半沉半浮也。治小便出血，用酒煎服，取其沉入下极也。自有高低之分如此。王海藏言：当归血药，如何治胸中咳逆上气？按当归其味辛散，乃血中气药也。况咳逆上气，有阴虚阳无所附者，故用血药补阴，则血和而气降矣。〔韩悉曰〕当归主血分之病。川产力刚可攻，秦产力柔宜补。凡用，本病宜酒制，有痰以姜制，导血归源之理。血虚以人参、石脂为佐，血热以生地黄、条芩为佐，不绝生化之源。血积配以大黄。要之，血药不容舍当归。故古方四物汤以为君，芍药为臣，地黄为佐，芎䓖为使也。

芎䓖（音穷穹　本经上品）

【释名】胡䓖别录、**川芎**纲目、**香果**别录、**山鞠穷**纲目。〔时珍曰〕芎本作营，名义未详。或云：人头穹窿穷高，天之象也。此药上行，专治头脑诸疾，故有芎䓖之名。以胡戎者为佳，故曰胡䓖。古人因其根节状如马衔，谓之马衔芎䓖。后世因其状如雀脑，谓之雀脑芎。其出关中者，呼为京芎，亦曰西芎；出蜀中者，为川芎；出天台者，为台芎；出江南者，为抚芎，皆因地而名也。《左传》：楚人谓萧人曰：有麦曲乎？有山鞠穷乎？河鱼腹疾奈何？二物皆御湿，故以谕之。丹溪朱氏治六郁越鞠丸中用越桃、鞠穷，敌以命名。金《光明经》谓之阇莫迦。

【集解】〔《别录》曰〕芎䓖叶名蘼芜，生武功川谷、斜谷西岭，三月、四月采根暴干。〔普曰〕芎䓖或生胡无桃山阴，或泰山。叶细香，青黑文，赤如藁本，冬夏丛生，五月花赤，七月实黑，附端两叶。三月采根，有节如马衔。〔弘景曰〕武功、斜谷西岭，俱近长安。今出历阳，处处亦有，人家多种之。叶似蛇床而香，节大茎细，状如马衔，谓之马衔芎䓖。蜀中亦有而细。〔恭曰〕今出秦州，其历阳出者不复用。其人间种者，形块大，重实多脂。山中采者，瘦细。味苦，辛。以九月、十月采之为佳，若三月、四月虚恶非时也。〔颂曰〕关陕、川蜀、江东山中多有之，而以蜀川者为胜。四五月生叶，

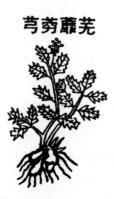
芎䓖蘼芜

似水芹、胡荽、蛇床辈，作丛而茎细。其叶倍香，江东、蜀人采叶作饮。七八月开碎白花，如蛇床子花。根坚瘦，黄黑色。关中出者形块重实，作雀脑状者为雀脑芎，最有力。〔时珍曰〕蜀地少寒，人多栽莳，深秋茎叶亦不萎也，清明后宿根生苗，分其枝横埋之，则节节生根。八月根下始结芎䓖，乃可掘取，蒸暴货之。《救荒本草》云：叶似芹而微细窄，有丫叉，又似白芷，叶亦细，又似胡荽叶而微壮，一种似蛇床叶而亦粗。嫩叶可炸食。〔宗奭曰〕凡用，以川中大块，里色白，不油，嚼之微辛甘者佳。他种不入药，

止可为末，煎汤沐浴而已。

根

【气味】辛，温，无毒。〔普曰〕神农、黄帝、岐伯、雷公：辛，无毒。扁鹊：酸，无毒。李当之；生温，熟寒。〔元素曰〕性温，味辛、苦，气厚味薄，浮而升，阳也。少阳本经引经药，入手、足厥阴气分。〔之才曰〕白芷为之使，畏黄连，伏雌黄。得细辛，疗金疮止痛。得牡蛎，疗头风吐逆。

【主治】**中风入脑头痛，寒痹筋挛缓急，金疮，妇人血闭无子。**本经。**除脑中冷动，面上游风去来，目泪出，多涕唾，忽忽如醉，诸寒冷气，心腹坚痛，中恶卒急肿痛，胁风痛，温中内寒。**别录。**腰脚软弱，半身不遂，胞衣不下。**甄权。**一切风，一切气，一切劳损，一切血。补五劳，壮筋骨，调众脉，破症结宿血，养新血，吐血鼻血溺血，脑痈发背，瘰疬瘿赘，痔瘘疮疥，长肉排脓，消瘀血。**大明。**搜肝气，补肝血，润肝燥，补风虚。**好古。**燥湿，止泻痢，行气开郁。**时珍。**蜜和大丸，夜服，治风痰殊效。**苏颂。**齿根出血，含之多瘥。**弘景。

【发明】〔宗奭曰〕今人用此最多，头面风不可缺也，然须以他药佐之。〔元素曰〕川芎上行头目，下行血海，故清神及四物汤皆用之。能散肝经之风，治少阳厥阴经头痛，及血虚头痛之圣药也。其用有四：为少阳引经，一也；诸经头痛，二也；助清阳之气，三也；去湿气在头，四也。〔杲曰〕头痛必用川芎。如不愈，加各引经药：太阳羌活，阳明白芷，少阳柴胡，太阴苍术，厥阴吴茱萸，少阴细辛，是也。〔震亨曰〕郁在中焦，须抚芎开提其气以开之，气升则郁自降。故抚芎总解诸郁，直达三焦，为通阴阳气血之使。〔时珍曰〕芎䓖，血中气药也。肝苦急，以辛补之，故血虚者宜之。辛以散之，故气郁者宜之。《左传》言：麦曲鞠穷御湿，治河鱼腹疾。予治湿泻每加二味，其应如响也。血痢已通而痛不止者，乃阴亏气郁，药中加芎为佐，气行血调，其病立止。此皆医学妙旨，圆机之士，始可语之。〔宗奭曰〕沈括《笔谈》云：一族子旧服芎䓖，医郑叔熊见之云：芎䓖不可久服，多令人暴死。后族子果无疾而卒。又朝士张子通之妻，病脑风，服芎䓖甚久，一旦暴亡。皆目见者。止皆单服既久，则走散真气。若使他药佐使，又不久服，中病便已，则焉能至此哉？〔虞抟曰〕骨蒸多汗，及气弱之人，不可久服。其性辛散，令真气走泄，而阴愈虚也。〔时珍曰〕五味入胃，各归其本脏。久服则增气偏胜，必有偏绝，故有暴夭之患。若药具五味，备四、气，君臣佐使配合得宜，岂有此害哉？如芎䓖，肝经药也。若单服既久，则辛喜归肺，肺气偏胜，金来贼木，肝必受邪，久则偏绝，岂不夭亡？故医者贵在格物也。

蘼芜（本经上品）

【释名】**薇芜**别录、**蕲茝**尔雅、**江蓠**别录。〔颂曰〕蕲茝，古芹芷字也。〔时珍曰〕蘼芜一作麋芜，其茎叶靡弱而繁芜，故以名之。当归名蕲，白芷名蓠。其叶似当归，其香似白芷，故有蕲、茝、江蓠之名。王逸云，蓠草生江中，故曰江蓠，是也。余见下。

【集解】〔别录曰〕芎䓖叶名蘼芜。又曰：蘼芜，一名江蓠，芎䓖苗也。生雍州川泽及冤句，四月、五月采叶暴干。〔弘景曰〕今出历阳，处处人家多种之。叶似蛇床而香，骚人借以为譬，方药稀用。〔恭曰〕此有二种：一种似芹叶，一种似蛇床。香气相似，用亦不殊。〔时珍曰〕别录言，蘼芜一名江蓠，芎䓖苗也。而司马相如子虚赋，称芎䓖菖蒲，江蓠蘼芜。上林赋云：被以江蓠，揉以蘼芜。似非一物，何耶？盖嫩苗未结根时，则为蘼芜；既结根后，乃为芎䓖。大叶似芹为江蓠，细叶似蛇床者为蘼芜。如此分别，自明白矣。淮南子云：乱人者，若芎䓖之与藁本，蛇床之与蘼芜。亦指细叶者言也。广志云：蘼芜香草，可藏衣中。管子云：五沃之土生蘼芜。郭璞赞云：蘼芜香草，乱之蛇床。不损其真，自裂为芳。又海中苔发，亦名江蓠，与此同名耳。

【气味】辛，温，无毒。

【主治】咳逆，定惊气，辟邪恶，除蛊毒鬼疰，去三虫，久服通神。本经。主身中老风，头中久风、风眩。别录。作饮，止泄泻。苏颂。

花

【主治】入面脂用。时珍。

蛇床（本经上品）

【释名】**蛇粟**本经、**蛇米**本经、**虺床**尔雅、**马床**广雅、**墙蘼**别录。又名思益、绳毒、枣棘。〔时珍曰〕蛇虺喜卧于下食其子，故有蛇床、蛇粟诸名。其叶似蘼芜，故曰墙蘼。《尔雅》云：盱，虺床也。

【集解】〔《别录》曰〕蛇床生临淄川谷及田野，五月采实阴干。〔弘景曰〕田野墟落甚多，花叶正似蘼芜。〔保升曰〕叶似小一口十芎䓖，花白，子如黍粒，黄白色。生下湿地，所在皆有，以扬州、襄州者为良。〔颂曰〕三肩生苗，高三二尺，叶青碎，作丛似蒿枝。每枝上有花头百余，结同一窠，似马芹类。四五月乃开白色，又似伞状。子黄褐色，如黍米，至轻虚。〔时珍曰〕其花如碎米攒簇，其子两片合成，似莳萝子而细，亦有细棱。凡花实似蛇床者，当归、芎䓖、水芹、藁本、胡萝卜是也。

子

【修治】〔敩曰〕凡使，须用浓蓝汁并百部草根自然汁，同浸一伏时，漉出日干。却用生地黄汁相拌蒸之，从巳至亥，取出日干用。〔大明曰〕凡服食，即挼去皮壳，取仁微炒杀毒，即不辣也。作汤洗浴，则生用之。

【气味】苦，平。无毒。〔《别录》曰〕辛、甘、无毒。〔权曰〕有小毒。〔之才曰〕恶牡丹、贝母、巴豆，伏硫黄。

【主治】男子阴痿湿痒，妇人阴中肿痛，除痹气，利关节，癫痫恶疮。久服轻身，好颜色。本经。温中下气，令妇人子脏热，男子阴强。久服令人有子。别录。治男子女人虚湿痹，毒风疼痛，去男子腰痛，浴男子阴，去风冷，大益阳事。甄权。暖丈夫阳气，女人阴气，治腰胯酸疼，四肢顽痹，缩小便，去阴汗湿癣齿痛，赤白带下，小儿惊痫，扑损瘀血，煎汤浴大风身痒。大明。

【发明】〔敩曰〕此药令人阳气盛数，号曰鬼考也。〔时珍曰〕蛇床乃右肾命门、少阳三焦气分之药，《神农》列之上品，不独辅助男子，而又有益妇人。世人舍此而求补药于远域，岂非贱目贵耳乎？

藁本 (本经中品)

【释名】藁茇纲目、鬼卿本经、鬼新本经、微茎别录。〔恭曰〕根上苗下似禾藁，故名藁本。本，根也。〔时珍曰〕古人香料用之，呼为藁本香。《山海经》名藁茇。

【集解】〔别录曰〕藁本生崇山山谷，正月、二月采根暴干，三十日成。〔弘景曰〕俗中皆用芎劳根须，其形气乃相类。而《桐君药录》说芎劳苗似藁本，论说花实皆不同，所生处又异。今东山别有本，形气甚相似，惟长大耳。〔恭曰〕藁本茎叶根味与芎劳小别。今出宕州者佳。〔颂曰〕今西川、河东州郡及兖州、杭州皆有之。叶似白芷香，又似芎劳，但芎劳似水芹而大。藁本叶细尔。五月有白花，七八月结子。根紫色。〔时珍曰〕江南深山中皆有之。根似芎劳而轻虚，味麻，不堪作饮也。

根

【气味】辛，温，无毒。〔别录曰〕微寒。〔权曰〕微温。〔元素曰〕气温，味苦、大辛，无毒。气厚味薄，升也，阳也。足太阳本经药。〔之才曰〕恶䕡茹，畏青葙子。

【主治】妇人疝瘕，阴中寒肿痛，腹中急，除风头痛，长肌肤，悦颜色。本经。辟雾露润泽，疗风邪嚲曳金疮，可

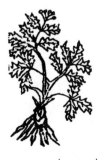

作沐药面脂。别录。治一百六十种恶风鬼疰，流入腰痛冷，能化小便，通血，去头风疒包。甄权。治皮肤疵𪖴，酒皶粉刺，㾴疾。大明。治太阳头痛、巅顶痛，大寒犯脑，痛连齿颊。元素。头面身体皮肤风湿。李杲。督脉为病，脊强而厥。好古。治痈疽，排脓内塞。时珍。

【发明】〔元素曰〕藁本乃太阳经风药，其气雄壮，寒气郁于本经，头痛必用之药。巅顶痛非此不能除。与木香同用，治雾露之清邪中于上焦。与白芷同作面脂。既治风，又治湿，亦各从其类也。〔时珍曰〕邵氏《闻见录》云：夏英公病泄，太医以虚治不效。霍翁曰：风客于胃也。饮以藁本汤而止。盖藁本能去风湿故耳。

实

【主治】风邪流入四肢。别录。

【附录】徐黄〔《别录》有名未用曰〕味辛，平，无毒。主心腹积瘕。茎，主恶疮。生泽中，大茎细叶，香如藁本。

蜘蛛香（纲目）

【集解】〔时珍曰〕蜘蛛香，出蜀西茂州松潘山中，草根也。黑色有粗须，状如蜘蛛及藁本、芎䓖，气味芳香，彼人亦重之。或云猫喜食之。

根

【气味】辛，温，无毒。

【主治】辟瘟疫，中恶邪精，鬼气尸疰。时珍。

蜘 蛛 香

白芷（本经上品）

【释名】白茝（音止，又昌海切）、芳香本经、泽芬别录、苻蓠别录䕀（许骄切）、莞（音官）、叶名蒚麻（音力）、药（音约）。〔时珍曰〕徐锴云：初生根干为芷，则白芷之义取乎此也。王安石《字说》云：茝香可以养鼻，又可养体，故茝字从臣。臣音怡，养也。许慎《说文》云：晋谓之𦬊，齐谓之茝，楚谓之蒚，又谓之药。生于下泽，芬芳与兰同德，故骚人以兰茝为咏，而本草有芳香、泽芬之名，古人谓之香白芷云。

【集解】〔《别录》曰〕白芷生河东川谷下泽，二月、八月采根暴干。〔弘景曰〕今处处有之，东间甚多。叶可合香。〔颂曰〕所在有之，吴地尤多。根长尺余，粗细不等，白色。枝干去地五寸以上。春生叶，相对婆娑，紫色，阔三指许。花白微黄。入伏后结子，立秋后苗枯。二月、八月采暴，以黄泽者为佳。〔敩曰〕凡采勿用四条一处生者，名丧公藤。又勿用马兰根。

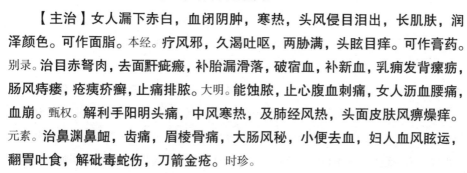

根

【修治】〔敩曰〕采得刮去土皮，细锉，以黄精片等分，同蒸一伏时，晒干去黄精用。〔时珍曰〕今人采根洗刮寸截，以石灰拌匀，晒收，为其易蛀，并欲色白也。入药微焙。

【气味】**辛，温，无毒。**〔元素曰〕气温，味苦、大辛，气味俱轻，阳也。手阳明引经本药，同升麻则通行手、足阳明经，亦入手太阴经。〔之才曰〕当归为之使，恶旋覆花，制雄黄、硫黄。

【主治】**女人漏下赤白，血闭阴肿，寒热，头风侵目泪出，长肌肤，润泽颜色。可作面脂。** 本经。**疗风邪，久渴吐呕，两胁满，头眩目痒。可作膏药。** 别录。**治目赤胬肉，去面皯疵瘢，补胎漏滑落，破宿血，补新血，乳痈发背瘰疬，肠风痔瘘，疮痍疥癣，止痛排脓。** 大明。**能蚀脓，止心腹血刺痛，女人沥血腰痛，血崩。** 甄权。**解利手阳明头痛，中风寒热，及肺经风热，头面皮肤风痹燥痒。** 元素。**治鼻渊鼻衄，齿痛，眉棱骨痛，大肠风秘，小便去血，妇人血风眩运，翻胃吐食，解砒毒蛇伤，刀箭金疮。** 时珍。

【发明】〔杲曰〕白芷疗风通用，其气芳香，能通九窍，表汗不可缺也。〔刘完素曰〕治正阳明头痛，热厥头痛，加而用之。〔好古曰〕同辛夷、细辛用治鼻病，人内托散用长肌肉，则入阳明可知矣。〔时珍曰〕白芷色白味辛，行手阳明庚金；性温气厚，行足阳明戊土；芳香上达，入手太阴肺经。肺者，庚之弟，戊之子也。故所主之病不离三经。如头目眉齿诸病，三经之风热也；如漏带痈疽诸病，三经之湿热也。风热者辛以散之，湿热者温以除之。为阳明主药，故又能治血病胎病，而排脓生肌止痛。按王璆百一选方云：王定国病风头痛，至都梁求明医杨介治之，连进三丸，即时病失。恳求其方，则用香白芷一味，洗晒为末，炼蜜丸弹子大。每嚼一丸，以茶清或荆芥汤化下。遂命名都梁丸。其药治头风眩运，女人胎前产后，伤风头痛，血风头痛，皆效。戴原礼要诀亦云：头痛挟热，项生磊块者，服之甚宜。又臞仙神隐书言：种白芷能辟蛇，则夷坚志所载治蝮蛇伤之方，亦制以所畏也。而本草不曾言及。〔宗奭曰〕药性论言白芷能蚀脓。今人用治带下，肠有败脓，淋露不已，腥秽殊甚，遂致脐腹冷痛，皆由败脓血所致，须此排脓。白芷一两，单叶红蜀葵根二两，白芍药、白枯矾各半两，为末，以蜡化丸梧子大。每空心及饭前，米饮下十丸或十五丸。俟脓尽，乃以他药补之。

叶

【主治】**作浴汤，去尸虫。** 别录。**浴丹毒瘾疹风瘙。** 时珍。

芍药（芍音杓　又音勺　本经中品）

【释名】**将离**纲目、**梨食**别录、**白术**别录、**余容**别录、**铤**别录、**白者名金芍药**图经、**赤者名木芍药**。〔时珍曰〕芍药，犹婥约也。婥约，美好貌。此草花容绰约，故以为名。罗愿尔雅翼言，制食之毒，莫良于勺，故得药名，亦通。郑风诗云：伊其相谑，赠之以芍药。《韩诗外传》云：勺药，离草也。董子云：勺药一名将离，故将别赠之。俗呼其花之千叶者为小牡丹，赤者为木芍药，与牡丹同名也。

【集解】〔《别录》曰〕芍药生中岳川谷及丘陵，二月、八月采根暴干。〔弘景曰〕今出白山、蒋山、茅山最好，白而长尺许。余处亦有而多赤，赤者小利。〔志曰〕此有赤白两种，其花亦有赤白二色。〔颂曰〕今处处有之，淮南者胜。春生红芽作丛，茎上三枝五叶，似牡丹而狭长，高一二尺。夏初开花，有红白紫数种，结子似牡丹子而小。秋时采根。崔豹《古今注》云：芍药有二种：有草芍药，木芍药。木者花大而色深，俗呼为牡丹，非矣。安期生服炼法：芍药有金芍药，色白多脂；木芍药，色紫瘦多脉。〔承曰〕《本经》芍药生丘陵。今世多用人家种植者，乃欲其花叶肥大，必加粪壤。每岁八九月取根分削，因利以为药。今淮南真阳尤多，根虽肥大而香味不佳，入药少效。〔时珍曰〕昔人言洛阳牡丹、扬州芍药甲天下。今药中所用，亦多取扬州者。十月生芽，至春乃长，三月开花。其品凡三十余种，有千叶、单叶、楼子之异。入药宜单叶之根，气味全厚。根之赤白，随花之色也。

根

【修治】〔敩曰〕凡采得，竹刀刮去皮并头土，锉细，以蜜水拌蒸，从巳至未，晒干用。〔时珍曰〕今人多生用，惟避中寒者以酒炒，人女人血药以醋炒耳。

【气味】**苦，平。无毒。**〔别录曰〕酸，微寒，有小毒。〔普曰〕《神农》：苦。桐君：甘，无毒。岐伯：咸。雷公：酸。李当之：小寒。〔元素曰〕性寒，味酸，气厚味薄，升而微降，阳中阴也。〔杲曰〕白芍药酸，平，有小毒，可升可降，阴也。〔好古曰〕味酸而苦，气薄味厚，阴也，降也，为手足太阴行经药，人肝脾血分。〔之才曰〕须丸为之使，恶石斛、芒硝，畏硝石、鳖甲、小蓟，反藜芦。〔禹锡曰〕别本须丸作雷丸。〔时珍〕同白术补脾，同芎䓖泻肝，同人参补气，同当归补血，以酒炒补阴，同甘草止腹痛，同黄连止泻痢，同防风发痘疹，同姜、枣温经散湿。

【主治】**邪气腹痛，除血痹，破坚积，寒热疝瘕，止痛，利小便，益气。**本经。**通顺血脉，缓中，散恶血，逐贼血。**

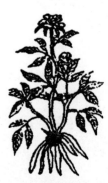

芍药

去水气,利膀胱大小肠,消痈肿,时行寒热,中恶腹痛腰痛。别录。治脏腑拥气,强五脏,补肾气,治时疾骨热,妇人血闭不通,能蚀脓。甄权。女人一切病,胎前产后诸疾,治风补劳,退热除烦益气,惊狂头痛,目赤明目,肠风泻血痔瘘,发背疮疥。大明。泻肝,安脾肺,收胃气,止泻利,固腠理,和血脉,收阴气,敛逆气。元素。理中气,治脾虚中满,心下痞,胁下痛,善噫,肺急胀逆喘咳,太阳鼽衄目涩,肝血不足,阳维病苦寒热,带脉病苦腹痛满,腰溶溶如坐水中。好古。止下痢腹痛后重。时珍。

【发明】〔恭曰〕赤者利小便下气,白者止痛散血。〔大明曰〕赤者补气,白者补血。〔弘景曰〕赤者小利,俗方以止痛不减当归。白者道家亦服食之,及煮石用。〔成无己曰〕白补而赤泻,白收而赤散。酸以收之,甘以缓之,故酸甘相合,用补阴血,逆气[1]而除肺燥。又云:芍药之酸,敛津液而益营血,收阴气而泄邪热。〔元素曰〕白补赤散,泻肝补脾胃。酒浸行经,上中部腹痛。与姜同用,温经散湿通塞,利腹中痛、胃气不通。白芍入脾经补中焦,乃下利必用之药,盖泻利皆太阴病,故不可缺此。得炙甘草为佐,治腹中痛。夏月少加黄芩,恶寒加桂,此仲景神方也。其用凡六:安脾经,一也;治腹痛,二也;收胃气,三也;止泻痢,四也;和血脉,五也;固腠理,六也。〔宗奭曰〕芍药须用单叶红花者为佳,然气虚寒人禁之。古人云:减芍药以避中寒。诚不可忽。〔震亨曰〕芍药泻脾火,性味酸寒,冬月必以酒炒。凡腹痛多是血脉凝涩,亦必酒炒用。然止能治血虚腹痛,余并不治。为其酸寒收敛,无温散之功也。下痢腹痛必炒用,后重者不炒。产后不可用者,以其酸寒伐生发之气也。必不得已,亦酒炒用之。〔时珍曰〕白芍药益脾,能于土中泻木。赤芍药散邪,能行血中之滞。《日华子》言:赤补气,白治血,欠审矣。产后肝血已虚,不可更泻,故禁之。酸寒之药多矣,何独避芍药耶?以此。〔颂曰〕张仲景治伤寒多用芍药,以其主寒热、利小便故也。〔杲曰〕或言古人以酸涩为收,《本经》何以言利小便?曰:芍药能益阴滋湿而停津液,故小便自行,非因通利也。曰:又言缓中何也?曰:损其肝者缓其中,即调血也,故四物汤用芍药。大抵酸涩者为收敛停湿之剂,故主手足太阴经收敛之体,又能治血海而入于九地之下,后至厥阴经。白者色在西方,故补;赤者色在南方,故泻。

牡丹(本经中品)

【释名】鼠姑本经、**鹿韭**本经、**百两金**唐本、**木芍药**纲目、**花王**〔时珍曰〕牡丹以色丹者为上,虽结子而根上生苗,故谓之牡丹。唐人谓之木芍药,以其花似芍药,而宿干似木也。群花品中,以牡丹第一,芍药第二,故世谓牡丹为花王,芍药为花相。欧阳

---

[1] 逆气:张本作"通气"。而成氏《注解伤寒论》卷三小青龙汤方中作"收逆气"。

修《花谱》所载，丹三十余种。其名或以地，或以人，或以色，或以异，详见本书。

【集解】〔《别录》曰〕牡丹生巴郡山谷及汉中，二月、八月采根阴干。〔弘景曰〕今东间亦有，色赤者为好。〔恭曰〕生汉中、剑南。苗似羊桃，夏生白花，秋实圆绿，冬实赤色，凌冬不凋。根似芍药，肉白皮丹。土人谓之百两金，长安谓之吴牡丹者，是真也。今俗用者异于此，别有臊气也。〔颂曰〕今出合州者佳，和州、宣州者并良。白者补，赤者利。〔大明曰〕此便是牡丹花根也。巴、蜀、渝、合州者上，海盐者次之。〔颂曰〕今丹、延、青、越、滁、和州山中皆有，但花有黄紫红白数色。此当是山牡丹，其茎梗枯燥，黑白色。

牡 丹

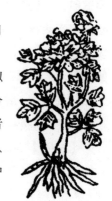

二月于梗上生苗叶，三月开花。其花叶与人家所种者相似，花瓣止五六叶尔。五月结子黑色，如鸡头子大。根黄白色，可长五七寸，大如笔管。近世人多贵重，欲其花之诡异，皆秋冬移接，培以壤土，至春盛开，其状百变。故其根性殊失本真，药中不可用此，绝无力也。〔宗奭曰〕牡丹花亦有绯者，深碧色者。惟山中单叶花红者，根皮入药为佳。市人或以枝梗皮充之，尤谬。〔时珍曰〕牡丹惟取红白单瓣者入药。其千叶异品，皆人巧所致，气味不纯、不可用。《花谱》载：丹州、延州以西及褒斜道中最多，与荆棘无异，土人取以为薪，其根入药尤妙。凡栽花者，根下着白敛末辟虫，穴中点硫黄杀蠹，以乌贼骨针其树必枯，此物性，亦不可不知也。

根皮

【修治】〔敩曰〕凡采得根日干，以铜刀劈破去骨，锉如大豆许，用清酒拌蒸，从巳至未，日干用。

【气味】辛，寒，无毒。〔《别录》曰〕苦，微寒。〔普曰〕神农、岐伯：辛。雷公、桐君[①]：苦，无毒。桐君：苦，有毒。〔好古曰〕气寒，味苦、辛，阴中微阳，入手厥阴、足少阴经。〔之才曰〕畏贝母、大黄、菟丝子。〔大明曰〕忌蒜、胡荽，伏砒。

【主治】寒热，中风瘛疭，惊痫邪气，除症坚瘀血留舍肠胃，安五脏，疗痈疮。本经。**除时气头痛，客热五劳，劳气头腰痛，风噤癫疾。**别录。**久服轻身益寿。**吴普。**治冷气，散诸痛，女子经脉不通，血沥腰痛。**甄权。**通关腠血脉，排脓，消扑损瘀血，续筋骨，除风痹，落胎下胞，产后一切冷热血气。**大明。**治神志不足，无汗之骨蒸，衄血吐血。**元素。**和血生血凉血，治血中伏火，除烦热。**时珍。

【发明】〔元素曰〕牡丹乃天地之精，为群花之首。叶为阳，发生也。花为阴，成实也。丹者赤色，火也。故能泻阴胞中之火。四物汤加之，治妇人骨蒸。又曰：牡丹皮人

---

① 桐君：《太平御览》九九二牡丹条引《吴氏本草》作"黄帝"。

手厥阴、足少阴，故治无汗之骨蒸；地骨皮入足少阴、手少阳，故治有汗之骨蒸。神不足者手少阴，志不足者足少阴，故仲景肾气丸用之，治神志不足也。又能治肠胃积血，及吐血、衄血必用之药，故犀角地黄汤用之。〔杲曰〕心虚，肠胃积热，心火炽甚，心气不足者，以牡丹皮为君。〔时珍曰〕牡丹皮治手、足少阴、厥阴四经血分伏火。盖伏火即阴火也，阴火即相火也。古方惟以此治相火，故仲景肾气丸用之。后人乃专以黄柏治相火，不知牡丹之功更胜也。此乃千载秘奥，人所不知，今为拈出。赤花者利，白花者补，人亦罕悟，宜分别之。

【附录】鼠姑〔别录曰〕味苦，平，无毒。主咳逆上气，寒热鼠瘘，恶疮邪气。一名𪐌，生丹水。〔弘景曰〕今人不识，而牡丹一名鼠姑，鼠妇亦名鼠姑，未知孰是？

木香（本经上品）

【释名】蜜香别录、**青木香**弘景、**五木香**图经、**南木香**纲目。〔时珍曰〕木香，草类也。本名蜜香。因其香气如蜜也。绿沉香中有蜜香，遂讹此为木香尔。昔人谓之青木香。后人因呼马兜铃根为青木香，乃呼此为南木香、广木香以别之，今人又呼一种蔷薇为木香，愈乱真矣。《三洞珠囊》云：五香者，即青木香也。一株五根，一茎五枝，一枝五叶，叶间五节，故名五香，烧之能上彻九天也。古方治痈疽有五香连翘汤，内用青木香。古乐府云，氍毹毾㲪五木香，皆指此也。〔颂曰〕《修养书》云：正月一日取五木煮汤以浴，令人至老须发黑。徐锴注云：道家谓青木香亦云五木，多以为浴是矣。金《光明经》谓之矩琵佗香。

【集解】〔《别录》曰〕木香生永昌山谷。〔弘景曰〕此即青木香也。永昌不复贡，今多从外国舶上来，乃云出大秦国。今皆以合香，不入药用。〔恭曰〕此有二种，当以昆仑来者为佳，西湖来者不善。叶似羊蹄而长大，花如菊花，结实黄黑，所在亦有之，功用极多。陶云不入药用，非也。〔权曰〕《南州异物志》云：青木香出天竺，是草根，状如甘草也。〔颂曰〕今惟广州舶上来，他无所出。根窠大类茄子，叶似羊蹄而长大，亦有如山药而根大开紫花者。不拘时月，采根芽为药。以其形如枯骨，味苦粘牙者为良。江淮间亦有此种，名土青木香，不堪药用。《蜀本草》言：孟昶苑中亦尝种之，云苗高三四尺，叶长八九寸，皱软而有毛，开黄花，恐亦是土木香种也。〔敩曰〕其香是芦蔓根条，左盘旋。采得二十九日，方硬如朽骨。其有芦头丁盖子色青者，是木香神也。〔宗奭曰〕常自岷州出塞，得青木香，持归西洛。叶如牛蒡，但狭长，茎高二三尺，花黄一如金钱，其根即香也。生嚼即辛香，尤行气。〔承曰〕木香多从外国来，陶说为是。苏颂《图经》所载广州者，乃是木类。又载滁州①、海州者，乃是马兜铃根。治疗冷热，殊不相似，皆误图耳。

---

① 州：原作"鬼"。张本作"洲"。《大观本草》、《政和本草》卷六木香条亦作"洲"，据改。

〔时珍曰〕木香，南方诸地皆有。《一统志》云：叶类丝瓜，冬月取根，晒干。

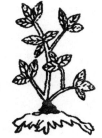

广州木香

根

【修治】〔时珍曰〕凡入理气药，只生用，不见火。若实大肠，宜面煨熟用。

【气味】辛，温，无毒。〔元素曰〕气热，味辛、苦，气味俱厚，沉而降，阴也。〔杲曰〕苦、甘、辛，微温，降也，阴也。〔好古曰〕辛、苦、热，味厚于气，阴中阳也。

【主治】邪气，辟毒疫温鬼，强志，主淋露。久服不梦寤魇寐。本经。消毒，杀鬼精物，温疟蛊毒，气劣气不足，肌中偏寒，引药之精。别录。治心腹一切气，膀胱冷痛，呕逆反胃，霍乱泄泻痢疾，健脾消食，安胎。大明。九种心痛，积年冷气，痃癖症块胀痛，壅气上冲，烦闷羸劣，女人血气刺心，痛不可忍，末酒服之。甄权。散滞气，调诸气，和胃气，泄肺气。元素。行肝经气。煨熟，实大肠。震亨。治冲脉为病，逆气里急，主脬渗小便秘。好古。

【发明】〔弘景曰〕青木香，大秦国人以疗毒肿、消恶气有验。今惟制蛀虫丸用之。常以煮汁沐浴大佳。〔宗奭曰〕木香专泄决胸腹间滞塞冷气，他则次之。得橘皮、肉豆蔻、生姜相佐使绝佳，效尤速。〔元素曰〕木香除肺中滞气。若治中下二焦气结滞，及不转运，须用槟榔为使。〔震亨曰〕调气用木香，其味辛，气能上升，如气郁不达者宜之。若阴火冲上者，则反助火邪，当用黄柏、知母，而少以木香佐之。〔好古曰〕《本草》云：主气劣，气不足，补也；通壅气，导一切气，破也。安胎，健脾胃，补也；除痃癖症块，破也。其不同如此。洁古张氏但言调气，不言补也。〔机曰〕与补药为佐则补，与泄药为君则泄也。〔时珍曰〕木香乃三焦气分之药，能升降诸气。诸气膹郁，皆属于肺，故上焦气滞用之者，乃金郁则泄之也。中气不运，皆属于脾，故中焦气滞宜之者，脾胃喜芳香也。大肠气滞则后重，膀胱气不化则癃淋，肝气郁则为痛，故下焦气滞者宜之，乃塞者通之也。〔权曰〕《隋书》言：樊子盖为武威太守，车驾入吐谷浑，子盖以彼多瘴气，献青木香以御雾露之邪。〔颂曰〕续传信方载张仲景青木香丸，主阳衰诸不足。用昆仑青木香、六路诃子皮各二十两，捣筛，糖和丸梧子大。每空腹酒下三十丸，日再，其效尤速。郑附马去沙糖用白蜜，加羚羊角十二两。用药不类古方，而云仲景，不知何从而得也？

甘松香（宋开宝）

【释名】苦弥哆（音扯）。〔时珍曰〕产于川西松州，其味甘，故名。金光明经谓之苦弥哆。

【集解】〔志曰〕广志云：甘松出姑臧、凉州诸山，细叶，引蔓丛生，可合诸香褁衣。〔颂曰〕今黔、蜀州郡及辽州亦有之。丛生山野，叶细如茅草，根极繁密，八月采之，作汤浴令人身香。

根

【气味】甘，温，无毒。〔好古曰〕平。

【主治】恶气，卒心腹痛满，下气。开宝。黑皮皯䵟，风疳齿䘌，野鸡痔。得白芷、附子良。藏器理元气，去气郁。好古。脚气膝浮，煎汤淋洗。时珍。

【发明】〔时珍曰〕甘松芳香能开脾郁，少加入脾胃药中，甚醒脾气。杜宝拾遗录云：寿禅师妙医术，作五香饮，更加别药，止渴兼补益最妙。一沉香饮，二丁香饮，三檀香饮，四泽兰饮，五甘松饮也。

山柰（纲目）

【释名】山辣纲目三柰　〔时珍曰〕山柰俗讹为三柰，又讹为三赖，皆土音也。或云：本名山辣，南人舌音呼山为三，呼辣如赖，故致谬误。其说甚通。

【集解】〔时珍曰〕山柰生广中，人家栽之。根叶皆如生姜，作樟木香气。土人食其根如食姜，切断暴干，则皮赤黄色，肉白色。古之所谓廉姜，恐其类也。段成式酉阳杂俎云：柰只出拂林国，长三四尺，很大如鸭卵，叶似蒜，中心抽条甚长，茎端有花六出，红白色，花心黄赤，不结子，其草冬生夏死。取花压油，涂身去风气。按此说颇似山柰，故附之。

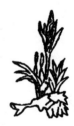

根

【气味】辛，温，无毒。

【主治】暖中，辟瘴疠恶气，治心腹冷气痛，寒湿霍乱，风虫牙痛。人合诸香用。时珍。

廉姜（拾遗）

【释名】姜汇纲目、蔟葰（音族绥）。

【集解】〔弘景曰〕杜若苗似廉姜。〔藏器曰〕廉姜似姜，生岭南、剑南，人多食之。〔时珍曰〕按异物志云：生沙石中，似姜，大如螺，气猛近于臭。

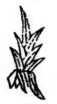

廉姜

南人以为菹，其法陈皮，以黑梅及盐汁渍之，乃成也。又郑樵云：廉姜
似山姜而根大。

【气味】辛，热，无毒。

【主治】胃中冷，吐水，不下食。藏器。温中下气，消食益智。
时珍。

杜若（本经上品）

【校正】并入图经外类山姜。

【释名】杜衡本经、杜莲别录、若芝别录、楚衡广雅、猼子姜猼音爪。药性论。
山姜别录云：一名白莲，一名白芩。〔颂曰〕此草一名杜衡，而草部中品自有杜衡条，
即尔雅所谓土卤者也。杜若，即广雅所谓楚衡者也。其类自别，古人多相杂引用。故九歌
云：采芳洲兮杜若。离骚云：杂杜衡与芳芷。王逸辈皆不分别，但云香草，故二名相混。
古方或用，今人罕使，故少有识者。

【集解】〔别录曰〕杜若生武陵川泽及冤句，二月、八月采根曝干。〔弘景曰〕今
处处有之。叶似姜而有文理，根似高良姜而细，味辛香。又绝似旋蕧①根，

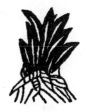

杜若

殆欲相乱，叶小异尔。楚辞云，山中人兮芳杜若，是矣。〔恭曰〕今江
湖多有之，生阴地，苗似廉姜，根似高良姜，全少辛味。陶云，似旋蕧
根者，即真杜若也。〔保升曰〕苗似山姜，花黄，子赤，大如棘子，中
似豆蔻。今出岭南、硖州者甚好。范子计然云：杜衡、杜若出南郡、汉中，
大者大善。〔颂曰〕卫州一种山姜，茎叶如姜，开紫花，不结子，八月
采根入药。〔时珍曰〕杜若人无识者，今楚地山中时有之。山人亦呼为
良姜，根似姜，味亦辛。甄权注豆蔻所谓猼子姜，苏颂图经外类所谓山姜，
皆此物也。或又以大者为高良姜，细者为杜若。唐时峡州贡之。

【修治】〔敩曰〕凡使勿用鸭喋草根，真相似，只是味效不同。凡采得根，以刀刮
去黄赤皮，细锉，用三重绢袋阴干。临使以蜜浸一夜，漉出用。

根

【气味】辛，微温，无毒。〔之才曰〕得辛夷、细辛良，恶柴胡、前胡。〔苏颂曰〕
山姜：辛，平，有小毒。

【主治】胸胁下逆气，温中，风入脑户，头肿痛，涕泪。久服益精明目轻

---

① 蕧：江西本作"覆"。

身，令人不忘。本经，**治眩倒目睋睋，止痛，除口臭气**。别录。山姜：去皮间风热，可作煠汤。又生暴冷，及胃中逆冷，霍乱腹痛。苏颂。

【发明】〔时珍曰〕杜若乃神农上品，治足少阴、太阳诸证要药，而世不知用，惜哉。

山姜（药性）

【释名】**美草** 〔弘景曰〕东人呼为山姜，南人呼为美草。〔时珍曰〕与杜若之山姜，名同物异也。

【集解】〔权曰〕山姜根及苗，并如姜而大，作樟本臭，南人食之。又有子姜，黄色而紧，辛辣，破血气殊强于此姜。〔颂曰〕山姜出九真交趾，今闽广皆有之。刘恂岭表录异云：茎叶皆姜也，但根不堪食。亦与豆蔻花相似，而微小尔。花生叶间，作穗如麦粒，嫩红色。南人取其未大开者，谓之含胎花，以盐水淹藏入甜糟中，经冬如琥珀色，辛香可爱，用为绘，无以加矣。又以盐杀治暴干者，煎汤服之，极除冷气，甚佳。〔时珍曰〕山姜生南方，叶似姜，花赤色甚辛，子似草豆蔻，根如杜若及高良姜。今人以其子伪充草豆蔻，然其气甚猛烈。

根

【气味】辛，甘热，无毒。

【主治】腹中冷痛，煮服甚效。作丸散服，辟谷止饥。弘景。去恶气，温中，中恶霍乱，心腹冷痛，功用如姜。甄权。

花及子

【气味】辛，温，无毒。

【主治】调中下气，破冷气作痛，止霍乱，消食，杀酒毒。大明。

高良姜

【校正】并入《开宝本草》红豆蔻

【释名】**蛮姜**纲目、**子名红豆蔻**〔时珍曰〕陶隐居言此姜始出高良郡，故得此名。按高良，即今高州也。汉为高凉县，吴改为郡。其山高而稍凉，因以为名，则高良当作高凉也。

【集解】〔时珍曰〕出高良郡，二月、三月采根。形气与杜若相似，而叶如山姜。

高良姜

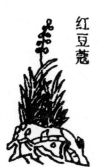

红豆蔻

〔恭曰〕出岭南者，形大虚软，生江左者细紧，亦不甚辛，其实一也① 今人呼细者为杜若，大者为高良姜，亦非也。〔颂曰〕今岭南诸州及黔、蜀皆有之，内郡虽有而不堪入药。春生茎叶如姜苗而大，高一二尺许。花红紫色，如山姜花。〔珣曰〕红豆蔻生南海诸谷，高良姜子也。其苗如芦，其叶如姜，花作穗，嫩叶卷之而生，微带红色。嫩者入盐，累累作朵不散落，须以朱槿花染令色深。善醒醉，解酒毒，无他要使也。〔时珍曰〕按范成大《桂海志》云：红豆蔻花丛生，叶瘦如碧芦，春末始发。初开花抽一干，有大箨包之，箨拆花见。一穗数十蕊，淡红鲜妍，如桃杏花色。蕊重则下垂如葡萄，又如火齐璎珞及剪彩鸾枝之状。每蕊有心两瓣，人比之连理也。其子亦似草豆蔻。

【修治】〔时珍曰〕高良姜、红豆蔻，并宜炒过入药。亦有以姜同吴茱萸、东壁土炒过入药用者。

根

【气味】辛，大温，无毒。〔志曰〕辛、苦，大热，无毒。〔张元素曰〕辛，热，纯阳，浮也。入足太阴、阳阴经。

【主治】暴冷，胃中冷逆，霍乱腹痛。别录。**下气益声，好颜色。煮饮服之，止痢。**藏器。**治风破气，腹内久冷气痛，去风冷痹弱。**甄权。**转筋泻痢，反胃，解酒毒，消宿食。**大明。**含块咽津，治忽然恶心，呕清水，逡巡即瘥。若口臭者，同草豆蔻为末，煎饮。**苏颂。**健脾胃，宽噎膈，破冷癖，除瘴疟。**时珍。

【发明】〔杨士瀛曰〕噫逆胃寒者，高良姜为要药。人参、茯苓佐之，为其温胃，解散胃中风邪也。〔时珍曰〕《十全方》言：心脾冷痛，用高良姜，细锉微炒为末，米饮服一钱，立止。太祖高皇帝御制周颠仙碑文，亦载其有验云。又秽迹佛有治心口痛方云：凡男女心口一点痛者，乃胃脘有滞或有虫也。多因怒及受寒而起，遂致终身。俗言心气痛者，非也。用高良姜以酒洗七次焙研，香附子以醋洗七次焙研，各记收之。病因寒得，用姜末二钱，附末一钱；因怒得，用附末二钱，姜末一钱；寒怒兼有，各一钱半，以米饮加入生姜汁一匙，盐一捻，服之立止。韩飞霞《医通》书亦称其功云。

红豆蔻开宝

【气味】辛，温，无毒。〔权曰〕苦、辛，多食令人舌粗，不思饮食。〔时珍曰〕辛热，阳也，浮也。入手、足太阴经。生生编云：最能动火伤目致衄，食料不宜用之。

---

① 也：原作"色"，张本作"也"，《政和本草》卷九高良姜条亦作"也"，据改。

【主治】肠虚水泻，心腹绞痛，霍乱呕吐酸水，解酒毒。藏器。冷气腹痛，消瘴雾毒气，去宿食，温腹肠，吐泻痢疾。甄权。治噎膈反胃，虚疟寒胀，燥湿散寒。时珍。

【发明】〔时珍曰〕红豆蔻李东垣脾胃药中常用之，亦取其辛热芳香，能醒脾温肺、散寒燥湿、消食之功尔。若脾肺素有伏火者，切不宜用。

豆蔻（别录上品）

【校正】自果部移入此。

【释名】草豆蔻开宝、漏蔻异①物志、草果郑樵《通志》〔宗奭曰〕豆蔻，草豆蔻也。此是对肉豆蔻而名。若作果，则味不和。前人编入果部，不知有何意义？花性热，淹至京师，味微苦不甚美，干则色淡紫。为能消酒毒，故为果尔。〔时珍曰〕按杨雄《方言》云：凡物盛多曰蔻。豆蔻之名，或取此义。豆象形也。《南方异物志》作漏蔻，盖南人字无正音也。今虽不专为果，犹入茶食料用，尚有草果之称焉。金《光明经》三十二品香药谓之苏乞迷罗细。

【集解】〔《别录》曰〕豆蔻生南海。〔恭曰〕苗似山姜，花黄白色，苗根及子亦似杜若。〔颂曰〕草豆蔻今岭南皆有之。苗似芦，其叶似山姜、杜若辈，根似高良姜。二月开花作穗房，生于茎下，嫩叶卷之而生，初如芙蓉花，微红，穗头深色。其叶渐广，花渐出，而色渐淡，亦有黄白色者。南人多采花以当果，尤贵其嫩者。并穗入盐同淹治，叠叠作朵不散。又以木槿花同浸，欲其色红尔。其结实若龙眼子而锐，皮无鳞甲，皮中子如石榴瓣，夏月熟时采之暴干。根苗微作樟木香，根茎子并辛香。〔珣曰〕豆蔻生交趾。其根似益智，皮壳小厚，核如石榴而辛香，叶如芄兰而小。三月采其叶，细破阴干用，叶近苦而有甘。〔时珍曰〕草豆②蔻、

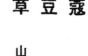

草豆蔻

山姜花

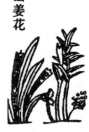

草果虽是一物，然微有不同。今建宁所产豆蔻，大如龙眼而形微长，其皮黄白薄而棱峭，其仁大如缩砂仁而辛香气和。滇广所产草果，长大如诃子，其皮黑厚而棱密，其子粗而辛臭，正如斑蝥之气，彼人皆用笔茶及作食料，恒用之物。广人取生草蔻入梅汁，盐渍令红，暴干荐酒，名红盐草果。其初结小者，名鹦哥舌。元朝饮膳，皆以草果为上供。南人复用一种火杨梅伪充草豆蔻，其形圆而粗，气味辛猛而不和，人亦多用之。或云即山姜实也，不可不辨。

---

① 异：原作"草"，据本段时珍："南方异物志作漏蔻"而改。

② 豆：原作"草"，据张本改。

【修治】〔敩曰〕凡使须去蒂，取向里子及皮，用茱萸同于鏊上缓炒，待茱萸微黄黑，即去茱萸，取草豆蔻皮及子杵用之。〔时珍曰〕今人惟以面裹煻火煨熟，去皮用之。

仁

【气味】辛，温，涩，无毒。〔好古曰〕大辛热，阳也，浮也。入足太阴、阳阴经。

【主治】温中一心腹痛，呕吐，去口臭气。别宝。下气，止霍乱，一切冷气，消酒毒。开宝。调中补胃，健脾消食，去客寒，心与胃痛。李杲。治瘴疠寒疟，伤暑吐下泄痢，噎膈反胃，痞满吐酸，痰饮积聚，妇人恶阻带下，除寒燥湿，开郁破气，杀鱼肉毒。制丹砂。时珍。

【发明】〔弘景曰〕豆蔻辛烈甚香，可常食之。其五和掺中物，皆宜久，豆蔻、廉姜、枸橼、甘蕉、麂目是也。〔宗奭曰〕草豆蔻气味极辛微香，性温而调散冷气甚速。虚弱不能饮食者，宜此与木瓜、乌梅、缩砂、益智、曲、甘草、生姜同用也。〔杲曰〕风寒客邪在胃口之上，当心作疼者，宜煨熟用之。〔震亨曰〕草豆蔻性温，能散滞气，消隔上痰。若明知身受寒邪，口食寒物，胃脘作疼，方可温散，用之如鼓应桴。或湿痰郁结成病者，亦效。若热郁者不可用，恐积温成热也。必用厄子之剂。〔时珍曰〕豆蔻治病，取其辛热浮散，能入太阴阳明，除寒燥湿，开郁化食之力而已。南地卑下，山岚烟瘴，饮啖酸咸，脾胃常多寒湿郁滞之病。故食料必用，与之相宜。然过多亦能助脾热伤肺损目。或云：与知母同用，治瘴疟寒热，取其一阴一阳无偏胜之害。盖草果治太阴独胜之寒，知母治阳明独胜之火也。

花

【气味】辛，热。无毒。

【主治】下气，止呕逆，除霍乱，调中补胃气，消酒毒。大明。

白豆蔻（宋开宝）

【释名】多骨。

【集解】〔藏器〕白豆蔻出伽古罗国，呼为多骨。其草形如芭蕉，叶似杜若，长八九尺而光滑，冬夏不凋，花浅黄色，子作朵如葡萄，初出微青，熟则变白，七月采之。〔颂曰〕今广州、宜州亦有之。不及番舶来者佳。〔时珍曰〕白豆蔻子圆大如白牵牛子，其壳白厚，其仁如缩砂仁，入药去皮炒用。

仁

【气味】辛，大温，无毒。〔好古曰〕大辛热，味薄气厚，轻清而升，阳也，浮也。入手太阴经。

【主治】积冷气，止吐逆反胃，消谷下气。开宝。散肺中滞气，宽膈进食，去白睛翳膜。李杲。补脾气，益脾胃，理元气，收脱气。好古。治噎膈，除疟疾寒热，解酒毒。时珍。

【发明】〔颂曰〕古方治胃冷，吃食即欲吐，及呕吐六物汤，皆用白豆蔻，大抵胃主冷，即相宜也。〔元素曰〕白豆蔻气味俱薄，其用有五：专入肺经本药，一也；散胸中滞气，二也；去感寒腹痛，三也；温暖脾胃，四也；治赤眼暴发，去太阳经目内大眦红筋，用少许，五也。〔时珍曰〕按杨士瀛云：白豆蔻治脾虚疟疾，呕吐寒热，能消能磨，流行三焦，营卫一转，诸证自平。

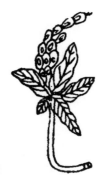

白豆蔻

缩砂蔤（宋开宝）

【释名】〔时珍曰〕名义未详。藕下白多蔤，取其密藏之意。此物实在根下。仁藏壳内，亦或此意欤。

【集解】〔珣曰〕缩砂蔤生西海及西戎，波斯诸国，多从安东道来。〔志曰〕生南地。草似廉姜，子形如白豆蔻，其皮紧厚而皱，黄赤色，八月采之。〔颂曰〕今惟岭南山泽间有之。苗茎似高良姜，高三四尺。叶青，长八九寸，阔半寸已来。三月、四月开花在根下，五六月成实，五七十枚作一穗，状似益智而圆，皮紧厚而皱，有粟纹，外有细刺，黄赤色。皮间细子一团，八隔，可四十余粒，如大黍米，外微黑色，内白而香，似白豆蔻仁。七月、八月采之，辛香可调食味，及蜜煎糖缠用。

仁

【气味】辛，温，涩，无毒。〔权曰〕辛、苦。〔藏器曰〕酸。〔珣曰〕辛、咸，平。得诃子、豆蔻、白芜荑、鳖甲良。〔好古曰〕辛，温，阳也，浮也。入手足太阴、阳明、太阳、足少阴七经。得白檀香、豆蔻为使，入肺；得人参、益智为使，入脾；得黄柏、茯苓为使，入肾；得赤白石脂为使，入大小肠也。

【主治】虚劳冷泻，宿食不消，赤白泄痢，腹中虚痛下气。开宝。主冷气痛，止休息气痢劳损，消化水谷，温暖肝肾。甄权。上气咳嗽，奔豚鬼疰，惊痫邪气。藏器。一切气，霍乱转筋。能起酒香味。大明。和中行气，止痛安胎。杨士瀛。治脾胃气结滞不散。元素。补肺醒脾，养胃益肾，理元气，通滞气。散寒饮胀痞，噎膈呕吐，止女子崩中，除咽喉口齿浮热，化铜铁骨哽。时珍。

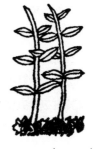

缩砂蔤

【发明】〔时珍曰〕按韩悉《医通》云：肾恶燥，以辛润之。缩砂仁之辛，以润肾燥。又云：缩砂属土，主醒脾调胃，引诸药归宿丹田。香而能窜，和合五脏冲和之气，如天地以土为冲和之气，故补肾药用同地黄丸蒸，取其达下之旨也。又化骨食草木药及方士炼三黄皆用之，不知其性何以能制此物也？

益智子（宋开宝）

【释名】〔时珍曰〕脾主智，此物能益脾胃故也，与龙眼名益智义同。按《苏轼记》云：海南产益智，花实皆长穗，而分为三节。观其上中下节，以候早中晚禾之丰凶。大丰则皆实，大凶皆不实，罕有三节并熟者。其为药只治水，而无益于智，其得此名，岂以其知岁耶？此亦一说也，终近穿凿。

【集解】〔藏器曰〕益智出昆仑国及交趾，今岭南州郡往往有之。顾微《广州记》云：其叶似襄荷，长丈余。其根上有小枝，高八九寸，无华萼。茎如竹箭，子从心出。一枝有十子丛生，大如小枣。其中核黑而皮白，核小者佳，含之洱涎秽。或四破去核，取外皮蜜煮为粽食，味辛。晋卢循遗刘裕益智粽，是此也。〔恭曰〕益智子似连翘子头未开者，苗味花根与豆无别，惟子小尔。〔时珍曰〕按嵇含《南方草木状》云：益智二月花，连着实，五六月熟。其子如笔头而两头尖，长七八分，杂五味中，饮酒芬芳，亦可盐曝及作粽食。观此则顾微言其无华者，误矣。今之益智子形如枣核，而皮及仁，皆似草豆蔻云。

仁

【气味】辛，温，无毒。

【主治】遗精虚漏，小便余沥，益气安神，补不足，利三焦，调诸气。夜多小便者，取二十四枚碎，入盐同煎服，有奇验。藏器。治客寒犯胃，和中益气，及人多唾。李杲。益脾胃，理元气，补肾虚滑沥。好古。冷气腹痛，及心气不足，梦泄赤浊，热伤心系，吐血血崩诸证。时珍。

【发明】〔刘完素曰〕益智辛热，能开发郁结，使气宣通。〔王好古曰〕益智本脾药，主君相二火。在集香丸则入肺，在四君子汤则入脾，在大凤髓丹则入肾，三藏互有子母相关之义。当于补药中兼用之。勿多服。〔时珍曰〕益智大辛，行阳退阴之药也。三焦、命门气弱者宜之。按杨士瀛《直指方》云：心者脾之母，进食不止于和脾，火能生土，当使心药入脾胃药中，庶几相得。故古人进食药中，多用益智，土中益火也。又按洪迈《夷坚志》云：秀川进士陆迎，忽得吐血不止，气蹶惊颤，狂躁直视，至深夜欲投户而出。如是两夕，遍用方药弗瘳。夜梦观音授一方，

益 智 子

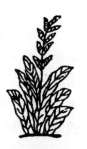

命但服一料，永除病根。梦觉记之，如方治药，其病果愈。其方：用益智子仁一两，生朱砂二钱，青橘皮五钱，麝香一钱，碾为细末。每服一钱，空心灯心汤调下。

荜茇（宋开宝）

【释名】荜拨 〔时珍曰〕荜拨当作荜茇，出《南方草木状》，番语也。陈藏器《本草》作毕勃，《扶南传》作逼拨，《大明会典》作荜茇。又段成式《西阳杂俎》云：摩伽陀国呼为荜拨梨，拂林国呼为阿梨诃陀。

【集解】〔恭曰〕荜拨生波斯国。丛生，茎叶似蒟酱，其子紧细，味辛烈于茹酱。胡人将来，入食味用也。〔藏器曰〕其根名毕勃茇，似柴胡而黑硬。〔颂曰〕今岭南特有之，多生竹林内。正月发苗作丛，高三四尺，其茎如箸。叶青圆如蕺菜，阔二三寸如桑，面光而厚。三月开花白色在表。七月结子如小指大，长二寸已来，青黑色，类椹子而长。九月收采，灰杀曝干。南人爱其辛香，或取叶生茹之。复有舶上来者，更辛香。〔时珍曰〕段成式言青州防风子可乱荜茇，盖亦不然，荜茇气味正如胡椒，其形长一二寸，防风子圆如胡荽子，大不相侔也。

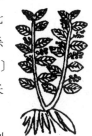

荜 茇

【修治】〔敩曰〕凡使，去挺用头，以醋浸一宿，焙干，以刀刮去皮粟子令净乃用，免伤人肺，令人上气。

【气味】辛，大温，无毒。〔时珍曰〕气热味辛，阳也，浮也。入手足阳明经。然辛热耗散，能动脾肺之火，多用令人目昏，食料尤不宜之。

【主治】温中下气，补腰脚，杀腥气，消食，除胃冷，阴疝痃癖。藏器。霍乱冷气，心痛血气。大明。水泻虚痢，呕逆醋心，产后泄痢，与阿魏和合良。得诃子、人参、桂心、干姜，治脏腑虚冷肠鸣泻痢，神效。李珣。治头痛鼻渊牙痛。时珍。

【发明】〔宗奭曰〕荜茇走肠胃，冷气呕吐心腹满痛者宜之。多服走泄真气，令人肠虚下重。〔颂曰〕按《唐太宗实录》云：贞观中，上以气痢久未瘥，服名医药不应，因诏访求其方。有卫士进黄牛乳煎荜茇方。御用有效。刘禹锡亦记其事云，后累试于虚冷者必效。〔时珍曰〕牛乳煎详见兽部牛乳下。荜茇为头痛鼻渊牙痛要药，取其辛热，能入阳明经散浮热也。

荜勃茇

【气味】辛，温，无毒。

【主治】五劳七伤，冷气呕逆，心腹胀满，食不消化，阴汗寒疝核肿，妇人内冷无子，治腰肾冷，除血气。藏器。

蒟酱（音矩蒟唐本草）

【释名】蒟子广志土荜茇食疗苗名扶恶士蒌藤①〔时珍曰〕按嵇含云：蒟子可以调食，故谓之酱，乃荜茇之类也。故孟诜食疗谓之土荜茇。其蔓叶名扶留藤，一作扶櫨，一作浮留，莫解其义。蒌则留字之讹也。

【集解】〔恭曰〕蒟酱生巴蜀中，蜀都赋所谓流味于番禺者，蔓生，叶似王瓜而厚大光泽，味辛香，实似桑椹，而皮黑肉白。西戎亦时将来，细而辛烈。交州、爱州人家多种之。蔓生，其子长大，苗名浮留藤。取叶合槟榔食之，辛而香也。〔颂曰〕今夔川、岭南皆有之。昔汉武帝使唐蒙晓谕南越。越王食蒙以蒟酱，曰：此出番禺城下。武帝感之，遂开牁牂、越巂也。刘渊林注《蜀都赋》云：蒟酱缘木而生。其子如桑椹，熟时正青，长二三寸。以蜜及盐藏而食之，辛香。与苏恭所说大同小异。盖渊林所云乃蜀产，苏恭所云乃海南者尔。今惟贵荜茇而不尚蒟酱，故鲜有用者。〔李珣曰〕《广州记》云：出波斯国，实状若桑根，紫褐色者为尚，黑者是老根不堪。然近多黑色，少见褐者。黔中亦有，形状滋味一般。〔时珍曰〕蒟酱，今两广、滇南及川南、渝、泸、威、茂、施诸州皆有之。其苗谓之蒌叶。蔓生依树，根大如箸。彼人食槟榔者，以此叶及蚌灰少许同嚼食之，云辟瘴病，去胸中恶气。故谚曰：槟榔浮留，可以忘忧。其花实即蒟子也。按嵇含《草木状》云：蒟酱即荜茇也。生于番国者大而紫，谓之荜茇；生于番禺者小而青，谓之蒟子。本草以蒟为蒌子，非矣。蒌子一名扶留，其草形全不相同。时珍窃谓蒟子蔓生，荜茇草生，虽同类而非一物，然其花实气味功用则一也。嵇氏以二物为一物，谓蒟子非扶留，盖不知扶留非一种也。刘歆期《交州记》云：扶留有三种：一名获扶留，其根香美；一名扶留，其藤味亦辛；一名南扶留，其叶青味辛是矣。今蜀人惟取蒌叶作酒曲，云香美。

【修治】〔敩曰〕凡采得后，以刀刮上粗皮，捣细。每五钱，用生姜自然汁五两拌之，蒸一日，曝干用。

根、叶、子

【气味】辛，温，无毒。〔时珍曰〕气热味辛，阳也，浮也。

【主治】下气温中，破痰。唐本。咳逆上气，心腹虫痛，胃弱虚泻，霍乱吐逆，解酒食味。李珣。散结气，心腹冷痛，消谷。孟诜。解瘴疠，去胸中恶邪气，温脾燥热。时珍。

蒟 酱
蒌 叶

---

① 扶恶士蒌藤：根据本节下文，当作"扶留藤、蒌叶"。

肉豆蔻（宋开宝）

【释名】肉果纲目、**迦拘勒** 〔宗奭曰〕肉豆蔻对草豆蔻为名，去壳只用肉。肉油色者佳，枯白瘦虚者劣。〔时珍曰〕花实皆似豆蔻而无核，故名。

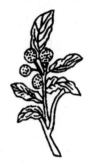

肉豆蔻

【集解】〔藏器曰〕肉豆蔻生胡国，胡名迦拘勒。大舶来即有，中国无之。其形圆小，皮紫紧薄，中肉辛辣。〔珣曰〕生昆仑，及大秦国。〔颂曰〕今岭南人家亦种之。春生苗、夏抽茎开花，结实似豆蔻，六月、七月采。〔时珍曰〕肉豆蔻花及实状虽似草豆蔻，而皮肉之颗则不同。颗外有皱纹，而内有斑缬纹，如槟榔纹。最易生蛀，惟烘干密封，则稍可留。

实

【修治】〔敩曰〕凡使，须以糯米粉熟汤搜裹豆蔻，于糖灰火中煨熟，去粉用。勿令犯铁。

【气味】辛，温，无毒。〔权曰〕苦、辛。〔好古曰〕入手足阳明经。

【主治】温中，消食止泄，治积冷心腹胀痛，霍乱中恶，鬼气冷疰，呕沫冷气，小儿乳霍。开宝。调中下气，开胃，解酒毒，消皮外络下气。大明。治宿食痰饮，止小儿吐逆，不下乳，腹痛。甄权。主心腹虫痛，脾胃虚冷，气并冷热，虚泄赤白痢，研末粥饮服之。李珣。暖脾胃，固大肠。时珍。

【发明】〔《大明》曰〕肉豆蔻调中下气，消皮外络下气，味珍，力更殊。〔宗奭曰〕亦善下气，多服则泄气，得中则和平其气。〔震亨曰〕属金与土，为丸温中补脾。《日华子》称其下气，以脾得补而善运化，气自下也。非若陈皮、香附之驶泄。寇氏不详其实，遂以为不可服也。〔机曰〕痢疾用此涩肠，为伤乳泄泻之要药。〔时珍曰〕土爱暖而喜芳香，故肉豆蔻之辛温，理脾胃而治吐利。

补骨脂（宋开宝）

【释名】**破故纸**开宝、**婆固脂**药性论、**胡韭子**日华。〔时珍曰〕补骨脂言其功也，胡人呼为婆固脂，而俗讹为破故纸也。胡韭子，因其子之状相似，非胡地之韭子也。

【集解】〔志曰〕补骨脂生岭南诸州及波斯国。〔颂曰〕今岭外山坂间多有之，四川合州亦有，皆不及番舶者佳。茎高三四尺，叶小似薄荷，花微紫色，实如麻子，圆扁而黑，九月采。〔大明曰〕徐表南州记云，是胡韭子也。南番者色赤，广南者色绿，入药微炒用。

子

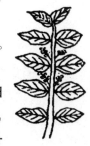

【修治】〔敦曰〕此性燥毒，须用酒浸一宿，漉出，以东流水浸三日夜，蒸之，从巳至申，日干用。一法：以盐同炒过，曝干用。

【气味】辛，大温，无毒。〔权曰〕苦、辛。〔珣曰〕恶甘草。〔时珍曰〕忌芸薹及诸血，得胡桃、胡麻良。

【主治】五劳七伤，风虚冷，骨髓伤败，肾冷精流，及妇人血气堕胎。开宝。**男子腰疼，膝冷囊湿，逐诸冷痹顽，止小便，腹中冷。**甄权。**兴阳事，明耳目。**大明。**治肾泄，通命门，暖丹田，敛精神。**时珍。

【发明】〔颂曰〕破故纸今人多以胡桃合服，此法出于唐郑相国。《自叙》云：予为南海节度，年七十有五。越地卑湿，伤于内外，众疾俱作，阳气衰绝，服乳石补药，百端不应。元和七年，有诃陵国舶主李摩诃，知予病状，遂传此方并药。予初疑而未服。摩诃稽首固请，遂服之。经七八日而觉应验。自尔常服，其功神效。十年二月，罢郡归京，录方传之。用破故纸十两，净择去皮，洗过曝，捣筛令细。胡桃瓤二十两，汤浸去皮，细研如泥。更以好蜜和，令如饴糖，瓷器盛之。旦日以暖酒二合，调药一匙服之，便以饭压。如不饮酒人，以暖热水调之。弥久则延年益气，悦心明目，补添筋骨。但禁芸苔、羊血，余无所忌。此物本自外番随海舶而来，非中华所有。番人呼为补骨脂，语讹为破故纸也。王绍颜《续传信》方，载其事颇详，故录之。〔时珍曰〕此方亦可作丸，温酒服之。按白飞霞《方外奇方》云：破故纸属火，收敛神明，能使心包之火与命门之火相通，故元阳坚固，骨髓充实，涩以治脱也。胡桃属木，润燥养血，血属阴，恶燥，故油以润之，佐破故纸，有木火相生之妙。故语云：破故纸无胡桃，犹水母之无虾也。又破故纸恶甘草，而瑞竹堂方青娥丸内加之，何也？岂甘草能调和百药，恶而不恶耶？又许叔微学士《本事方》云：孙真人言补肾不若补脾，予曰补脾不若补肾。肾气虚弱，则阳气衰劣，不能熏蒸脾胃。脾胃气寒，令人胸膈痞塞，不进饮食，迟于运化，或腹胁虚胀，或呕吐痰涎，或肠鸣泄泻。譬如鼎釜中之物，无火力，虽终日不熟，何能消化？济生二神丸，治脾胃虚寒泄泻，用破故纸补肾，肉豆蔻补脾。二药虽兼补，但无斡旋。往往常加木香以顺其气，使之斡旋，空虚仓廪。仓廪空虚，则受物矣。屡用见效，不可不知。

姜黄（唐本草）

【释名】莶（音述）、宝鼎香纲目。

【集解】〔恭曰〕姜黄根叶都似郁金。其花春生于根，与苗并出，入夏花烂无子。根有黄、青、白三色。其作之方法，与郁金同。西戎人谓之莶。其味辛少苦多，亦与郁金同，惟花生异耳。〔藏器曰〕姜黄真者，是经种三年以上老姜，能生花。花在根际，一如蘘荷。根节坚硬，气味辛辣。种姜处有之，终是难得。西番亦有来者。与郁金、荗药相似。如苏恭所说，即是荗药而非姜黄。又言姜黄是荗，郁金是胡荗。如此则三物无别，递相连名，总称为荗，则功状当不殊。而今郁金味苦寒，色赤，主马热病；姜黄味辛温，色黄；荗味苦色青。三物不同，所用各别。〔大明曰〕海南生者，即蓬莪茂；江南生者，即为姜黄。〔颂曰〕姜黄今江、广、蜀川多有之。叶青绿，长一二尺许，阔三四寸，有斜文如红蕉叶而小。花红白色，至中秋渐凋。春末方生，其花先生，次方生叶，不结实。根盘屈黄色，类生姜而圆，有节。八月采根，片切暴干。蜀人以治气胀，及产后败血攻心，甚验。蛮人生啖，云可以祛邪辟恶。按郁金、姜黄、荗药三物相近，苏恭不能分别，乃为一物。陈藏器以色味分别三物，又言姜黄是三年老姜所生。近年，汴都多种姜，往往有姜黄生卖，乃是老姜。市人买啖，云治气为最。大方亦时用之。又有廉姜，亦是其类，而自是一物。〔时珍曰〕近时以扁如干姜形者，为片子姜黄；圆如蝉腹形者，为蝉肚郁金，并可浸水染色。形虽似郁金，而色不黄也。

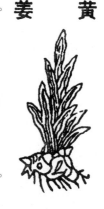

根

【气味】辛、苦，大寒，无毒。〔藏器曰〕辛少苦多，性热不冷。云大寒，误矣。

【主治】心腹结积疰忤，下气破血，除风热，消痈肿，功力烈于郁金。唐本。治癥瘕血块，通月经，治扑损瘀血，止暴风痛冷气，下食。大明。祛邪辟恶，治气胀，产后败血攻心。苏颂。治风痹臂痛。时珍。

【发明】〔时珍曰〕姜黄、郁金、荗药三物，形状功用皆相近。但郁金入心治血；而姜黄兼入脾，兼治气；荗药则入肝，兼治气中之血，为不同尔。古方五痹汤用片子姜黄，治风寒湿气手臂痛。戴原礼要诀云：片子姜黄能入手臂治痛。其兼理血中之气可知。

郁金（唐本草）

【释名】马荗 〔震亨曰〕郁金无香而性轻扬，能致达酒气于高远。古人用治郁遏不能升者，恐命名因此也。〔时珍曰〕酒和郁鬯，昔人言是大秦国所产郁金花香，惟郑樵《通志》言即是此郁金。其大秦三代时未通中国，安得有此草？罗愿《尔雅》亦云是此根，和酒令黄如金，故谓之黄流。其说并通。此根形状皆似莪茂，而医马病，故名马荗。

【集解】〔恭曰〕郁金生蜀地及西戎，苗似姜黄，花白质红，末秋出茎心而无实。其根黄赤，取四畔子根去皮火干，马药用之，破血而补，胡人谓之马荗。岭南者有实似小豆蔻，不堪啖。〔颂曰〕今广南、江西州郡亦有之，然不及蜀中者佳。四月初生苗似姜，如苏恭所说。〔宗奭曰〕郁金不香。今人将染妇人衣最鲜明，而不耐日炙，微有郁金之气。〔时珍曰〕郁金有二：郁金香是用花，见本条；此是用根者。其苗如姜，其根大小如指头，长者寸许，体圆有横纹如蝉腹状，外黄内赤。人以浸水染色，亦微有香气。

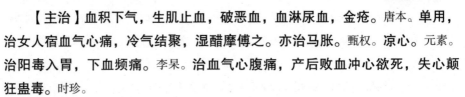

根

【气味】辛、苦、寒，无毒。〔元素曰〕气味俱厚，纯阴。〔独孤及[①]曰〕灰可结砂子。

【主治】**血积下气，生肌止血，破恶血，血淋尿血，金疮。**唐本。**单用，治女人宿血气心痛，冷气结聚，湿醋摩傅之。亦治马胀。**甄权。**凉心。**元素。**治阳毒入胃，下血频痛。**李杲。**治血气心腹痛，产后败血冲心欲死，失心颠狂蛊毒。**时珍。

【发明】〔震亨曰〕郁金属，属土与水，其性轻扬上行，治吐血衄血，唾血血腥，及经脉逆行，并宜郁金末加韭汁、姜汁、童尿同服，其血自清。痰中带血者，加竹沥。又鼻血上行者，郁金、韭汁加四物汤服之。〔时珍曰〕郁金入心及包络，治血病。《经验方》治失心颠狂，用真郁金七两，明矾三两，为末，薄糊丸梧子大，每服五十丸，白汤下。有妇人颠狂十年，至人授此。初服心脑间有物脱去，神气洒然，再服而苏。此惊忧痰血络聚心窍所致。郁金入心去恶血，明矾化顽痰故也。庞安常《伤寒论》云：斑豆始有白泡，忽搐入腹，渐作紫黑色，无脓，日夜叫乱者：郁金一枚，甘草二钱半，水半碗煮干，去甘草，切片焙研为末，入真脑子炒半钱。每用一钱，以生猪血五七滴，新汲水调下。不过二服，甚者毒气从手足心出，如痈状乃瘥，此乃五死一生之候也。又范石湖《文集》云：岭南有桃生之害。于饮食中行厌胜法，鱼肉能反生于人腹中，而人以死，则阴役其家。初得觉胸腹痛，次日刺人，十日则生在腹中也。凡胸膈痛，即用升麻或胆矾吐之。若膈下痛，急以米汤调郁金末二钱服，即泻出恶物。或合升麻、郁金服之，不吐则下。李巽岩侍郎为雷州推官，鞫狱得此方，活人甚多也。

蓬莪茂（音述 宋开宝）

【释名】蒁药。

【集解】〔志曰〕蓬莪茂生西戎及广南诸州。叶似蘘荷，子似干椹，茂在根下并生，

---

① 及：疑为"滔"之误。

一好一恶，恶者有毒。西人取之，先放羊食，羊不食者弃之。〔藏器曰〕一名蓬莪茂黑色；二名蒁，黄色；三名波杀，味甘有大毒。〔大明曰〕即南中姜黄根也。海南生者名蓬莪茂。〔颂曰〕今江浙或有之。三月生苗，在田野中，其茎如钱大，高二三尺。叶青白色，长一二尺，大五寸以来，颇类蘘荷。五月有花作穗，黄色，头微紫。根如生姜，而蒁在根下，似鸡鸭卵，大小不常。九月采，削去粗皮，蒸熟暴干用。

蓬莪茂

根

【修治】〔敩曰〕凡使，于砂盆中以醋磨令尽，然后于火畔炒干，重筛过用。〔颂曰〕此物极坚硬，难捣治，用时热灰火中煨令透，乘热捣之，即碎如粉。〔时珍曰〕今人多以醋炒或煮熟入药，取其引入血分也。

【气味】苦、辛，温，无毒。〔大明曰〕得酒醋良。

【主治】心腹痛，中恶疰忤鬼气，霍乱冷气，吐酸水，解毒，食饮不消，酒研服之。又疗妇人血气结积，丈夫奔豚。开宝。破痃癖冷气，以酒醋磨服。甄权。治一切气，开胃消食。通月经，消瘀血，止扑损痛下血，及内损恶血。大明。通肝经聚血。好古。

【发明】〔颂曰〕蓬莪茂，古方不见用者。今医家治积聚诸气，为最要之药。与荆三棱同用之良，妇人药中亦多使。〔好古曰〕蓬莪色黑，破气中之血，入气药发诸香。虽为泄剂，亦能益气，故孙尚药用治气短不能接续，及大小七香丸、集香丸、诸汤散多用此也。又为肝经血分药。〔时珍曰〕郁金入心，专治血分之病；姜黄入脾，兼治血中之气；蒁入肝，治气中之血，稍为不同。按王执中《资生经》云：执中久患心脾疼，服醒脾药反胀。用耆域所载蓬莪蒁，面裹炮熟研末，以水与酒醋煎服，立愈。盖此药能破气中之血也。

荆三棱（宋开宝）

【校正】并入开宝草三棱。

【释名】京三棱开宝、草三棱开宝、鸣爪三棱开宝、黑三棱图经、石三棱〔颂曰〕三棱，叶有三棱也。生荆楚地，故名荆三棱，以著其地，《开宝本草》作京者误矣。又出草三棱条云即鸡爪三棱，生蜀地，二月、八月采之。其实一类，随形命名尔，故并见之。

京三棱

【集解】〔藏器曰〕三棱总有三四种。京三棱，黄色体重，状若鲫鱼而小。又有黑三棱，状如乌梅而稍大，体轻有须，相连蔓延，作漆色，蜀人以织为器，一名蓂者，是也。疗体并同。〔颂曰〕京三棱旧不著所

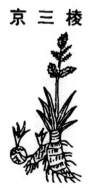

石三棱

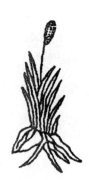

出地土，今荆襄、江淮、济南、河陕间皆有之。多生浅水旁及陂泽中。春生苗，叶似莎草，极长，高三四尺。又似荄蒲叶而有三棱。五六月抽茎，高四五尺，大如人指，有三棱如削成。茎端开花，大体皆如莎草而大，黄紫色。苗下即魁，初生成块如附子大，或有扁者。其旁有根横贯，一根则连数魁，魁上亦出苗。其魁皆扁长，如小鲫鱼，体重者，三棱也。其根末将尽一魁，未发苗，小圆如乌梅者，黑三棱也。又根之端钩曲如爪者，鸡爪三棱也。皆皮黑肌白而至轻。或云：不出苗只生细根者，谓之鸡爪三棱。又不生细根者，谓之黑三棱，大小不常，其色黑，去皮即白。三者本一种，但力有刚柔，各适其用。因其形为名，如乌头、乌喙、云母、云苗之类，本非两物也。今人乃妄以凫茈、香附子为之。又河中府有石三棱，根黄白色，形如钗股，叶绿如蒲，苗高及尺，亦有三棱，四月开花，白色如蓼荭花，五月采根，亦消积气。今举世所用三棱，皆淮南红蒲根也，泰州尤多。其体至坚重，刻削鱼形，叶扁形圆，不复有三棱，不知何缘命名为三棱也？虽太医亦不以为谬。流习既久，用根者不识其苗，采药者莫究其用，因缘差失，不复辨别。今三棱皆独旁引下根，无直下根，其形大体多如鲫鱼。〔时珍曰〕三棱多生荒废陂池湿地。春时丛生，夏秋抽高茎，茎端复生数叶，开花六七枝，花皆细碎成穗，黄紫色，中有细子。其叶茎花实俱有三棱，并与香附苗叶花实一样，但长大尔。其茎光滑三棱，如棕之叶茎。茎中有白穰，剖之织物，柔韧如藤。吕忱《字林》云：荄草生水中，根可缘器。即此草茎，非根也。抱朴子言蓑根化蝉，亦是此草。其根多黄黑须，削去须皮，乃如鲫状，非本根似鲫也。

根

【修治】〔元素曰〕入用须炮熟。〔时珍曰〕消积须用醋浸一日，炒或煮熟焙干，入药乃良。

【气味】苦，平，无毒。〔藏器曰〕甘，平，温。〔大明曰〕甘、涩，凉。〔元素曰〕苦、甘、无毒，阴中之阳。能泻真气，真气虚者勿用。

【主治】老癖症瘕，积聚结块，产后恶血血结，通月水，堕胎，止痛利气。 开宝。**治气胀，破积气，消扑损瘀血，妇人血脉不调，心腹痛，产后腹痛血运。** 大明。**心膈痛，饮食不消。** 元素。**通肝经积血，治疮肿坚硬。** 好古。**下乳汁。** 时珍。

【发明】〔好古曰〕三棱色白属金，破血中之气，肝经血分药也。三棱、莪茂治积块疮硬者，乃坚者削之也。〔志曰〕俗传昔人患症癖死，遗言令开腹取之。得病块，干硬如石，文理有五色。以为异物，削成刀柄。后因以刀刈三棱，柄消成水，乃知此药可疗症癖也。〔时珍曰〕三棱能破气散结，故能治诸病。其功可近于香附而力峻，故难久服。按戴原礼《证治要诀》云：有人病症癖腹胀，用三棱、莪茂，以酒煨煎服之，下一黑物如鱼而愈也。

莎草、香附子

【释名】**雀头香**唐本、**草附子**图经、**水香棱**图经、**水巴戟**图经、**水莎**图经、**侯莎**尔雅、**莎结**图经、**夫须**别录、**续根草**图经、**地藟根**纲目、**地毛**广雅。〔时珍曰〕《别录》止云莎草，不言用苗用根。后世皆用其根，名香附子，而不知莎草之名也。其草可为笠及雨衣。疏而不沾，故字从草从沙。亦作蓑字，因其为衣垂矮，如孝子蓑衣之状，故又从衰也。《尔雅》云：薃（音浩）侯，莎，其实缇是也。又云，薹，夫须也。笠乃笠名，贱夫所须也。其根相附连续而生，可以合香，故谓之香附子。上古谓之雀头香。按《江表传》云：魏文帝遣使于吴求雀头香，即此。其叶似三棱及巴戟，而生下湿地，故有水三棱、水巴戟之名。俗人呼为雷公头。金《光明经》谓之月萃哆。记事珠谓之抱灵居士。

【集解】〔《别录》曰〕莎草生田野，二月、八月采。〔弘景曰〕方药不复用，古人为诗多用之，而无识者。乃有鼠莎，疗体异此。〔恭曰〕此草根名香附子，一名雀头香，所在有之，茎叶都似三棱，合和香用之。〔颂曰〕今处处有之。苗叶如薤而瘦，根如箸头大。谨按唐玄宗天宝《单方图》，载水香棱功状与此相类。云水香棱原

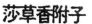

生博平郡池泽中，苗名香棱，根名莎结，亦名草附子。河南及淮南下湿地即有，名水莎。陇西谓之地藟根。蜀郡名续根草，亦名水巴戟。今涪都最饶，名三棱草。用茎作鞋履，所在皆有。采苗及花与根疗病。〔宗奭曰〕香附子今人多用。虽生于莎草根，然根上或有或无。有薄皱皮，紫黑色，非多毛也。刮去皮则色白。若便以根为之，则误矣。〔时珍曰〕莎叶如老韭叶而硬，光泽有剑脊棱。五、六月中抽一茎，三棱中空，茎端复出数叶。开青花成穗如黍，中有细子。其根有须，须下结子一二枚，转相延生，子上有细黑毛，大者如羊枣而两头尖。采得燎去毛，暴干货之。此乃近时日用要药。而陶氏不识，诸注亦略，乃知古今药物兴废不同。如此则本草诸药，亦不可以今之不识，便废弃不收，安知异时不为要药如香附者乎？

根

【修治】〔敩曰〕凡采得阴干，于石臼中捣之，切忌铁器。〔时珍曰〕凡采得连苗①暴干，以火燎去苗及毛。用时以水洗净，石上磨去皮，用童子小便浸透，洗晒捣用。或生或炒，或以酒醋盐水浸，诸法各从本方，详见于下。又稻草煮之，味不苦。

【气味】**甘，微寒，无毒。**〔宗奭曰〕苦。〔颂曰〕天宝《单方》云：辛，微寒，无毒，性涩。〔元素曰〕甘、苦，微寒，气厚于味，阳中之阴，血中之气药也。〔时珍曰〕

---

① 苗：原作"不"，文义不通，据张本改。

辛、微苦，甘，平。足厥阴、手少阳药也。能兼行十二经，入脉气分。得童子小便、醋、芎䓖、苍术良。

【主治】除胸中热，充皮毛，久服令人益气，长须眉。别录。治心腹中客热，膀胱间连胁下气妨，常日忧愁不乐，心忪少气。苏颂。治一切气，霍乱吐泻腹痛，肾气膀胱冷气。李杲。散时气寒疫，利三焦，解六郁，消饮食积聚，痰饮痞满，胕肿腹胀，脚气，止心腹肢体头目齿耳诸痛，痈疽疮疡，吐血下血尿血，妇人崩漏带下，月候不调，胎前产后百病。时珍。

苗及花

【主治】丈夫心肺中虚风及客热，膀胱连胁下时有气妨，皮肤瘙痒瘾疹，饮食不多，日渐瘦损，常有忧愁心忪少气等证。并收苗花二十余斤锉细，以水二石五斗，煮一石五斗，斛中浸浴，令汗出五六度，其瘙痒即止。四时常用，瘾疹风永除。天宝单方图。煎饮散气郁，利胸膈，降痰热。时珍。

【发明】〔好古曰〕香附治膀胱两胁气妨，心忪少气，是能益气，乃血中之气药也。本草不言治崩漏，而方中用治崩漏，是能益气而止血也。又能逐去瘀血，是推陈也。正如巴豆治大便不通而又止泄泻同意。又云：香附阳中之阴，血中之气药，凡气郁血气必用之。炒黑能止血治崩漏，此妇人之仙药也。多服亦能走气。〔震亨曰〕香附须用童子小便浸过，能总解诸郁，凡血气必用之药，引至气分而生血，此正阴生阳长之义。本草不言朴，而方家言于老人有益，意有存焉。盖于行中有补理。天之所以为天者，健而有常也，健运不息，所以生生无穷，即此理尔。今即香中亦用之。〔时珍曰〕香附之气平而不寒，香而能窜。其味多辛能散，微苦能降，微甘能和。乃足厥阴肝、手少阳三焦气分主药，而兼通十二经气分。生则上行胸膈，外达皮肤；熟则下走肝肾，外彻腰足。炒黑则止血，得童溲浸炒则入血分而补虚，盐水浸炒则入血分而润燥，青盐炒则补肾气，酒浸炒则行经络，醋浸炒则消积聚，姜汁炒则化痰饮。得参、术则补气，得归、芐则补血，得木香则流滞和中，得檀香则理气醒脾，得沉香则升降诸气，得芎䓖、苍术则总解诸郁，得栀子、黄连则能降火热，得茯神则交济心肾，得茴香、破故纸则引气归元，得厚朴、半夏则决壅消胀，得紫苏、葱白则解散邪气，得三棱、莪术则消磨积块，得艾叶则治血气暖子宫，乃气病之总司，女科之主帅也。飞霞子韩㦬云：香附能推陈致新，故诸书皆云益气。而俗有耗气之说，宜于女人不宜于男子者，非矣。盖妇人以血用事，气行则无疾。老人精枯血闭，惟气是资。小儿气日充，则形乃日固。大凡病则气滞而馁，故香附于气分为君药，世所罕知。臣以参、芪，佐以甘草，治虚怯甚速也。㦬游方外时，悬壶轻赍，治百病黄鹤丹，治妇人青囊丸，随宜用引，辄有小效。人索不已，用者当思法外意可也。黄鹤丹乃铢衣翁在黄鹤楼所授之方，故名。其方用香附一斤，黄连半斤，洗晒为末，水糊丸梧子大。假如外感，葱姜汤下；内伤，米饮下；气病，香汤下；血病，酒下；痰病，姜汤下；火病，白汤下。余可类推。青囊丸乃邵应节真人祷母病，感方士所授者。方用香附略炒一斤，乌药略炮五两三钱，为末，水醋煮面糊为丸。随证用引，如头痛，茶下；痰气，姜汤下；多用酒下为妙。

瑞香（纲目）

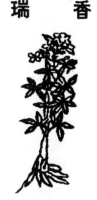

【集解】〔时珍曰〕南土处处山中有之。枝干婆娑，柔条厚叶，四时不凋。冬春之交，开花成簇，长三四分，如丁香状，有黄、白、紫三色。《格古论》云：瑞香高者三四尺，有数种：有枇杷叶者，杨梅叶者，柯叶者，毬子者，挛枝者。惟挛枝者花紫香烈，枇杷叶者结子。其始出于庐山，宋时人家栽之，始著名。挛枝者其节挛曲，如断折之状也。其根绵软而香。

根

【气味】甘、咸，无毒。

【主治】急喉风用白花者研水灌之。时珍。出《医学集成》。

茉莉（纲目）

【释名】奈花 〔时珍曰〕稽含草木状作末利，洛阳名园记作抹厉，佛经作抹利，王龟龄集作没利，洪迈集作末丽。盖末利本胡语，无正字，随人会意而已。韦君呼为狎客，张叔敏呼为远客。杨慎《丹铅录》云：晋书都人簪奈花，即今末利花也。

【集解】〔时珍曰〕末利原出波斯，移植南海，今滇、广人栽莳之。其性畏寒，不宜中土。弱茎繁枝，绿叶团尖。初夏开小白花，重瓣无蕊，秋尽乃止，不结实。有千叶者，红色者，蔓生者。其花皆夜开，芬香可爱。女人穿为首饰，或合面脂。亦可熏茶，或蒸取液以代蔷薇水。又有似末利而瓣大，其香清绝者，谓之狗牙，亦名雪瓣，海南有之。素馨、指甲，皆其类也，并附于下。

【附录】素馨〔时珍曰〕素馨亦自西域移来，谓之耶悉茗花，即《酉阳杂俎》所载野悉蜜花也。枝干袅娜，叶似末利而小。其花细瘦四瓣，有黄、白二色。采花压油泽头，甚香滑也。指甲花有黄、白二色，夏月开，香似木犀，可染指甲，过于凤仙花。

花

【气味】辛，热，无毒。

【主治】蒸油取液，作面脂头泽，长发润燥香肌，亦入茗汤。时珍。

根

【气味】热，有毒。

【主治】以酒磨一寸服，则昏迷一日乃醒，二寸二日，三寸三日。凡跌损骨节脱臼接骨者用此，则不知痛也。汪机。

郁金香（宋开宝）

【校正】〔禹锡曰〕陈氏言郁是草英，不当附于木部。今移入此。

【释名】郁香御览、红蓝花纲目、紫述香纲目、草麝香茶矩摩佛书。〔颂曰〕许慎《说文解字》云：郁，芳香也。十叶为贯，百二十贯筑以煮之，郁鬯乃百草之英，合而酿酒以降神，乃远方郁人所贡，故谓之郁。郁，今郁林郡也。〔时珍曰〕汉郁林郡，即今广西、贵州、浔、柳、邕、宾诸州之地。《一统志》惟载柳州罗城县出郁金香，即此也。金《光明经》谓之茶矩摩香。此乃郁金花者，与今时所用郁金根，名同物异。唐慎微《本草》收此入彼下，误矣。按赵民则《六书本义》：鬯字象米在器中，此比极之之意。郁字从日，奉缶置于几上。鬯有乡饰，五体之意。俗作郁。则郁乃取花筑酒之意，非指地言，地乃因此草得名耳。

【集解】〔藏器曰〕郁金香生大秦国，二月、三月有花，状如红蓝，四月、五月采花，即香也。〔时珍曰〕按郑玄云：郁草似兰。杨孚南州异物志云：郁金出罽宾，国人种之，先以供佛，数日萎，然后取之。色正黄，与芙蓉花裹嫩莲者相似，可以香酒。又《唐书》云：太宗时，伽里国献郁金香，叶似麦门冬，九月花开，状似芙蓉，其色紫碧，香闻数十步，花而不实，欲种者取根。二说皆同，但花色不同，种或不一也。《古氏府》云：中有郁金苏合香者，是此郁金也。晋左贵嫔《郁金颂》云：伊有奇草，名曰郁金。越自殊域，厥珍来寻。芳香酷烈，悦目怡心。明德惟馨，淑人是钦。

【气味】苦，渴，无毒。〔藏器曰〕平。

【主治】蛊野诸毒，心腹间恶气鬼疰，鸦鹘等一切臭。入诸香药用。藏器。

茅香（宋开宝）

【校正】并入宋《图经》香麻。

【释名】喝尸罗金光明经、香麻　〔时珍曰〕苏颂《图经》复出香麻一条，云出福州，煎汤浴风甚良，此即香茅也。闽人呼茅如麻故尔。今并为一。

【集解】〔志曰〕茅香生剑南道诸州，其茎叶黑褐色，花白色，即非白茅香也。〔颂曰〕今陕西、河东、汴东州郡亦有之，辽、泽州充贡。三月生苗，似大麦。五月开白花，亦有黄花者。有结实者，有无实者。并正月、二月采根，五月采花，八月采苗。〔宗奭曰〕茅香根如茅，但明洁而长。可作浴汤，同藁本尤佳。仍人印香中，合香附子用。〔时珍曰〕茅香凡有二：此是一种香茅也；其白茅香，别是南番一种香草。唐慎微《本草》不知此义，乃以白茅花及白茅香诸注引入茅香之下，今并提归各条。

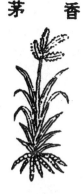

花

【气味】苦，温，无毒。

【主治】中恶，温胃止呕吐，疗心腹冷痛。开宝。

苗、叶

【主治】作浴汤，辟邪气，令人身香。开宝。

白茅香（拾遗）

【集解】〔藏器曰〕白茅香生安南，如茅根，道家用作浴汤。〔珣曰〕《广志》云：生广南山谷，合诸名香甚奇妙，尤胜舶上来者。〔时珍曰〕此乃南海白茅香，亦今排香之类，非近道之白茅及北土茅香花也。

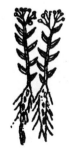

白　茅　香

根

【气味】甘，平，无毒。

【主治】恶气，令人身香。煮汤服，治腹内冷。藏器。小儿遍身疮疤，合桃叶煎汤浴之。李珣。

排草香（纲目）

【集解】〔时珍曰〕排草香出交趾，今岭南亦或莳之，草根也，白色，状如细柳根，人多伪杂之。案范成大《桂海志》云：排草香状如白茅香，芬烈如麝香。人亦用以合香，诸香无及之者。又有麝香木，出古城，乃老朽树心节。气颇类麝。

根

【气味】辛，温，无毒。

【主治】辟臭，去邪恶气。时珍。

【附录】瓶香〔珣曰〕按陈藏器云：生南海山谷，草之状也。其味寒无毒，主鬼魅邪精，天行时气，并宜烧之。水煮，洗水浮气。与生姜、芥子煎汤，浴风疟甚效。耕香〔藏器曰〕生乌许国，茎生细叶，味辛温无毒，主鬼气，调中去臭。〔时珍曰〕二香皆草状，恐亦排草之类也，故附之。

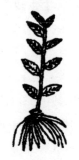

排草香

迷迭香（拾遗）

【集解】〔藏器曰〕《广志》云：出西海。《魏略》云：出大秦国。〔时珍曰〕魏文帝时，自西域移植庭中，同曹植等各有赋。大意其草修干柔茎，细枝弱根。繁花结实，严霜弗凋。收采幽杀，摘去枝叶。入袋佩之，芳香甚烈。与今之排香同气。

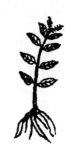

迷迭香

【气味】辛，温，无毒。

【主治】恶气，令人衣香，烧之去鬼。藏器。〔珣曰〕性平不温。合羌活为丸，烧之，辟蚊蚋。

藒车香（拾遗）

【集解】〔藏器曰〕《广志》云：藒车香生徐州，高数尺，黄叶白花。尔雅：藒车，乞舆。郭璞云：香草也。〔珣曰〕生海南山谷。《齐民要术》云：凡诸树木虫蛀者，煎此香冷淋之，即辟也。〔时珍曰〕《楚辞》：畦留夷与藒车。则昔人常栽莳之，与今兰香、零陵相类也。

【气味】辛，温，无毒。〔珣曰〕微寒。

【主治】鬼气，去臭，及虫鱼蠹。藏器。治霍乱，辟恶气，熏衣佳。珣。

艾纳香（宋开宝）

【集解】〔志曰〕《广志》云：艾纳出西国，似细艾。又有松树皮上绿衣，亦名艾纳，可以和合诸香，烧之能聚其烟，青白不散，而与此不同。〔禹锡曰〕按《古乐府》云：行胡从何方？列国持何来？氍毹毺毲五木香，迷迭艾纳及都梁。是也。

【气味】甘，温、平，无毒。

【主治】恶气杀虫，主腹冷泄痢。志。伤寒五泄，心腹注气，止肠鸣，下白，烧之辟瘟疫，合蜂窠浴脚气良。珣。治癣辟蛇。藏器。

兜纳香（海药）

【集解】〔珣曰〕按《广志》云：出西海剽国诸山。《魏略》云：出大秦国。草类也。

【气味】辛，平，无毒。〔藏器曰〕甘，温。

【主治】温中，除暴冷。藏器。恶疮肿瘘，止痛生肌，并入膏用，烧之，辟远近恶气。带之夜行，壮胆安神。与茅香、柳枝煎汤浴小儿。易长。李珣。

线香（纲目）

【集解】〔时珍曰〕今人合香之法甚多，惟线香可入疮科用。其料加减不等，大抵多用白芷、芎䓖、独活、甘松、三柰、丁香、藿香、藁本、高良姜、角茴香、连乔、大黄、黄芩、柏木、兜娄香末之类，为末，以榆皮面作糊和剂，以唧筒笮成线香，成条如线也。亦或盘成物象字形，用铁铜丝悬者，名龙挂香。

【气味】辛，温。无毒。

【主治】熏诸疮癣。时珍。

藿香（宋嘉祐）

【校正】〔承曰〕宜入草部。

【释名】兜娄婆香　〔时珍曰〕豆叶曰藿，其叶似之，故名。楞严经云：坛前以兜娄婆香煎水洗浴。即此。法华经谓之多摩罗跋香，金光明经谓之钵怛罗香，皆兜娄二字梵言也。涅槃又谓之迦算香。

【集解】〔禹锡曰〕按《南州异物志》云：藿香出海边国，形如都梁，叶似水苏，可着衣服中。嵇含《南方草木状》云：出交趾、九真、武平、兴古诸国，吏民自种之，榛生，五六月采，日干乃芬香。〔颂曰〕藿香岭南多有之，人家亦多种。二月生苗，茎梗甚密，作丛，叶似桑而小薄，六月七月采之，须黄色乃可收。金楼子及俞益期笺皆云：扶南国人言：五香共是一木。其根是旃檀，节是沈香，花是鸡舌，叶是藿香，胶是熏陆，故《本草》以五香共条，义亦出此。今南中藿香乃是草类，与嵇含所说正相符合。范晔《合香方》

云：零藿虚燥，古人乃以合香。即此扶南之说，似涉欺罔也。〔时珍曰〕藿香方茎有节中虚，叶微似茄叶。洁古、东垣惟用其叶，不用枝梗。今人并枝梗用之，因叶多伪故耳。《唐史》云：顿逊国出藿香，插枝便生，叶如都梁者，是也。刘欣期《交州记》言藿香似苏合香者，谓其气相似，非谓形状也。

枝叶

【气味】辛，微温，无毒。〔元素曰〕辛、甘。又曰：甘、苦，气厚味薄，浮而升，阳也。〔杲曰〕可升可降，阳也。入手、足太阴经。

【主治】**风水毒肿，去恶气，止霍乱心腹痛。**别录。**脾胃吐逆为要药。**苏颂。**助胃气，开胃口，进饮食。**元素。**温中快气，肺虚有寒，上焦壅热，饮酒口臭，煎汤漱之。**好古。

【发明】〔杲曰〕芳香之气助脾胃，故藿香能止呕逆，进饮食。〔好古曰〕手、足太阴之药。故入顺气乌药散，则补肺；入黄芪四君子汤，则补脾也。

薰草零陵香（宋开宝）

【释名】**蕙草**别录、**香草**开宝、**燕草**纲目、**黄零草**玉册。〔时珍曰〕古者烧香草以降神，故曰薰，曰蕙。薰者熏也，蕙者和也。《汉书》云，薰以香自烧，是矣。或云，古人被除，以此草熏之，故谓之薰，亦通。范成大虞衡志言，零陵即今永州，不出此香。惟融、宜等州甚多，土人以编席荐，性暖宜人。谨按：零陵旧治在今全州。全乃湘水之源，多生此香，今人呼为广零陵香者，乃真薰草也。若永州、道州、武冈州，皆零陵属地也。今镇江、丹阳皆莳而刈之，以酒洒制货之，芬香更烈，谓之香草，与兰草同称。《楚辞》云，既滋兰之九畹，又树蕙之百亩，则古人皆栽之矣。张揖《广雅》云：卤，薰也。其叶谓之蕙，而黄山谷言一干数花者为蕙。盖因不识兰草、蕙草，强以兰花为分别也。郑樵修《本草》，言兰即蕙，蕙即零陵香，亦是臆见，殊欠分明。但兰草、蕙草，乃一类二种耳。

【集解】〔《别录》曰〕薰草一名蕙草，生下湿地，三月采阴干，脱节者良。又曰：蕙实，生鲁山平泽。〔弘景曰〕《桐君药录》：薰草叶如麻，两两相对。《山海经》云：浮山有草，麻叶而方茎，赤华而黑实，气如蘼芜，名曰薰草，可以已疠。今俗人皆呼燕草状如茅而香者为薰草，人家颇种之者，非也。诗书家多用蕙，而竟不知是何草，尚其名而迷其实，皆此类也。〔藏器曰〕薰草即是零陵香，薰乃蕙草根也。〔志曰〕零陵香生零陵山谷，叶如罗勒。《南越志》云：

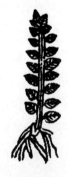

土人名燕草，又名薰草，即香草也。山海经薰草即是此。〔颂曰〕零陵香今湖广诸州皆有之，多生下湿地，叶如麻，两两相对，茎方，常以七月中旬开花至香，古云薰草是也。岭南人皆作窑灶，以火炭焙干，令黄色乃佳。江淮亦有土生者，亦可作香，但不及湖岭者，至枯槁香尤芬熏耳。古方但用薰草，不用零陵香。今合香家及面脂、澡豆诸法皆用之，都下市肆货之甚便。〔时珍曰〕今惟吴人栽造，货之亦广。

薰草

【气味】甘，平，无毒。〔权曰〕苦，无毒。〔珣曰〕辛，温，无毒。不宜多服，令人气喘。〔玉册云〕伏三黄、朱砂。

【主治】明目止泪，疗泄精，去臭恶气，伤寒头痛，上气腰痛。别录。单用，治鼻中息肉，鼻齆。甄权。零陵香：主恶气心腹痛满，下气，令体香，和诸香作汤丸用，得酒良。开宝。主风邪冲心，虚劳疰疟。得升麻、细辛煎饮，治牙齿肿痛善。李珣。治血气腹胀，茎叶煎酒服。大明。妇人浸油饰头，香无以加。宗奭。

【发明】〔时珍曰〕薰草芳馨，其气辛散上达，故心腹恶气齿痛鼻塞皆用之。脾胃喜芳香，芳香可以养鼻是也。多服作喘，为能耗散真气也。

蕙实《别录》有名未用部。〔藏器曰〕即兰蕙之蕙也。五月采之，辛香。

【气味】辛，平，无毒。

【主治】明目补中。别录。

根茎中涕

【主治】伤寒寒热出汗，中风面肿，消渴热中，逐水。别录。主五痔脱肛有虫。时珍。出《千金》。

兰草（本经上品）

【释名】蕑（音闲）、**水香**本经、**香水兰**开宝、**女兰**纲目、**香草**纲目、**燕尾香**开宝、**大泽兰**炮炙论、**兰泽草**弘景、**煎泽草**唐本、**省头草**纲目、**都梁香**李当之、**孩儿菊**纲目、**千金草**　〔志曰〕叶似马兰，故名兰草。其叶有歧，俗呼燕尾香。时人煮水以浴疗风，故又名香水兰。〔藏器曰〕兰草生泽畔，妇人和油泽头，故云兰泽。盛弘之《荆州记》云：都梁有山，下有水清浅，其中生兰草，因名都梁香。〔时珍曰〕都梁即今之武冈州也，又临淮盱眙县亦有都梁山，产此香。兰乃香草，能辟不祥。陆玑《诗疏》言：郑俗，三月男女秉蕑于水际，以自被除。盖兰以阑之，蕑以闲之，其义一也。《淮南子》云：男子种兰，美而不芳。则兰须女子种之，女兰之名，或因乎此。其叶似菊，女子、小儿喜佩之，则女兰、孩菊之名，又或以此也。唐瑶《经验方》言：江南人家种之，夏月采置发

兰　草

中，令头不膻，故名省头草。其说正合煎泽之义。古人兰蕙皆称香草，如零陵香草、都梁香草。后人省之，通呼为香草尔。近世但知兰花，不知兰草。惟虚谷方回考订，极言古之兰草即今之千金草，俗名孩儿菊者，其说可据。详下正误。

【集解】〔《别录》曰〕兰草生太吴池泽，四月、五月采。〔弘景曰〕方药俗人并不识用。太吴应是吴国太伯所居，故呼太吴。今东门有煎泽草，名兰草，或是此也。李当之云：是今人所种都梁香草也。泽兰亦名都梁香。〔恭曰〕兰即兰泽香草也。圆茎紫萼，八月花白。俗名兰香，煮以洗浴。生溪涧水旁，人间亦多种之，以饰庭池。陶所引煎泽草，都梁香者是也。而不能的识。〔保升曰〕生下湿地，叶似泽兰，尖长有歧，花红白色而香。〔藏器曰〕兰草、泽兰二物同名，陶不能知，苏亦浪别。兰草生泽畔，叶光润，根小紫，五月、六月采阴干，即都梁香也。泽兰叶尖微有毛，不光润，茎方节紫，初采微辛，干之亦辛。苏云八月花白者，即泽兰也，以注兰草，殊误矣。〔时珍曰〕兰草、泽兰一类二种。俱生水旁下湿处。二月宿根生苗成丛，紫茎素枝，赤节绿叶，叶对节生，有细齿。但以茎圆节长，而叶光有歧者，为兰草；茎微方，节短而叶有毛者，为泽兰。嫩时并可揉而佩之，八九月后渐老，高者三四尺，开花成穗，如鸡苏花，红白色，中有细子。雷牧《炮炙论》所谓大泽兰，即兰草也；小泽兰，即泽兰也。礼记佩帨兰茝，楚辞纫秋兰以为佩，西京杂记载汉时池苑种兰以降神，或杂粉藏衣书中辟蠹者，皆此二兰也。今吴人莳之，呼为香草，夏月刈取，以酒油洒制，缠作把子，货为头泽佩带，与别录所出太吴之文正相符合。诸家不知二兰乃一物二种。但功用有气血之分，故无定指，惟寇氏、朱氏之误尤甚，故考正于下。

兰　花

或云家莳者为兰草，野生者为泽兰[①]，亦通。

【正误】〔寇宗奭曰〕兰草诸家之说异同，乃未的识，故无定论。今江陵、鼎、澧州山谷之间颇有之，山外平田即无，多生阴地幽谷。叶如麦门冬而阔且韧，长及一二尺，四时常青。花黄绿色，中间瓣上有细紫点。春芳者为春兰，色深；秋芳者为秋兰，色淡。开时满室尽香，与他花香又别。〔朱震亨曰〕兰叶禀金水之气而似有火，人知其花香之贵，而不知其叶有药方。盖其叶能散久积陈郁之气甚有力，即今之栽置座右者。〔时珍曰〕二氏所说，乃近世所谓兰花，非古之兰草也。兰有数种，兰草、泽兰生水旁，山兰即兰草之生山中者。兰花亦生山中，与三兰迥别。兰花生近处者，叶如麦门冬而春花；生福建者，叶如菅茅而秋花。黄山谷所谓一干一花为兰，一干数花为蕙者，盖因不识兰草、蕙草，遂以兰花强生分别也。兰草与泽兰同类。故陆玑言兰似泽兰，但广而长节。离骚言其绿叶紫茎素枝，可纫可佩可藉可膏可浴。郑诗言士女秉茼。应劭《风俗通》言尚书奏事，怀香握兰。《礼记》

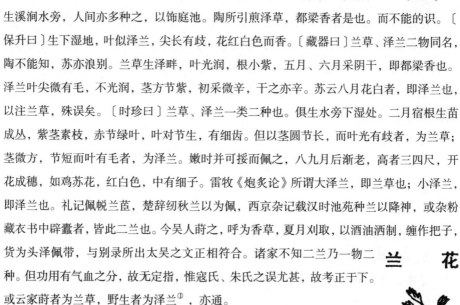

———————————

①　泽兰：原作"兰泽"，据张本改，与上文方通。

第十四卷　草部三

言诸侯贽薰，大夫贽兰。《汉书》言兰以香自烧也。若夫兰花，有叶无枝，可玩而不可纫佩藉浴秉握膏焚。故朱子《离骚辨证》，言古之香草必花叶俱香，而燥湿不变，故可刈佩。今之兰蕙，但花香而叶乃元气，质弱易萎，不可刈佩，必非古人所指甚明。古之兰似泽兰，而蕙即今之零陵香。今之似茅而花有两种者，不知何时误也？熊太古《冀越集》，言世俗之兰，生于深山穷谷，决非古时水泽之兰也。陈①遁《斋闲览》，言楚骚之兰，或以为都梁香，或以为泽兰，或以为猗兰，当以泽兰为正。今人所种如麦门冬者，名幽兰，非真兰也。故陈止斋著《盗兰说》以讥之。方虚谷订兰说，言古之兰草，即今之千金草，俗名孩儿菊者。今之所谓兰，其叶如茅而嫩者，根名土续断，因花馥郁，故得兰名也。杨升庵云：世以如蒲萱者为兰，九畹之受诬久矣。又吴草庐有兰说甚详，云兰为医经上品之药，有枝有茎，草之植者也。今所谓兰，无枝无茎。因黄山谷称之，世遂谬指为离骚之兰。寇氏《本草》亦溺于俗，反疑旧说为非。夫医经为实用，岂可误哉？今之兰，果可利水杀虫而除痰癖？其种盛于闽，朱子乃闽人，岂不识其土产而反辨析如此？世俗至今犹以非兰为兰，何其惑之难解也？呜呼！观诸儒之明析如此，则寇、朱二氏之误可知，而医家用兰草者当不复疑矣。

叶

【修治】见泽兰下。

【气味】辛，平，无毒。〔杲曰〕甘、寒。

【主治】利水道，杀蛊毒，辟不祥。久服益气轻身不老，通神明。本经。除胸中痰癖。别录。生血，调气，养营。雷敩。其气清香，生津止渴，润肌肉，治消渴胆瘅。李杲。煮水，浴风病。马志。消胃肿，调月经。煎水，解中牛马毒。时珍。主恶气，香泽可作膏涂发。藏器。

【发明】〔时珍曰〕按《素问》云：五味入口，藏于脾胃，以行其精气。津液在脾，令人口甘，此肥美所发也。其气上溢，转为消渴。治之以兰，除陈气也。王冰注云：辛能发散故也。李东垣治消渴生津饮，用兰叶，盖本于此，详见泽兰下。又此草浸油涂发，去风垢，令香润。《史记》所谓罗襦襟解，微闻香泽者是也。崔寔《四时月令》作香泽法：用清油浸兰香、藿香、鸡舌香、苜蓿叶四种，以新绵裹，浸胡麻油，和猪脂纳铜铛中，沸定，下少许青蒿，以绵幂瓶，铛嘴泻出，瓶收用之。

泽兰（本经中品）

【校正】并入嘉祐地笋。

【释名】水香吴普、**都梁香**弘景、**虎兰**本经、**虎蒲**别录、**龙枣**本经、**孩儿**

---

① 陈：此字疑衍。《遁斋闲览》为《说郛》所收，著者为宋·范正敏。

泽　兰

菊纲目、**风药**纲目、**根名地笋**嘉祐〔弘景曰〕生于泽旁，故名泽兰，亦名都梁香。〔时珍曰〕此草亦可为香泽，不独指其生泽旁也。齐安人呼为风药，吴普《本草》一名水香，陶氏云亦名都梁，今俗通呼为孩儿菊，则其与兰草为一物二种，尤可证矣。其根可食，故曰地笋。

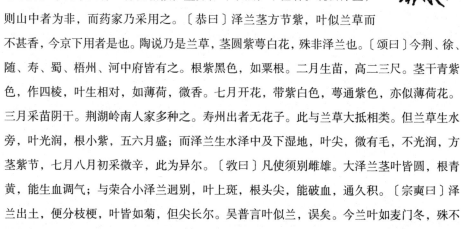

【集解】〔《别录》曰〕泽兰生汝南诸大泽旁，三月三日采，阴干。〔普曰〕生下地水旁，叶如兰，二月生苗，赤节，四叶相植支节间。〔弘景曰〕今处处有之，多生下湿地。叶微香，可煎油及作浴汤。人家多种之，而叶小异。今山中又有一种甚相似，茎方，叶小强，不甚香。既云泽兰，则山中者为非，而药家乃采用之。〔恭曰〕泽兰茎方节紫，叶似兰草而不甚香，今京下用者是也。陶说乃是兰草，茎圆紫萼白花，殊非泽兰也。〔颂曰〕今荆、徐、随、寿、蜀、梧州、河中府皆有之。根紫黑色，如粟根。二月生苗，高二三尺。茎干青紫色，作四棱，叶生相对，如薄荷，微香。七月开花，带紫白色，萼通紫色，亦似薄荷花。三月采苗阴干。荆湖岭南人家多种之。寿州出者无花子。此与兰草大抵相类。但兰草生水旁，叶光润，根小紫，五六月盛；而泽兰生水泽中及下湿地，叶尖，微有毛，不光润，方茎紫节，七月八月初采微辛，此为异尔。〔敩曰〕凡使须别雌雄。大泽兰茎叶皆圆，根青黄，能生血调气；与荣合小泽兰迥别，叶上斑，根头尖，能破血，通久积。〔宗奭曰〕泽兰出土，便分枝梗，叶皆如菊，但尖长尔。吴普言叶似兰，误矣。今兰叶如麦门冬，殊不相似。〔时珍曰〕吴普所说，乃真泽兰也。雷敩所说，大泽兰即兰草也，小泽兰即此泽兰也。寇宗奭所说泽兰则是，而破吴普之说则非，盖由误认兰花为兰草也。详见兰草正误下。

叶

【修治】〔敩曰〕凡用大小泽兰，细锉，以绢袋盛，悬于屋南畔角上，令干用。

【气味】苦，微温，无毒。〔别录曰〕甘。〔普曰〕神农、黄帝、岐伯、桐君：酸、无毒。〔李当之〕小温。〔权曰〕苦、辛。〔之才曰〕防己为之使。

【主治】金疮，痈肿疮脓。本经。**产后金疮内塞。**别录。**产后腹痛，频产血气衰冷，成劳瘦羸，妇人血沥腰痛。**甄权。**产前产后百病，通九窍，利关节，养血气，破宿血，消症瘕，通小肠，长肌肉，消扑损瘀血，治鼻血吐血，头风目痛，妇人劳瘦，丈夫面黄。**大明。

【发明】〔颂曰〕泽兰，妇人方中最为急用。古人治妇人泽兰丸甚多。〔时珍曰〕兰草、泽兰气香而温，味辛而散，阴中之阳，足太阴、厥阴经药也。脾喜芳香，肝宜辛散。脾气舒，则三焦通利而正气和；肝郁散，则营卫流行而病邪解。兰草走气道，故能利水道，除痰癖，杀蛊辟恶，而为消渴良药；泽兰走血分，故能治水肿，涂痈毒，破瘀血，消癥瘕，而为妇人要药。虽是一类而功用稍殊，正如赤、白茯苓，芍药，补泻皆不同也。雷敩言，雌者调气生血，雄者破血通积，正合二兰主治。大泽兰之为兰草，尤可凭据。血生于气，故曰调气生血也。又《荀子》云，泽芷以养鼻，谓泽兰、白芷之气，芳香通乎肺也。

地笋宋嘉祐。

【气味】甘、辛，温，无毒。

【主治】利九窍，通血脉，排脓治血。藏器。**止鼻洪吐血，产后心腹痛。产妇可作蔬菜食，佳。**大明。

子

【主治】妇人三十六疾。千金方承泽丸中用之。

马兰（日华）

【释名】**紫菊**〔时珍曰〕其叶似兰而大，其花似菊而紫，故名。俗称物之大者为马也。

【集解】〔藏器曰〕马兰生泽旁，如泽兰而气臭，《楚辞》以恶草喻恶人，北人见其花呼为紫菊，以其似单瓣菊花而紫。又有山兰，生山侧，似刘寄奴，叶无丫，不对生，花心微黄赤，亦大破血，皆可用。〔时珍曰〕马兰，湖泽卑湿处甚多，二月生苗，赤茎白根，长叶有刻齿，状似泽兰，但不香尔。南人多采晒干为蔬及馒馅。入夏高二三尺，开紫花，花罢有细子。《楚辞》无马兰之名，陈氏指为恶草，何据？

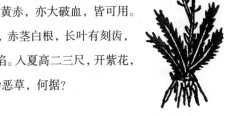

马兰

根、叶

【气味】辛，平，无毒。

【主治】**破宿血，养新血，止鼻衄吐血，合金疮，断血痢，解酒疸及诸菌毒、蛊毒，生捣，涂蛇咬。**大明。**主诸疟及腹中急痛，痔疮。**时珍。

【发明】〔时珍曰〕马兰辛平，能入阳明血分，故治血与泽兰同功，近人用治痔漏云有效，春夏取生，秋冬取干者，不用盐醋，白水煮食，并饮其汁。或以酒煮焙研，糊丸，米饮日日服之。仍用煎水入盐少许，日日熏洗之。《医学集成》云：治痔用马兰根，捣傅片时，看肉平即去之。稍迟，恐肉反出也。

【附录】**麻伯**〔别录有名未用曰〕味酸、无毒，主益气出汗。一名君莒，一名衍草，一名道止，一名自死。生平陵，如兰，叶黑厚白裹茎，实赤黑，九月采根。**相乌**〔又曰〕味苦。主阴痿。一名乌葵。如兰香，赤茎，生山阳，五月十五日采，阴干。**天雄草**〔又曰〕味甘，温，无毒。主益气阴痿。生山泽中，状如兰，实如大豆，赤色。**益奶草**拾遗〔藏器曰〕味苦，平，无毒。主五痔脱肛，止血，炙令香，浸酒服。生永嘉山谷，叶如泽兰，茎赤，高二三尺也。

香薷（音柔 别录中品）

【校正】自菜部移入此。

【释名】香茸食疗、**香茸**同上、**香菜**、**千金**、**蜜蜂草**纲目。

〔时珍曰〕薷，本作菜。《玉篇》云：菜苏之类，是也。其气香，其叶柔，故以各之。草初生日茸，孟诜食疗作香戎者，非是。俗呼蜜蜂草，象其花房也。

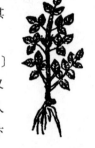

香薷

【集解】〔弘景曰〕家家有此，作菜生食，十月中取干之。〔颂曰〕所在皆种，但北土差少，似白苏而叶更细，寿春及新安皆有之。彼问又有一种石香菜，生石上，茎叶更细，色黄而辛香弥甚，用之尤佳。吴人以为茵陈用之。〔宗奭曰〕香薷生山间，荆湖南北、二川皆有之，汴洛作圃种之，暑月亦作蔬菜。叶如茵陈，花茸紫，连边成穗，一凡四五十房为一穗，如荆芥穗，别是一种香气。〔时珍曰〕香薷有野生，有家莳。中州人三月种之，呼为香菜，以充蔬品。丹溪朱氏惟取大叶者为良，而细叶者香烈更甚，今人多用之，方茎，尖叶有刻缺，颇似黄荆叶而小，九月开紫花成穗。有细子细叶者，仅高数寸，叶如落帚叶，即石香薷也。

【修治】〔敩曰〕凡采得去根留叶、锉暴干，勿令犯火。服至十两，一生不得食白山桃也。〔时珍曰〕八九月开花着穗时，采之阴干。入用。

【气味】辛，微温，无毒。

【主治】霍乱腹痛吐下，散水肿。别录。**去热风。**卒转筋者，煮汁顿服半升，即止。为末水服，**止鼻衄**。孟诜。**下气，除烦热，疗呕逆冷气**。大明。**春月煮饮代茶，可无热病；调中温胃。含汁漱口，去臭气**。汪颖。**主脚气寒热**。时珍。

【发明】〔弘景曰〕霍乱煮饮无不瘥者，作煎除水肿尤良。〔颂曰〕霍乱转筋者，单煮服之。若四肢烦冷，汗出而渴者，加蓼子同煮服。〔震亨曰〕香薷属金与水，有彻上彻下之功，解暑利小便，又治水甚捷，以大叶者浓煎丸服。肺得之，清化行而热自降也。〔时珍曰〕世医治暑病，以香薷饮为首药。然暑有乘凉饮冷，致阳气为阴邪所遏，遂病头痛，发热恶寒，烦躁口渴，或吐或泻，或霍乱者。宜用此药，以发越阳气，散水和脾。若饮食不节，劳役作丧之人，伤暑大热大渴，汗泄如雨，烦躁喘促，或泻或吐者。乃劳倦内伤之证，必用东垣清暑益气汤、人参白虎汤之类，以泻火益元可也。若用香薷之药，是重虚其表，而又济之以热矣。盖香薷乃夏月解表之药，如冬月之用麻黄，气虚者尤不可多服。而今人不知暑伤元气，不拘有病无病，概用代茶，谓能辟暑，真痴前说梦也。且其性温，不可热饮，反致吐逆。饮者惟宜冷服，则元拒格之患。其治水之功果有奇效。一人妻自腰以下肘肿，面目亦肿，喘急欲死，不能伏枕，大便溏泄，小便短少，服药罔效。时珍诊其脉沉而大，沉主水，大主虚，乃病后冒风所致，是名风水也。用千金神秘汤加麻黄。一服喘定十之五，再以胃苓汤吞深师薷术丸，二日小便长，肿消十之七，调理数日全安。益见古人方皆有至理，但神而明之，存乎其人而已。

石香薷（宋开宝附）

【释名】石苏

【集解】〔志曰〕石香薷生蜀郡陵、荣、资、简州，及南中诸处，生山岩石缝中，二月、八月采，苗茎花实俱可用。〔宗奭曰〕处处有之，但山中临水附崖处或有之，不必山岩石缝也。九月、十月尚有花。〔时珍曰〕香薷、石香薷，一物也，但随所生而名尔。生平地者叶大，崖石者叶细。可通用之。

【气味】辛香，温。无毒。

【主治】调中温胃，止霍乱吐泻，心腹肿满，腹痛肠鸣。开宝。**功比香薷更胜**。萧炳。**制硫黄**。时珍。

爵床（本经中品）

【释名】爵麻吴普、香苏别录、**赤眼老母草**唐本。〔时珍曰〕爵床不可解。按吴氏《本草》作爵麻，甚通

【集解】〔《别录》曰〕爵床生汉中川谷及田野。〔恭曰〕此草生平泽熟田近道旁，似香薷，叶长而大，或如茬且细，俗名赤眼老母草。〔时珍曰〕原野甚多。方茎对节，与大叶香薷一样。但香薷搓之气香，而爵床搓之不香微臭。以此为别。

茎叶

【气味】咸，寒，无毒。〔时珍曰〕微辛。

【主治】腰脊痛，不得搓床，俯仰艰难，除热，可作浴汤。本经。疗血胀下气。治杖疮，捣汁涂之立瘥。苏恭。

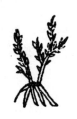

赤车使者（唐本草）

【释名】小锦枝炮炙论。

【集解】〔恭曰〕赤车使者，苗似香菜、兰香，叶茎赤，根紫赤色，八月、九月采根，日干。〔保升曰〕生荆州、襄州，根紫如茜根，二月、八月采。〔时珍曰〕此与爵床相类，但以根色紫赤为别尔。

赤车使者

根

【修治】〔敩曰〕此草原名小锦枝。凡用并粗捣，以七岁童子小便拌蒸，晒干入药。

【气味】辛、苦，温，有毒。〔权曰〕有小毒。

【主治】风冷邪痒，蛊毒症瘕，五脏积气。苏恭。治恶风冷气。服之悦泽肌皮，好颜色。甄权。

【发明】〔颂曰〕古方治大风风痹，有赤车使者酒。今人稀用，鲜有识者。〔时珍曰〕上古辟瘟疫邪气，有赤车使者丸。此药不怪，苟加询采，必能得之，但古今名称或不同耳。

假苏（本经中品）

【校正】自菜部移入此。

【释名】**姜芥**别录、**荆芥**吴普、**鼠蓂**本经。〔弘景曰〕假苏方药不复用。〔恭曰〕此即菜中荆芥也，姜芥声讹尔。先居草部，今录入菜部。〔士良曰〕荆芥本草呼为假苏。假苏又别是一物，叶锐，多野生，以香气似苏，故呼为苏。〔颂曰〕《医官陈巽》言：江左人谓假苏、荆芥实两物。苏恭以本草一名姜芥，荆姜声讹，谓为荆芥，非矣。〔时珍曰〕按吴普《本草》云：假苏一名荆芥，叶似落藜而细，蜀中生啖之。普乃东汉末人，去别录时未远，其言当不谬，故唐人苏恭祖其说。而陈士良、苏颂复启为两物之疑，亦臆说尔。曰苏、曰姜、曰芥，皆因气味辛香，如苏、如姜、如芥也。

假苏荆芥

【集解】〔《别录》曰〕假苏生汉中川泽。〔颂曰〕今处处有之，叶似落黍而细，初生香辛可啖，人取作生菜。古方稀用，近世医家为要药，并取花实成穗者，曝干入药。又有胡荆芥，俗呼新罗荆芥。又有石荆芥，生山石间。体性相近，入药亦同。〔时珍曰〕荆芥原是野生。今

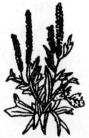

为世用，遂多栽莳。二月布子生苗，炒食辛香。方茎细叶，似独帚叶而狭小，淡黄绿色。八月开小花，作穗成房，房如紫苏房，内有细子如葶苈子状，黄赤色，连穗收采用之。

【正误】〔藏器曰〕张鼎《食疗本草》，荆芥一名析蓂，误矣。蓂蓂自有本条，见草部。〔时珍曰〕汪机《本草会编》，言假苏是白苏，亦误矣。白苏乃荏也。见后。

茎穗

【气味】辛，温，无毒。〔诜曰〕作菜食久，动渴疾，熏人五脏神。反驴肉、无鳞鱼。详后发明下。

【主治】寒热鼠瘘，瘰疬生疮，破结聚气，下瘀血，除湿痹。本经。去邪，除劳渴冷风，出汗，煮汁服之。捣烂醋和，傅丁肿肿毒。藏器。单用治恶风贼风，口面歪斜，遍身瘰痹，心虚忘事，益力添精，辟邪毒气，通利血脉，传送五脏不足气，助脾胃。甄权。主血劳，风气壅满，背脊疼痛，虚汗，理丈夫脚气，筋骨烦疼，及阴阳毒伤寒头痛，头旋目眩，手足筋急。士良。利五脏，消食下气，醒酒。作菜生熟皆可食，并煎茶饮之。以豉汁煎服，治暴伤寒，能发汗。日华。治妇人血风及疮疥，为要药。苏颂。产后中风身强直，研末酒服。孟诜。散风热，清头目，利咽喉，消疮肿，治项强，日中黑花－及生疮阴癞，吐血衄血，下血血痢，崩中痔漏。时珍。

【发明】〔元素曰〕荆芥辛苦，气味俱薄，浮而升，阳也。〔好古曰〕肝经气分药也，能搜肝气。〔时珍曰〕荆芥入足厥阴经气分，其功长于祛风邪，散瘀血，破结气，消疮毒。盖厥阴乃风木也，主血，而相火寄之，故风病血病疮病为要药。其治风也，贾丞相称为再生丹，许学士谓有神圣功，戴院使许为产后要药，萧存敬呼为一捻金，陈无择隐为举卿古拜散，夫岂无故而得此隆誉哉？按《唐韵》：荆字举卿切，芥字古拜切。盖二字之反切，隐语以秘其方也。〔又曰〕荆芥反鱼蟹河豚之说，《本草医方》并未言及，而稗官小说往往载之。按李廷飞《延寿书》云：凡食一切无鳞鱼，忌荆芥。食黄鲿鳝鱼后食之，令人吐血，惟地浆可解。与蟹同食，动风。又蔡绦《铁山丛话》[①]云：予居岭峤见食黄颡鱼犯姜芥者立死，甚于钩吻。洪迈夷坚志云：吴人魏几道，啖黄颡鱼羹，后采荆芥和茶饮。少顷足痒，上彻心肺，狂走，足皮欲裂。急服药，两日乃解。陶九成《辍耕录》云：凡食河豚，不可服荆芥药，大相反。予在江阴见一儒者，因此丧命。韦航《细谈》云：凡服荆芥风药，忌食鱼。杨诚斋曾见一人，立致于死也。时珍按：荆芥乃日用之药。其相反如此，故详录之，以为警戒。又按《物类相感志》言：河豚用荆芥同煮，三五次换水，则无毒。其说与诸书不同，何哉？大抵养生者，宁守前说为戒可也。

---

① 蔡绦铁山丛话：本书卷一引据古今书目作"蔡绦铁围山丛话"。

薄荷（唐本草）

【校正】自菜部移入此。

【释名】**菝蔺**（音跋活）、**蕃荷菜**（蕃音鄱）、**吴菝蔺**食性、**南薄荷**衍义、**金钱薄荷** 〔时珍曰〕薄荷，俗称也。陈士良《食性本草》作菝蔺，扬雄《甘泉赋》作菱挘，吕忱《字林》作菱苦，则薄荷之为讹称可知矣。孙思邈《千金方》作蕃荷，又方音之讹也。今入药用，多以苏州者为胜，故陈士良谓之吴菝蔺，以别胡菝蔺也。〔宗奭曰〕世称此为南薄荷，为有一种龙脑薄荷，所以别之。〔机曰〕小儿方多用金钱薄荷，谓其叶小颇圆如钱也，书作金银误矣。

【集解】〔颂曰〕薄荷处处有之。茎叶似荏而尖长，经冬根不死，夏秋采茎叶曝干。古方稀用，或与薤作齑食，近世治风寒为要药，故人家多莳之。又有胡薄荷，与此相类，但味少甘为别。生江浙间，彼人多以作茶饮之，俗呼新罗薄荷。近汴洛僧寺或植一二本部，天宝单方所谓连钱草者是也。又有石薄荷，生江南山石间，叶微小，至冬紫色，不闻有别功用。〔恭曰〕薄荷，人家种之，亦堪生食。一种蔓生者，功用相似。〔时珍曰〕薄荷，人多栽莳。二月宿根生苗，清明前后分之。方茎赤色，其叶对生，初时形长而头圆，及长则尖。吴、越、川、湖人多以代茶。苏州所莳者，茎小而气芳，江西者稍粗，川蜀者更粗，入药以苏产为胜。《物类相感志》云：凡收薄荷，须隔夜以粪水浇之，雨后乃可刈收，则性凉，不尔不凉也。野生者，茎叶气味都相似。

茎叶

【气味】辛，温，无毒。〔思邈曰〕苦、辛，平。〔元素曰〕辛、凉。〔敩曰〕茎性燥，〔甄权曰〕同薤作齑食相宜。新病瘥人勿食之，令人虚汗不止。瘦弱人久食之，动消渴病。

【主治】贼风伤寒发汗，恶气心腹胀满，霍乱，宿食不消，下气，煮汁服之，发汗，大解劳乏，亦堪生食。唐本。作菜久食，却肾气，辟邪毒，除劳气，令人口气香洁。煎汤洗漆疮。思邈。通利关节。发毒汗，去愤气，破血止痢。甄权。疗阴阳毒，伤寒头痛，四季宜食。士良。治中风失音吐痰。日华。主伤风头脑风，通关格，及小几风涎，为要药。苏颂。杵汁服，去心脏风热。孟诜。清头目，除风热。李杲。利咽喉口齿诸病，治瘰疬疮疥，风瘙瘾疹。汁含漱，去舌胎语涩。揉叶塞鼻，止衄血。涂蜂螫蛇伤。时珍。

【发明】〔元素曰〕薄荷辛凉，气味俱薄，浮而升，阳也。故能去高巅及皮肤风热。〔士良曰〕薄荷能引诸药入营卫，故能发散风寒。

薄 荷

〔宗奭曰〕小儿惊狂壮热，须此引药。又治骨蒸热劳，用其汁与众药熬为膏。猫食薄荷则醉，物相感尔。〔好古曰〕薄荷，手、足厥阴气分药也。能搜肝气，又主肺盛有余肩背痛，及风寒汗出。〔时珍曰〕薄荷入手太阴、足厥阴，辛能发散，凉能清利，专于消风散热，故头痛头风眼目咽喉口齿诸病，小儿惊热及瘰疬疮疥，为要药。戴原礼氏治猫咬，取其汁涂之有效，盖取其相制也。〔陆农师曰〕薄荷，猫之酒也。犬，虎之酒也。桑椹，鸠之酒也。茵草，鱼之酒也。昝殷《食医心镜》云：薄荷煎豉汤暖酒和饮，煎茶生食，并宜。盖菜之有益者也。

积雪草（本经中品）

【释名】**胡薄荷**天宝方、**地钱草**唐本、**连钱草**药图、**海苏** 〔弘景曰〕积雪草方药不用，想此草以寒凉得名耳。〔恭曰〕此草叶圆如钱，荆楚人谓为地钱草，徐仪药草图名连钱草，余见下。

【集解】〔别录曰〕积雪草生荆州川谷。〔恭曰〕此草叶圆大如钱，茎细而劲，蔓生溪涧侧，生处亦稀。〔颂曰〕今处处有之，八九月采苗叶，阴干用。段成式《酉阳杂俎》云：地钱叶圆茎细，有蔓延地，一曰积雪草，一曰连钱草。谨按《天宝单行方》云：连钱草生成阳下湿地，亦生临淄郡、济阳郡池泽中，甚香。俗间或云圆叶似薄荷，江东吴越丹阳郡极多，彼人常充生菜食之。河北柳城郡尽呼为海苏，好近水生，经冬不死。咸阳、洛阳亦有之。或名胡薄荷，所在皆有。单服疗女子小腹疼。〔宗奭曰〕积雪草南方多有，生阴湿地，不必荆楚。形如水荇而小，面亦光洁，微尖为异。叶叶各生，今人谓之连钱草，盖取象也。〔时珍曰〕按苏恭注薄荷云：一种蔓生，功用相似。苏颂《图经》云：胡薄荷与薄荷相类，但味少甘，生江浙间，彼人多以作茶饮，俗呼为新罗薄荷，《天宝方》所用连钱草是也。据二说，则积雪草即胡薄荷，乃薄荷之蔓生者尔；又《臞仙庚辛玉册》云：地钱，阴草也。生荆、楚、江、淮、闽、浙间，多在宫院寺庙砖砌间，叶圆似钱，引蔓铺地，香如细辛，不见开花也。

茎叶

【气味】苦，寒，无毒。〔大明曰〕苦、辛。〔颂曰〕甘，平，无毒。〔时珍曰〕取汁结草砂，伏硫黄。

【主治】**大热，恶疮痈疽，浸淫赤熛，皮肤赤，身热。**本经。**捣敷热肿丹毒。**苏恭。**主暴热，小儿寒热，腹内热结，捣汁服之。**藏器。**单用治瘰疬鼠漏，寒热时节来往。**甄权。**以盐挼贴肿毒，并风疹疥癣。**日华。**胡菝蒳：主风气壅并攻胸膈，作汤饮之立效。**士良。**研汁点暴赤眼，良。**时珍。

积雪草

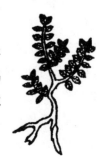

苏

【校正】自菜部移入此。

【释名】**紫苏**食疗**赤苏**肘后方、**桂荏** 〔时珍曰〕苏从酥，音酥，舒畅也。苏性舒畅，行气和血，故谓之苏。曰紫苏者，以别白苏也。苏乃荏类，而味更辛如桂，故尔雅谓之桂荏。

【集解】〔弘景曰〕苏叶下紫色而气甚。其无紫色不香似荏者，名野苏，不堪用。〔颂曰〕苏，紫苏也。处处有之，以背面皆紫者佳。夏采茎叶，秋采子。有数种，水苏、鱼苏、山鱼苏皆是荏类，各有别条。〔时珍曰〕紫苏、白苏皆以二三月下种，或宿子在地自生。其茎方，其叶团而有尖，四围有巨齿，肥地者面背皆紫，瘠地者面青背紫，其面背皆白者即白苏，乃荏也。紫苏嫩时采叶，和蔬茹之，或盐及梅卤作菹食甚香，夏月作熟汤饮之。五六月连根采收，以火煨其根，阴干则经久叶不落。八月开细紫花，成穗作房，如荆芥穗。九月半枯时收子，子细如芥子而色黄赤，亦可取油如荏油。《务本新书》云：凡地畔近道可种苏，以遮六畜，收子打油燃灯甚明，或熬之以油器物。《丹房镜源》云：苏子油。能柔五金八石。《沙州记》云：乞弗虏之地，不种五谷，惟食苏子。故王祯云，苏有遮护之功，又有灯油之用，不可阙也。今有一种花紫苏，其叶细齿密纽，如剪成之状，香色茎子并无异者，人称回回苏云。〔敩曰〕薄荷根茎真似紫苏，但叶不同尔。薄荷茎燥，紫苏茎和，入药须以刀刮去青薄皮锉之。

茎叶

【气味】辛，温，无毒。〔李廷飞曰〕不可同鲤鱼食，生毒疮。

【主治】**下气，除寒中，其子尤良**。别录。**除寒热，治一切冷气**。孟诜。**补中益气，治心腹胀满，止霍乱转筋，开胃下食，止脚气，通大小肠**。日华。**通心经，益脾胃，煮饮尤胜，与橘皮相宜**。苏颂。**解肌发表，散风寒，行气宽中，消痰利肺，和血温中止痛，定喘安胎，解鱼蟹毒，治蛇犬伤**。时珍。**以叶生食作羹，杀一切鱼肉毒**。甄权。

【发明】〔颂曰〕若宣通风毒，则单用茎，去节尤良。〔时珍曰〕紫苏，近世要药也。其味辛，入气分；其色紫，入血分。故同橘皮，砂仁，则行气安胎；同藿香、乌药，则温中止痛；同香附、麻黄，则发汗解肌；同芎藭、当归则和血散血；同木瓜、厚朴，则散湿解暑，治霍乱、脚气；同桔梗、枳壳，则利膈宽肠；同杏仁、莱菔子，则消痰定喘也。〔机曰〕宋仁宗命翰林院定汤饮。奏曰：紫苏熟水第一，以其能下胸膈浮气也。盖不知其久则泄人真气焉。〔宗奭曰〕紫苏其气香，其味微辛甘能散。

紫 苏

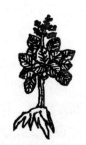

今人朝暮饮紫苏汤，甚无益。医家谓芳草致豪贵之疾者，此有一焉。若脾胃寒人，多致滑泄，往往不觉。

【正误】〔颂曰〕苏主鸡瘕，《本经》不著，南齐褚澄治李道念食白瀹鸡子成瘕，以苏煮服，吐出鸡雏而愈也。〔时珍曰〕按《南齐书》，褚澄所用者蒜也，非苏也。盖二字相似，誊录误耳，苏氏欠考矣。详见蒜下。

子

【气味】辛，温，无毒。

【主治】下气，除寒温中。别录。治上气咳逆，冷气及腰脚中湿气风结气。研汁煮粥长食，令人肥白身香。甄权。调中，益五脏，止霍乱呕吐反胃，补虚劳，肥健人，利大小便，破癥结，消五膈，消痰止嗽，润心肺。日华。治肺气喘急。宗奭。治风顺气，利膈宽肠，解鱼蟹毒。时珍。

【发明】〔弘景曰〕苏子下气，与橘皮相宜。〔时珍曰〕苏子与叶同功。发散风气宜用叶，清利上下则宜用子也。

水苏（本经中品）

【校正】自菜部移入此。

【释名】鸡苏吴普、香苏肘后、龙脑薄荷日用、芥菹（音祖）、芥苴并别录。〔时珍曰〕此草似苏而好生水旁，故名水苏。其叶辛香，可以煮鸡，故有龙脑、香苏、鸡苏诸名。芥菹、芥苴当作芥苏，乃是一名而误录尔，亦因味辛如芥，故名。宋惠民《和剂局方》，有龙脑薄荷丸，专治血病。元吴瑞《日用本草》，谓即水苏，必有所据也。周宪王《救荒本草》，言薄荷即鸡苏，以生东平龙脑冈者为良，故名。陈嘉漠《本草蒙筌》，以薄荷种于苏州府学地名龙脑者，得名俱不同，何哉？

【集解】〔别录曰〕水苏生九真池泽，七月采。〔弘景曰〕方药不用。莫能识；九真辽远，亦无能访之。〔恭曰〕此苏生下泽水侧，苗似旋覆，两叶相当，大香馥。青、齐、河间人名为水苏，江左右名为荠苧，吴会谓之鸡苏，而陶氏更于菜部出鸡苏，误矣。〔保升曰〕叶似白薇，两叶相当，花生节间，紫白色，味辛而香，六月采茎叶曰干。〔颂曰〕水苏处处有之，多生水岸旁。南人多以作菜。江北甚多，而人不取食。又江左人谓鸡苏、水苏是两种。陈藏器谓荠苧自是一物，非水苏。水苏叶有雁齿，气香而辛；荠苧叶上有毛，稍长，气臭也。又茵陈注云：江南所用茵陈，茎叶都似家茵陈而大，高三四尺，气极芬香，味甘辛，俗名龙脑薄荷。〔宗奭曰〕水苏气味与紫苏不同，辛而不和，然状一如苏，但面不紫，及周围槎

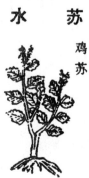

水苏

鸡苏

牙如雁齿耳。〔瑞曰〕水苏即鸡苏，俗呼为龙脑薄荷。〔时珍曰〕水苏、荠苎一类二种尔。水苏气香，荠苎气臭为异。水苏三月生苗，方茎中虚，叶似苏叶而微长，密齿，面皱色青，对节生，气甚辛烈。六七月开花成穗，如苏穗，水红色。穗中有细子，状如荆芥子，可种易生，宿根亦自生。沃地者苗高四五尺。

茎叶

【气味】辛，微温，无毒。

【主治】下气杀谷，除饮食，辟口臭，去邪毒，辟恶气。久服通神明，轻身耐老。本经。主吐血衄血血崩。别录。治肺痿血痢，崩中带下。日华。主诸气疾及脚肿。苏颂。酿酒渍酒及酒煮汁常服，治头风目眩，及产后中风。恶血不止，服之弥妙。孟诜。作生菜食，除胃间酸水。时珍。

【发明】〔时珍曰〕鸡苏之功，专于理血下气，清肺辟恶消谷，故《太平和剂局方》治吐血衄血、唾血咳血、下血血淋、口臭口苦、口甜喉腥、邪热诸病，有龙脑薄荷丸方，药多不录。用治血病，果有殊效也。

荠苎（拾遗）

【释名】臭苏日华、青白苏　〔时珍曰〕《日华子·释水苏》云，一名臭苏，一名青白苏，正此草也，误作水苏尔。其形似水苏而臭，似白苏而青，故有二名。

【集解】〔藏器曰〕按苏恭言，江左名水苏为荠苎。按水苏叶有雁齿，气香而辛。荠苎叶稍长，其上有毛，气臭，亦可为生菜。〔时珍曰〕荠苎处处平地有之。叶似野苏而稍长，有毛气臭。山人茹之，味不甚佳。

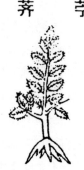

荠苎

茎叶

【气味】辛，温，无毒。

【主治】冷气泄痢。生食，除胸间酸水。接碎，敷蚁瘘。藏器。

【附录】石荠苎〔藏器曰〕味辛，温，无毒。主风冷气，疮疥瘙痒，痔瘘下血，煮汁服之。生山石间，细叶紫花，高一二尺，山人用之。

第十五卷　草部四目录

草之四（隰草类上五十三^①种）

---

① 三：原作"二"，据本目录所载药为五十三种改，本卷正文标题亦为五十三种。

---

① 菜：原作"草"，本书总目录及本卷正文中均作"菜"，据改。

木贼_{嘉祐}　问荆附

石龙刍本经　（即龙须草）

龙常草别录　（即粽心草）

灯心草开宝

上附方旧一百四十四，新二百八十六。

第十五卷　草部四

第十五卷 草部四

草之四（隰草类上五十三种）

菊（本经上品）

【释名】**节华**本经、**女节**别录、**女华**别录、**女茎**别录、**日精**别录、**更生**别录、**傅延年**别录、**治蔷**尔雅、**金蕊**纲目、**阴成**别录、**周盈**别录。〔时珍曰〕按陆佃《埤雅》云：菊本作蘜，从鞠。鞠，穷也。月令：九月菊有黄华。华事至此而穷尽，故谓之蘜。节华之名，亦取其应节候也。崔实《月令》云：女节、女华，菊华之名也。治蔷、日精、菊根之名也。《抱朴子》云：仙方所谓日精、更生、周盈，皆一菊而根茎花实之名异也。〔颂曰〕唐天宝《单方图》载白菊云：原生南阳山谷及田野中。颍川人呼为回峰菊，汝南名茶苦蒿，上党及建安郡、顺政郡并名羊欢草，河内名地薇蒿。

【集解】〔别录曰〕菊花生雍州川泽及田野。正月采根，三月采叶，五月采茎，九月采花，十一月采实，皆阴干。〔弘景曰〕菊有两种：一种茎紫气香而味甘，叶可作羹食者，为真菊；一种青茎而大，作蒿艾气，味苦不堪食者，名苦薏，非真菊也。叶正相似，惟以甘苦别之。南阳郦县最多，今近道处处有之，取种便得。又有白菊，茎叶都相似，惟花白，五月取之。《仙经》以菊为妙用，但难多得，宜常服之。〔藏器曰〕白菊生平泽，五月花，紫白色。〔颂曰〕处处有之，以南阳菊潭者为佳。初春布地生细苗，夏茂，秋花，冬实。然种类颇多。惟

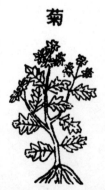

菊

紫茎气香，叶厚至柔者，嫩时可食，花微大，味甚甘者，为真；其茎青而大，叶细气烈似蒿艾，花大味苦者，名苦薏，非真也。南阳菊亦有两种：白菊叶大如艾叶，茎青根细，花白蕊黄；其黄菊叶似同蒿，花蕊都黄。今服饵家多用白者。又有一种开小小花，瓣下如小珠子，谓之珠子菊，云入药亦佳。〔宗奭曰〕菊花近世有二十余种。惟单叶花小而黄，绿叶色深小而薄，九月应候而开者是也。邓州百菊单叶者，亦入药。余皆医经不用。〔瑞曰〕花大而香者，为甘菊；花小而黄者，为黄菊；花小而气恶者，为野菊。〔时珍曰〕菊之品凡百种，宿根自生，茎叶花色，品品不同。宋人刘蒙泉、范至①能、史正志皆有《菊谱》，亦不能尽收也。其茎有株蔓紫赤青绿之殊，其叶有大小厚薄尖秃之异，其花有干叶单叶、有心无心、有子无子、黄白红紫、间色深浅、大小之别，其味有甘苦辛之辨，又有夏菊秋菊冬菊之分。大抵惟以单叶味甘者入药，《菊谱》所载甘菊。邓州黄、邓州白者是矣。甘菊始生于山野，今则人皆栽植之。其花细碎，品不甚高。蕊如蜂窠，中有细子，亦可撺种。嫩叶及花皆可。炸食。白菊花稍大，味不甚甘，亦秋月采之。菊之无子者，谓之牡菊。烧灰撒地中，能死蛙黾。说出周礼。

花、叶、根、茎、实并用。

【气味】苦，平，无毒。〔别录曰〕甘。〔损之曰〕甘者入药，苦者不入药。〔杲曰〕苦、甘，寒，可升可降，阴中微阳也。〔时珍曰〕《本经》言菊花味苦，别录言菊花味甘。诸家以甘者为菊，苦者为苦薏，惟取甘者入药。谨按张华《博物志》，言菊有两种，苗花如一，惟味小异，苦者不中食。范致能《谱序》，言惟甘菊一种可食，仍入药饵。其余黄白二花，皆味苦，虽不可饵，皆可入药。其治头风，则白者尤良。据此二说则是菊类自有甘苦二种，食品须用甘菊，入药则诸菊皆可，但不得用野菊名苦薏者尔。故景焕牧竖闲谈云：真菊延龄，野菊泄人。正如黄精益寿、钩吻杀人之意。〔之才曰〕术及枸杞根、桑根白皮为之使。

【主治】诸风头眩肿痛，目欲脱，泪出，皮肤死肌，恶风湿痹。久服利血气，轻身耐老延年。本经。疗腰痛去来陶陶，除胸中烦热，安肠胃，利五脉，调四肢。别录。陶陶，纵缓貌。治头目风热，风旋倒地，脑骨疼痛，身上一切游风令消散，利血脉，并无所忌。甄权。作枕明目，叶亦明目，生熟并可食。大明。养目血，去翳膜。元素。主肝气不足。好古。

白菊

【气味】苦、辛，平，无毒。

【主治】风眩，能令头不白。弘景。染髭发令黑。和巨胜、茯苓蜜丸服之，去风眩，变白不老，益颜色。藏器。

【发明】〔震亨曰〕黄菊花属土与金，有水与火，能补阴血，故养目。〔时珍曰〕

---

① 至：疑为"致"之误，下文均为"范致能"。

菊春生夏茂，秋花冬实，备受四气，饱经露霜，叶枯不落，花槁不零，味兼甘苦，性禀平和。昔人谓其能除风热，益肝补阴，益不知其得金水之精英尤多，能益金水二脏也。补水所以制火，益金所以平木，木平则风息，火降则热除，用治诸风头目，其旨深微。黄者入金水阴分，白者入金水阳分，红者行妇人血分，皆可入药，神而明之，存乎其人。其苗可蔬，叶可辍，花可饵，根实可药，囊之可枕，酿之可饮，自本至末，罔不有功。宜乎前贤比之君子，神农列之上品，隐士采入酒，骚人餐其落英。费长房言九日饮菊酒，可以辟不祥。神仙传言康风子、朱孺子皆以服菊花成仙。《荆州记》言胡广久病风羸，饮菊潭水多寿。菊之贵重如此，是岂群芳可伍哉？锺会《菊有五美》赞云：圆花高悬，准天极也。纯黄不杂，后土色也。早植晚发，君子德也。冒霜吐颖，象贞质也。杯中体轻，神仙食也。《西京杂记》言：采菊花茎叶，杂林米酿酒，至次年九月始熟，用之。

花上水

【主治】益色壮阳，治一切风。大明。

野菊（拾遗）

【释名】苦薏〔时珍曰〕薏乃莲子之心，此物味苦似之，故与之同名。

【集解】〔藏器曰〕苦薏生泽畔，茎如马兰，花如菊。菊甘而薏苦，语曰苦如薏是也。〔时珍曰〕苦薏处处原野极多，与菊无异，但叶薄小[①]而多尖，花小而蕊多，如蜂窠状，气味苦辛惨烈。

野 菊

根、叶、茎、花

【气味】苦、辛，温，有小毒。〔震亨曰〕野菊花，服之大伤胃气。

【主治】调中止泄，破血，妇人腹内宿血宜之。藏器。治痈肿行毒，瘰疬眼瘜，时珍。

庵䕡（音淹闾 本经上品）

【释名】覆闾〔时珍曰〕庵，草屋也，闾，里门也。此草乃蒿属，老茎可以盖覆庵闾，故以名之。贞元广利方谓之庵䕡蒿云。又史注云：庵庐，军行宿室也。则闾

---

① 小：原作"得"，据张本改。

似当作庐。

庵䕡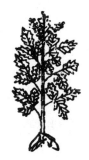

【集解】〔别录曰〕庵䕡子生雍州川谷，亦生上党及道边，十月采实阴干。〔弘景曰〕状如蒿艾之类，近道处处有之，仙经亦时用之，人家种此辟蛇也。〔颂曰〕今江淮亦有之。春生苗，叶如艾蒿，高二三尺。七月开花，八月结实，九月采实。〔时珍曰〕庵䕡叶不似艾，似菊叶而薄，多细丫，面背皆青。高者四五尺，其茎白色，如艾茎而粗。八九月开细花，淡黄色。结细实如艾实，中有细子，极易繁衍。艺花者以之接菊。

子

【气味】苦，微寒，无毒。〔别录曰〕微温。〔普曰〕神农、雷公、桐君、岐伯：苦，小温，无毒。〔李当之〕温。〔权曰〕辛、苦。〔时珍曰〕降也，阴中微阳，入足厥阴经血分。〔之才曰〕荆实、薏苡为之使。

【主治】五脏瘀血，腹中水气，胪胀留热，风寒湿痹，身体诸痛。久服轻身延年不老。本经。疗心下坚，隔中寒热，周痹，妇人月水不通，消食明目。食之神仙。别录。益气，主男子阴痿不起，治心腹胀满。甄权。腰脚重痛，膀胱痛，及骨节烦痛，不下食。大明。擂酒饮，治闪挫腰痛，及妇人产后血气痛。时珍。

【发明】〔颂曰〕《本经》言久服轻身不老，而古方少有服食者，惟人诸杂治药中，如胡洽治惊邪狸骨丸之类大方中用之。孙思邈《千金》翼韦宙《独行方》，主跌折瘀血，并单用庵䕡煮汁服，亦可末服。今人治打扑多用此法，或饮或散，其效最速。〔时珍曰〕吴普《本草》及《名医别录》，并言䮲䮗食庵䕡神仙，此亦谓其多寿尔。䮲䮗兽名，似骡而小，前足长，后足短，不能自食，每负蟨鼠为之啮食。

【附录】对庐〔别录有名未用曰〕味苦，寒，无毒。主疥疮久不瘳，生死肌，除大热，煮汁洗之。似庵䕡。八月采。

蓍（音尸　本经上品）

【释名】〔时珍曰〕按班固《白虎通》载孔子云：蓍之为言耆也。老人历年多，更事久，事能尽知也。陆佃《埤雅云》：草之多寿者，故字从耆。《博物志》言：蓍千岁而三百茎，其本已老，故知吉凶。

【集解】〔别录曰〕蓍实生少室山谷，八月、九月采实，日干。〔恭曰〕此草所在有之，其茎可为筮。陶氏误以楮实为之。楮实味甘，此味苦，今正之。〔颂曰〕今蔡州上蔡县白龟祠旁，其生如蒿作丛，高五六尺，一本一二十茎，至多者五十茎，生便条直，所以异于众蒿也。秋后有花，出于枝端，红紫色，形如菊花，结实如艾实。《史记·龟策传》云：

龟千岁乃游于莲叶之上。蓍百茎共一根。所生之处，兽元虎狼，虫无毒螫。

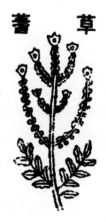

蓍　草

徐广注云：刘向言龟千岁而灵，蓍百年而一本生百茎也。诸先生云：蓍满百茎，其下以有神龟守之，其上常有青云覆之。传云：天下和平，王道得而蓍茎长丈，其丛生满百茎。方今取蓍者，八十茎已上，长八尺者，即已难得。但得满六十茎以上，长六尺者，即可用矣。今蔡州所上，皆不言如此。则此类亦神物，故不常有也。〔时珍曰〕蓍乃蒿属，神草也。故易曰：蓍之德，圆而神。天子蓍长九尺，诸侯七尺，大夫五尺，士三尺。张华《博物志》言：以末大于本者为主，次蒿，次荆，皆以月望浴之。然则无蓍揲卦，亦可以荆、蒿代之矣。

实

【气味】苦、酸，平，无毒。

【主治】益气充肌肤，明目聪慧先知。久服不饥不老轻身。本经。

叶

【主治】瘖疾。时珍。

艾

【释名】冰台尔雅医草别录黄草碑雅艾蒿〔时珍曰〕王安石《字说》云：艾可乂疾，久而弥善，故字从乂。陆佃《埤雅》云：《博物志》言削冰令圆，举而向日，以艾承其影则得火。则艾名冰台，其以此乎？医家用灸百病，故曰灸草。一灼谓之一壮，以壮人为法也。

【集解】〔别录曰〕艾叶生田野，三月三日采，暴干。〔颂曰〕处处有之，以复道及四明者为佳，云此种灸百病尤胜。初春布地生苗，茎类蒿，叶背白，以苗短者为良。三月三日，五月五日，采叶暴干，陈久方可用。〔时珍曰〕艾叶本草不著土产，但云生田野。宋时以汤阴复道者为佳，四明者图形。近代惟汤阴者谓之北艾，四明者谓之海艾。自成化以来，则以蕲州者为胜，用充方物，天下重之，谓之蕲艾。相传他处艾灸酒坛不能透，蕲艾一灸则直透彻，为异也。此草多生山原。二月宿根生苗成丛，其茎直生，白色，高四五尺。其叶四布，状如蒿，分为五尖，丫上复有小尖，面青背白，有茸而柔厚。七八月叶间出穗如车前穗，细花，结实累累盈枝，中有细子，霜后始枯。皆以五月五日连茎刈取，暴干收叶。先君月池子讳言闻，尝著蕲艾传一卷。有赞云：产于山阳，采以端午。治病灸疾，功非小补。又宗懔《荆楚岁时记》云：五月五日鸡未鸣时，采艾似人形者揽而取之，收以灸病甚验。是日采艾为人，悬于户上，可禳毒气。其茎干之，染麻油引火点灸炷，滋润灸疮，至愈不疼。亦可代替蓍，及作烛心。

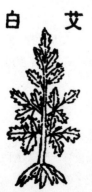

白　艾

叶

【修治】〔宗奭曰〕艾叶干捣，去青滓，取白，入石硫黄末少许，谓之硫黄艾，灸家用之。得米粉少许，可捣为末，入服食药用。〔时珍曰〕凡用艾叶，须用陈久者，治令细软，谓之熟艾。若生艾灸火，则伤人肌脉。故孟子云：七年之病，求三年之艾。拣取净叶，扬去尘屑，入石臼内木杵捣熟、罗去渣滓，取白者再捣，至柔烂如绵为度。用时焙燥，则灸火得力。入妇人丸散，须以熟艾，用醋煮干，捣成饼子，烘干再捣为末用。或以糯糊和作饼，及酒炒者，皆不佳。洪氏《容斋随笔》云：艾难著力，若入白茯苓三五片同碾，即时可作细末，亦一异也。

【气味】苦，微温，无毒。〔恭曰〕生寒，熟热。〔元素曰〕苦温，阴中之阳。〔时珍曰〕苦而辛，生温熟热，可升可降，阳也。人足太阴、厥阴、少阴之经。苦酒、香附为之使。

【主治】灸百病。可作煎，止吐血下痢，下部䘌疮，妇人漏血，利阴气，生肌肉，辟风寒，使人有子。作煎勿令见风。别录。捣汁服，止伤血，杀蛔虫。弘景。主衄血下血，脓血痢，水煮及丸散任用。苏恭。止崩血、肠痔血，搨金疮，止腹痛，安胎。苦酒作煎，治癣甚良。捣汁饮，治心腹一切冷气鬼气。甄权。治带下，止霍乱转筋，痢后寒热。大明。治带脉为病，腹胀满，腰溶溶如坐水中。好古。温中逐冷除湿。时珍。

【发明】〔诜曰〕春月采嫩艾作菜食，或和面作馄饨如弹子，吞三五枚，以饭压之，治一切鬼恶气，长服止冷痢。又以嫩艾作干饼子，用生姜煎服，止泻痢及产后泻血。甚妙。〔颂曰〕近世有单服艾者，或用蒸木瓜和丸，或作汤空腹饮，甚补虚赢；然亦有毒发则热气冲上，狂躁不能禁，至攻眼有疮出血者，诚不可妄服也。〔震亨曰〕妇人无子，多由血少不能摄精。俗医谓子宫虚冷，投以辛热，或服艾叶。不知艾性至热，入火灸则气下行，入药服则气上行。《本草》止言其温，不言其热。世人喜温，率多服之，久久毒发，何尝归咎于艾哉！予考苏颂图经而因默有感焉。〔时珍曰〕艾叶生则微苦太辛，熟则微辛太苦，生温熟热，纯阳也。可以取太阳真火，可以回垂绝元阳。服之则走三阴，而逐一切寒湿，转肃杀之气为融和。灸之则透诸经，而治百种病邪，起沉疴之人为康泰，其功亦大矣。苏恭言其生寒，苏颂言其有毒。一则见其能止诸血，一则见其热气上冲，遂谓其性寒有毒，误矣。盖不知血随气而行，气行则血散，热因久服致火上冲之故尔。夫药以治病，中病则止。若素有虚寒痼冷，妇人湿郁带漏之人，以艾和归、附诸药治其病，夫何不可？而乃妄意求嗣、服艾不辍，助以辛热，药性久偏，致使火躁，是谁之咎欤，于艾何尤？艾附丸治心腹少腹诸痛，调女人诸病，颇有深功。胶艾汤治虚痢，及妊娠产后下血，尤著奇效。老人丹田气弱，脐腹畏冷者，以熟艾入布袋兜其脐腹，妙不可言。寒食脚气，亦宜以此夹入袜内。

实

【气味】苦、辛，暖，无毒。

【主治】明目，疗一切鬼气。甄权。壮阳，助水脏腰膝，及暖子宫。大明。

【发明】〔诜曰〕艾子和干姜等分，为末，蜜丸梧子大。空心每服三丸，以饭三五匙压之，日再服。治百恶气，其鬼神速走出。田野之人，与此甚相宜也。

【附录】夏台〔别录有名未用曰〕味甘，主百疾，济绝气。〔弘景曰〕此药神奇乃尔，不复识用，可恨也。〔时珍曰〕艾名冰台，此名夏台，艾灸百病能回绝气，此主百病济绝气，恐是一物重出也，故附于艾后。

千年艾（纲目）

【集解】〔时珍曰〕千年艾出武当太和山中。小茎高尺许。其根如蓬蒿。其叶长寸余，无尖丫，面青背白。秋开黄花，如野菊而小，结实如青珠丹颗之状。三伏日采叶暴干。叶不似艾，而作艾香，搓之即碎，不似艾叶成茸也，羽流以充方物。

千 年 艾

叶

【气味】辛、微苦，温，无毒。

【主治】男子虚寒，妇人血气诸痛，水煎服之。时珍。

茵陈蒿（本经上品）

【释名】〔藏器曰〕此虽蒿类，经冬不死，更因旧苗而生，故名因陈，后加蒿字耳。〔时珍曰〕按张揖《广雅》及吴普《本草》并作因尘，不知何？

【集解】〔别录曰〕茵陈生太山及丘陵坡岸上，五月及立秋采，阴干。〔弘景曰〕今处处有之，似蓬蒿而叶紧细。秋后茎枯，经冬不死，至春又生。〔韩保升曰〕叶似青蒿而背白。〔大明曰〕茵陈出和州及南山岭上，一名石茵陈。〔颂曰〕近道皆有之，不及太山者佳。春初生苗，高三五寸，似蓬蒿而叶紧细，无花实，五月、七月采茎叶阴干，今谓之山茵陈。江宁府一种茵陈，叶大根粗，黄白色，至夏有花实。阶州一种白蒿，一似青蒿而背白，本土皆以为茵陈入药。今南方医人用山茵陈，乃有数种。或著其说云：山茵陈，汴京及北地用者，加艾蒿，叶细而背白，其气亦如艾，味苦，干则色黑。江南所用者，茎叶都似家茵陈而大，高三四尺，气极芬香、味甘辛，俗又名龙脑薄荷，吴中所用，乃石香菜也，叶至细，色黄味辛，甚香烈，

茵 陈 蒿

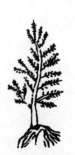

性温。若误作解脾药服，大令人烦。以本草论之，但有茵陈蒿，无山茵陈。注云：叶似蓬蒿而紧细。今汴京北地所用山茵陈是也。大体世方用山茵陈疗体痛，解伤寒发汗，行肢节滞气，化痰利膈，治劳倦最要。详本草正经，惟疗黄疸，利小便，与世方都不应。今试取汴京所用山茵陈为解肌发汗药，灼然少效；江南山茵陈疗伤寒脑痛绝胜。比见诸医议论，谓家茵陈亦能解肌下隔，去胸中烦。方家少用，但可研作饮服之。本草所无，自出俗方。茵陈蒿当别是一物，主疗自异，不得为山茵陈也。此说亦未可据。但以功较之，则江南者为胜；以经言之，则非本草所出。医方所用，更当考论尔。〔敩曰〕凡使须用叶有八角者，阴干，去根细锉，勿令犯火。〔时珍曰〕茵陈昔人多莳为蔬，故入药用山茵陈，所以别家茵陈也。洪舜俞《老圃赋》云，醋糟紫姜之掌，沐醢青陈之丝，是也。今淮扬人，二月二日犹采野茵陈苗，和粉面作茵陈饼食之。后人各据方士所传，遂致淆乱。今山茵陈二月生苗，其茎如艾。其叶如淡色青蒿而背白，叶歧紧细而扁整。九月开细花黄色，结实大如艾子，花实并与庵蕳花实相似，亦有无花实者。

茎叶

【气味】苦，平、微寒，无毒。〔普曰〕神农、岐伯、雷公：苦，无毒。黄帝：辛，无毒。〔权曰〕苦、辛，有小毒。〔大明曰〕石茵陈苦，凉，无毒。伏硇砂。〔张元素曰〕苦、甘，阴中微阳。入足太阳经。

【主治】风湿寒热邪气，热结黄疸。久服轻身益气耐老。面白悦长年。白兔食之仙。本经。治通身发黄，小便不利，除头热，去伏瘕。别录。通关节，去滞热，伤寒用之。藏器。石茵陈：治天行时疾热狂，头痛头旋，风眼疼，瘴疟。女人症瘕，并内损乏绝。大明。

【发明】〔弘景曰〕《仙经》云：白蒿，白兔食之仙。而今茵陈乃云此，恐是误耳。〔宗奭曰〕张仲景治伤寒热甚发黄，身面悉黄者，用之极效。一僧因伤寒后发汗不彻，有留热，面身皆黄，多热，期年不愈。医作食治不对，而食不减。予与此药，服五日病减三分之一，十日减三分之二，二十日病悉去。方用山茵陈、山栀子各三分，秦艽、升麻各四钱，为散。每用三钱，水四合，煎二合，去滓，食后温服，以知为度。此药以山茵陈为本，故书之。〔王好古曰〕张仲景茵陈栀子大黄汤，治湿热也。栀子柏皮汤，治燥热也。如苗涝则湿黄，苗旱则燥黄。湿则泻之，燥则润之可也。此二药治阳黄也。韩只和、李思训治阴黄，用茵陈附子汤。大抵以茵陈为君主，而佐以大黄、附子，各随其寒热也。

青蒿（本经下品）

【释名】草蒿本经、方溃本经、菣（音牵去声）、犱蒿蜀本、香蒿衍义。〔保升曰〕草蒿，江东人呼为犱蒿，为其气臭似犱也。北人呼为青蒿。《尔雅》云：蒿，菣也。孙炎注云：荆楚云间：谓蒿为菣。郭璞注云，今人呼青蒿香中炙啖者为菣，是也。〔时珍曰〕晏子曰：蒿，草之高者也。按《尔雅》诸蒿，独菣得单称为蒿，岂以诸蒿叶背皆白，而此蒿独青，异于诸蒿故耶？

青　蒿

【集解】〔别录曰〕青蒿生华阴川泽。〔弘景曰〕处处有之，即今青蒿，人亦取杂香菜食之。〔保升曰〕嫩时醋淹为菹，自然香。叶似茵陈蒿而背不白，高四五尺许。四月、五月采，日干入药。诗云：呦呦鹿鸣，食野之蒿。即此蒿也。〔颂曰〕青蒿春生苗，叶极细，可食。至夏高四五尺。秋后开细淡黄花，花下便结子，如粟米大，八九月采子阴干。根茎子叶并入药用，干炙作饮香尤佳。〔宗奭曰〕青蒿得春最早，人剪以为蔬，根赤叶香。沈括《梦溪笔谈》云：青蒿一类，自有二种，一种黄色，一种青色。《本草》谓之青蒿，亦有所别也。陕西银绥之间，蒿丛中时有一两窠，迥然青色者，土人谓之香蒿。茎叶与常蒿一同，但常蒿色淡青，此蒿深青，如松桧之色。至深秋余蒿并黄，此蒿犹青，其气芬芳。恐古人所用，以深青者为胜。不然，诸蒿何尝不青？〔时珍曰〕青蒿二月生苗，茎粗如指而肥软，茎叶色并深青。其叶微似茵陈，而面背俱青。其根白硬。七八月开细黄花颇香。结实大如麻子，中有细子。

【修治】〔敩曰〕凡使，惟中为妙，到膝即仰，到腰即俯。使子勿使叶，使根勿使茎，四件若同使，翻然成痼疾；采得叶，用七岁儿七个溺，浸七日七夜，漉出晒干。

叶、茎、根、子

【气味】苦，寒，无毒。〔时珍曰〕伏硫黄。

【主治】疥瘙痂痒恶疮，杀虱，治留热在骨节间，明目。本经。鬼气尸疰伏留，妇人血气，腹内满，及冷热久痢。秋冬用子，春夏用苗，并捣汁服。亦暴干为末，小便入酒和服。藏器。补中益气，轻身补劳，驻颜色，长毛发，令黑不老，兼去蒜发，杀风毒。心痛热黄，生捣汁服，并贴之。大明。治疟疾寒热。时珍。生捣傅金疮，止血止疼良。苏恭。烧灰隔纸淋汁，和石灰煎，治恶疮瘜肉黡瘢。孟诜。

【发明】〔颂曰〕青蒿治骨蒸热劳为最，古方单用之。〔时珍曰〕青蒿得春木少阳之气最早，故所主之证，皆少阳、厥阴血分之病也。按《月令通纂》，言伏内庚日，采青蒿悬于门庭内，可辟邪气。阴干为末，冬至、元旦各服二钱亦良。观此，则青蒿之治鬼疰伏尸，盖亦有所伏也。

子

【主治】明目开胃，炒用。治劳瘦，壮健人小便浸用之。治恶疮疥癣风疹，煎水洗之。大明。治鬼气，为末酒服方寸匕。孟诜。功同叶。时珍。

节间虫见虫部。

黄花蒿（纲目）

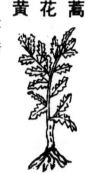

黄花蒿

【释名】臭蒿。

【集解】〔大明曰〕臭蒿一名草蒿。〔时珍曰〕香蒿、臭蒿通可名草蒿。此蒿与青蒿相似，但此蒿色绿带淡黄，气辛臭不可食，人家采以罨酱黄酒曲者是也。

叶

【气味】辛、苦，凉，无毒。

【主治】小儿风寒惊热。时珍。

子

【气味】辛，凉，无毒。

【主治】治劳，下气开胃，止盗汗及邪气鬼毒。大明。

白蒿（本经上品）

【释名】蘩尔雅、由胡尔雅、蒌蒿食疗、蔏音商。〔时珍曰〕白蒿有水陆二种，尔雅通谓之蘩，以其易蘩衍也。曰：蘩，皤蒿。即今陆生艾蒿也，辛熏不美。曰：蘩，由胡。即今水生蒌蒿也，辛香而美。曰：蘩之丑，秋为蒿。则通指水陆二种而言，谓其春时各有种名，至秋老则皆呼为蒿矣。曰藾，曰萧，曰荻，皆老蒿之通名，象秋气萧赖之气。

【集解】〔别录曰〕白蒿生中山川泽，二月采。〔弘景曰〕蒿类甚多，而俗中不闻呼白蒿者。方药家既不用，皆无复识之。〔恭曰〕《尔雅》：皤蒿，即白蒿也，所在有之。叶颇似细艾，上有白毛错涩，粗于青蒿。从初生至秋，白于众蒿。〔禹锡曰〕蓬蒿可以为茹。故诗笺云，以豆荐蘩茹也。陆玑《诗疏》云：凡艾白色为皤。今白蒿先诸草发生，香美可食，生蒸皆宜。〔颂曰〕此草古人以为菹；今人但食蒌蒿，不复食此。或疑白蒿即蒌蒿，而孟诜《食疗》又别著蒌蒿条，所说不同，明是二物，乃知古今食品之异也。又今阶州以白蒿为茵陈，其苗叶亦相似，然以入药，恐不可用也。〔时珍曰〕白蒿处处有之，有水陆二种。本草所用，盖取水生者，故曰生中山川泽，不曰山谷平地也。二种形状相似，但陆生辛熏，不及水生者香美尔。《诗》云：呦呦鹿鸣，食野之苹。苹即陆生皤蒿，俗呼艾蒿是矣。鹿食九种解毒之草，白蒿其一也。《诗》云：于以采蘩，

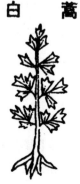

白　蒿

于沼于沚。《左传》云：萍蘩蕴藻之菜，可以荐于鬼神，羞于王公。并指水生白蒿而言，则《本草》白蒿之为蒌蒿无疑矣。郑樵《通志》谓苹为蒌蒿，非矣。鹿乃山兽，蒌乃水蒿。陆矶诗疏谓苹为牛尾蒿，亦非矣。牛尾蒿色青不白，细叶直上，状如牛尾也。蒌蒿生陂泽中，二月发苗，叶似嫩艾而歧细，面青背白。其茎或赤或白，其根白脆。采其根茎，生熟菹曝皆可食，盖嘉蔬也。景差大招云：吴酸蒿蒌不沾薄。谓吴人善调酸，瀹蒌蒿为齑，不沾不薄而甘美，此正指水生者也。

苗根

【气味】甘，平，无毒。〔思邈曰〕辛、平。〔时珍曰〕发疮疥。

【主治】五脏邪气，风寒湿痹，补中益气，长毛发令黑，疗心悬，少食常饥。久服轻身，耳目聪明不老。本经。生捣，醋淹为菹食，甚益人。捣汁服，去热黄及心痛。曝为末，米饮空心服一匙，治复月暴水痢。烧灰淋汁煎，治淋沥疾。孟诜。利膈开胃，杀河豚鱼毒。时珍。

【发明】〔弘景曰〕服食家七禽散云，白兔食白蒿仙，与庵䕡同法耳。〔时珍曰〕《本经》列白蒿于上品，有功无毒，而古今方家不知用，岂不得服之之诀欤？

子

【主治】鬼气。为末，酒服之，良。孟诜。

角蒿（唐本草）

【集解】〔恭曰〕角蒿似白蒿，花如瞿麦，红赤可爱，子似王不留行，黑色作角，七月、八月采。〔保升曰〕叶似蛇床、青蒿，子角似蔓菁，青黑而细，秋熟，所在皆有之。〔宗奭曰〕茎叶如青蒿，开淡红紫花，大约径三四分。花罢结角，长二寸许，微弯。〔斅曰〕凡使勿用红蒿并邪蒿，二味真似角蒿，只是此香而角短尔。采得，于槐砧上细锉用之。

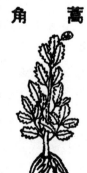

角　蒿

【气味】辛、苦，有小毒。

【主治】干湿诸恶疮有虫者。唐本。治口齿疮绝胜。宗奭。

蘽蒿（拾遗）

【释名】莪蒿尔雅、萝蒿同上、抱娘蒿〔时珍曰〕陆农师云：蘽之为言高也。莪，亦我也，莪科高也。可以覆蚕，故谓之萝。抱根丛生，故曰抱娘。

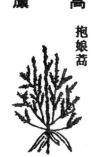

蘆蒿 抱娘蒿

【集解】〔时珍曰〕蘆蒿生高岗，似小蓟，宿根先于百草。尔雅云：莪，蘿是也。《诗小雅》云：菁菁者莪。陆玑注云：即莪蒿也。生泽国渐洳处。叶似斜蒿而细科，二月生。茎、叶可食，又可蒸，香美颇似蒌蒿。但味带麻，不似蒌蒿甘香。

【气味】辛，温，无毒。

【主治】破血下气，煮食之。藏器。

马先蒿（本经中品）

【释名】**马新蒿**唐本、**马矢蒿**本经、**练石草**别录、**烂石草**同上、**虎麻** 〔时珍曰〕蒿气如马矢，故名。马先，乃马矢字讹也。马新，又马先之讹也。〔弘景曰〕练石草，一名烂石草，即马矢蒿。今①方药不复用之。

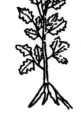

马先蒿

【集解】〔别录曰〕马先蒿、练石草，并生南阳川泽。〔恭曰〕叶大如茺蔚，花红白色。二月、八月采茎叶，阴干用。八月、九月实熟，俗谓之虎麻是也。一名马新蒿，所在有之。茺蔚苗短小，其小夏中熟。二物初生，极相似也。〔禹锡曰〕按《尔雅》云：蔚，牡菣。注云：即蒿之元子者。《诗》云：匪莪伊蔚。陆玑云：牡蒿也。三月始生，七月开花，似胡麻花而紫赤。八月生角，似小豆角，锐而长。一名马新蒿。是也。〔颂曰〕郭璞以牡菣为无子，而陆玑云有子，二说小异。今当用有子者为正。〔时珍曰〕《别录》牡蒿、马先蒿，原是二条。陆玑所谓有子者，乃马先蒿，而复引无子之牡蒿释之，误矣。牡蒿详见本条。

【气味】苦，平，无毒。〔别录曰〕练石草：寒。

【主治】**寒热鬼疰，中风湿痹，女子带下病，无子**。本经。**练石草：治五癃，破石淋、膀胱中结气，利水道小便**。别录。**恶疮**。弘景。

阴地厥

【集解】〔颂曰〕生邓州顺阳县内乡山谷。叶似青蒿，茎青紫色，花作小穗，微黄，根似细辛。七月采根用。〔时珍曰〕江浙亦有之。外家采制丹砂、硫黄。

---

① 今：原作"公"，据张本改。

根苗

【气味】甘、苦，微寒，无毒。

【主治】肿毒风热。苏颂。

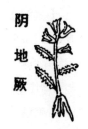

阴地厥

牡蒿（别录下品）

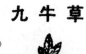

牡　蒿
齐头蒿

【释名】齐头蒿〔时珍曰〕《尔雅》：蔚，牡蘉。蒿之无子者，则牡之名以此也。诸蒿叶皆尖，此蒿叶独奓而秃，故有齐头之名。

【集解】〔别录曰〕牡蒿生田野，五月、八月采。〔弘景曰〕方药不复用。〔恭曰〕齐头蒿也，所在有之。叶似防风，细薄而无光泽。〔时珍曰〕齐头蒿三四月生苗，其叶扁而本狭，末多有秃歧。嫩时可茹。鹿食九草，此其一也。秋开细黄花，结实大如车前实，而内子微细不可见，故人以为无子也。

苗

【气味】苦、微甘，温，无毒。

【主治】充肌肤，益气，令人暴肥。不可久服，血脉满盛。别录。擂汁①服，治阴肿。时珍

九牛草

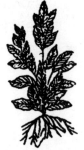

九　牛　草

【集解】〔颂曰〕生筠州山冈上。二月生苗，独茎，高一尺。叶似艾叶，圆而长，背有白毛，面青。五月采苗用。〔时珍曰〕陈嘉谟《本草蒙筌》以此为蕲艾，谬矣。

苗

【气味】微苦，有小毒。

【主治】解风劳，治身体痛。与甘草同煎服，不入众药用。苏颂。

---

① 汁：原作"溧"，据张本改。

茺蔚（本经上品）

【释名】益母本经、**益明**本经、**贞蔚**别录、**萑**尔雅（音推）、**野天麻**会编、**猪麻**纲目、**火杴**本经、**郁臭草**图经、**苦低草**图经**夏枯草**纲目、**土质汗**纲目。〔时珍曰〕此草及子皆充盛密蔚，故名茺蔚。其功宜于妇人及明目益精，故有益母之称。其茎方类麻，故谓之野天麻。俗呼为猪麻，猪喜食之一也。夏至后即枯，故亦有夏枯之名。近效方谓之土质汗。林亿云：质汗出西番，乃热血合诸药煎成，治金疮折伤。益母亦可作煎，治折伤，故名为土质汗也。〔禹锡曰〕《尔雅》：萑，蓷。注云：今茺蔚也，又名益母。刘歆云：蓷，臭秽也。臭秽，即茺蔚也。陆玑云：蓷，益母也。故曾子见之感思。

【集解】〔别录曰〕茺蔚生海滨池泽，五月采。〔弘景曰〕今处处有之。叶如荏，方茎，子形细长，有三棱。方用亦稀。〔颂曰〕今园圃及田野极多。郭璞注《尔雅》云：叶似荏，方茎白华，华生节间。节节生花，实似鸡冠子，黑色，茎作四方棱，五月采。又云九月采实，医方稀有用实者。〔宗奭曰〕茺蔚初春生时，亦可浸洗，淘去苦水。煮作菜食，凌冬不凋悴也。〔时珍曰〕茺蔚近水湿处甚繁。春初生苗如嫩蒿，入夏长三四尺，茎方如黄麻茎。其叶如艾叶而背青，一梗三叶，叶有尖歧。寸许一节，节节生穗，丛簇抱茎。四五月间，穗内开小花，红紫色，亦有微白色者。每萼内有细子四粒，粒大如同蒿子，有三棱，褐色，药肆往往以作巨胜子货之。其草生时有臭气，夏至后即枯，其根白色。苏颂《图经》谓其叶似荏，其子黑色，似鸡冠子，九月采实，寇宗奭衍义谓其凌冬不凋者，皆误传也。此草有白花、紫花二种，茎叶子穗皆一样，但白者能入气分，红者能入血分，别而用之可也。按《闺阁事宜》云：白花者为益母，紫花者为野天麻，返魂丹注云：紫花者为益母，白花者不是。陈藏器《本草》云：茺蔚生田野间，人呼为臭草。天麻生平泽，似马鞭草，节节生紫花，花中有子，如青葙子。孙思邈《千金方》云：天麻草、茎如火麻，冬生苗，夏着赤花，如鼠尾花。此皆似以茺蔚、天麻为二物，盖不知其是一物二种。凡物花皆有赤白，如牡丹、芍药、菊花之类是矣。又按郭璞《尔雅》注云：蓷（音推）即茺蔚，又名益母。叶似荏，白华，华生节间。又云：萑（音推），方茎，叶长而锐，有穗，穗间有花紫骠色，可以为饮，江东呼为牛蓣。据此则是萑、萑名本相同，但以花色分别之，其为一物无疑矣。宋人重修《本草》，以麻草误注天麻，尤为谬失。陈藏器《本草》又有錾菜，云生江南阴地，似益母，方茎对节白花，主产后血病。此即茺蔚之白花者，故其功主血病亦相同。

子

【修治】〔时珍曰〕凡用，微炒香，亦或蒸熟，烈日曝燥，舂簸去壳，取仁用。

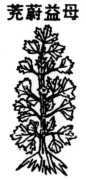

茺蔚益母

【气味】辛、甘，微温，无毒。〔别录曰〕甘，微寒。〔时珍曰〕甘辛，温。灰制硫黄。

【主治】明目益精，除水气，久服轻身。本经。疗血逆大热，头痛心烦。别①录。产后血胀。大明。春仁生食，补中益气。通血脉，填精髓，止渴润肺。吴瑞。治风解热，顺气活血，养肝益心，安魂定魄，调女人经脉，崩中带下，产后胎前诸病。久服令人有子。时珍。

【发明】〔震亨曰〕茺蔚子活血行气，有补阴之功，故名益母。凡胎前产后所恃者，血气也。胎前无滞，产后无虚，以其行中有补也。〔时珍曰〕茺蔚子味甘微辛，气温，阴中之阳，手、足厥阴经药也。白花者入气分，紫花者入血分。治妇女经脉不调，胎产一切血气诸病，妙品也，而医方鲜知用。时珍常以之同四物、香附诸药治人，获效甚多。盖包络生血，肝藏血。此物能活血补阴，故能明目益精，调经，治女人诸病也。东垣李氏言瞳子散大者，禁用茺蔚子，为其辛温主散，能助火也。当归虽辛温，而兼苦甘，能和血，故不禁之。愚谓目得血而能视，茺蔚行血甚捷，瞳子散大，血不足也，故禁之，非助火也。血滞病目则宜之，故曰明目。

茎〔大明曰〕苗、叶、根同功。

【气味】〔藏器曰〕寒。〔时珍曰〕茎、叶：味辛、微苦。花：味微苦、甘。根：味甘。并无毒。〔镜源曰〕制硫黄、雌黄、砒石。

【主治】瘾疹，可作浴汤。本经。捣汁服，主浮肿，下水，消恶毒疔肿、乳痈丹游等毒，并傅之。又服汁，主子死腹中，及产后血胀闷。滴汁入耳中，主聤耳。捣傅蛇虺毒。苏恭。入面药，令人光泽，治粉刺。藏器。活血破血，调经解毒，治胎漏产难，胎衣不下，血运血风血痛，崩中漏下，尿血泻血，疳痢痔疾，打扑内损瘀血，大便小便不通。时珍。

【发明】〔时珍曰〕益母草之根、茎、花、叶、实，并皆入药，可同用。若治手、足厥阴血分风热，明目益精，调女人经脉，则单用茺蔚子为良。若治肿毒疮疡，消水行血，妇人胎产诸病，则宜并用为良。盖其根茎花叶专于行，而子则行中有补故也。

錾菜（音惭 拾遗）

【集解】〔藏器曰〕錾菜生江南阴地，似益母，方茎对节，白花。〔时珍曰〕此即益母之白花者，乃《尔雅》所谓萑是也。其紫花者，《尔雅》所谓蘳是也。萑、蘳皆同一

---

① 别：原作"所"，江西本、张本俱作"别"，据改。

音，乃一物二种。故此条亦主血病，与益母功同。郭璞独指白花者为益母，
咎殷谓白花者非益母，皆欠详审。嫩苗可食，故谓之菜。寇宗奭言茺蔚嫩
苗可煮食，正合此也。

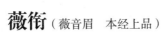

白花茺蔚

苗

【气味】辛，平，无毒。

【主治】破血，产后腹痛，煮汁服。藏器。

薇衔（薇音眉　本经上品）

【释名】糜衔本经、**鹿衔**唐本、**吴风草**唐本、**无心**吴普、**无
颠**吴普、**承膏**别录、**承肌**吴普。〔恭曰〕南人谓之吴风草。一名鹿衔草，
言鹿有疾，衔此草即瘥也。〔时珍曰〕据苏说，则薇衔、糜衔当作糜衔也。
鹿、糜一类也。按郦道元《水经注》云：魏兴锡山多生薇衔草，有风不偃，
无风独摇。则吴风亦当作无风，乃通。〔藏器曰〕一名无心草，非草之
无心者，方药少用。

【集解】〔别录曰〕薇衔生汉中川泽及冤句、邯郸。七月采茎叶，
阴干。〔恭曰〕此草丛生，似茺蔚及白头翁，其叶有毛，赤茎。又有大
小二种，楚人谓大者为大吴风草，小者为小吴风草。〔保升曰〕叶似茺蔚，丛生有毛，其
花黄色，其根赤黑色。

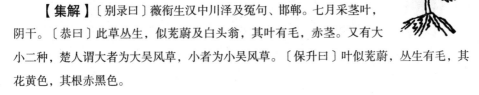

茎叶

【气味】苦，平，无毒。〔别录曰〕微寒。〔之才曰〕得秦皮良。

【主治】风湿痹历节痛，惊痫吐舌，悸气贼风，鼠瘘痈肿。本经。暴症，
逐水，疗痿躄。久服轻身明目。别录。妇人服之，绝产无子。藏器。煎水，洗
瘭疽甲疽恶疮。时珍。出外科精义。

【发明】〔时珍曰〕糜衔乃素问所用治风病自汗药，而后世不知用之，诚缺略也。
《素问》：黄帝曰：有病身热懈惰，汗出如浴，恶风少气，此为何病？岐伯曰：病名酒风。
治之以泽泻、术各三、五分，糜衔五分，合以三指撮为后饭。后饭者，先服药也。

【附录】无心草宋《图经》。〔颂曰〕生秦州及商州，凤翔各县皆出之。三月开花，
五月结实，六七月采根苗，阴干用。性温，无毒。主积血，逐气块，益筋节，补虚损，润
颜色，疗澼泄腹痛。〔时珍曰〕糜衔一名无心草，此草功用与之相近，其图形亦相近，恐
即一物也，故附之俟访考焉。鼠耳草亦名无心，与此不同。

夏枯草（本经下品）

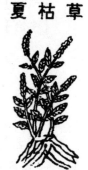

夏枯草

【释名】夕句本经乃东本经燕面别录铁色草 〔震亨曰〕此草夏至后即枯。盖禀纯阳之气，得阴气则枯，故有是名。

【集解】〔别录曰〕夏枯草生蜀郡川谷，四月采。〔恭曰〕处处有之，生平泽。冬至后生，叶似旋覆。三月、四月开花，作穗紫白色，似丹参花，结子亦作穗。五月梗枯，四月采之。〔时珍曰〕原野间甚多，苗高一二尺许，其茎微方。叶对节生，似旋覆叶而长大，有细齿，背白多纹。茎端作穗，长一二寸，穗中开淡紫小花，一穗有细子四粒。丹溪云无子，亦欠察矣。嫩苗渝过，浸去苦味，油盐拌之可食。

【正误】〔宗奭曰〕今谓之郁臭。自秋便生，经冬不悴，春开白花，夏结子。〔震亨曰〕郁臭草有臭味，即芜蔚是也；夏枯草无臭味，明是两物。俱生于春，夏枯先枯而无子，郁臭后枯而结子。

茎叶

【气味】苦、辛，寒，无毒。〔之才曰〕土瓜为之使。伏汞砂。

【主治】寒热瘰疬鼠瘘头疮，破症，散瘿结气，脚肿湿痹，轻身。本经。

【发明】〔震亨曰〕《本草》言夏枯草大治瘰疬散结气。有补养厥阴血脉之功，而不言及。观其退寒热，虚者可使；若实者以行散之药佐之，外以艾灸，亦渐取效。〔时珍曰〕黎居士易简方，夏枯草治目疼，用沙糖水浸一夜用，取其能解内热，缓肝火也。楼全善云：夏枯草治目珠疼至夜则甚者，神效。或用苦寒药点之反甚者，亦神效。盖目珠连目本，即系也，属厥阴之经。夜甚及点苦寒药反甚者，夜与寒亦阴故也。夏枯禀纯阳之气，补厥阴血脉，故治此如神，以阳治阴也。一男子至夜目珠疼。连眉棱骨，及头半边肿痛。用黄连膏点之反甚，诸药不效。灸厥阴、少阳，疼随止，半日又作。月余，以夏枯草二两，香附二两，甘草四钱，为末。每服一钱半，清茶调服。下咽则疼减半，至四五服良愈也。

刘寄奴草（唐本草）

【释名】金寄奴大明、乌藤菜纲目。〔时珍曰〕按李延寿《南史》云：宋高祖刘裕，小字寄奴。微时伐荻新州，遇一大蛇，射之，明日往，闻杵臼声。寻之，见童子数人皆青衣，于榛林中捣药，问其故。答曰：我主为刘寄奴所射，今合药傅之。裕曰：神何不杀之？曰：寄奴王者，不可杀也。裕叱之，童子皆散，乃收药而反。每遇金疮傅之即愈。人因称此草为刘寄奴草。郑樵《通志》云：江南人因汉时谓刘为卯金刀，乃呼刘为金，是以又有金寄奴之名。江东人谓之乌藤菜云。

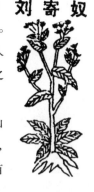

【集解】〔恭曰〕刘寄奴草生江南。茎似艾蒿，长三四尺，叶似山兰草而尖长，一茎直上有穗，叶互生，其子似稗而细。〔保升曰〕今出越州，蒿之类也。高四五尺，叶似菊，其花白色，其实黄白色作穗，夏月收苗干之。〔颂曰〕今河中府，孟州、汉中、滁州亦有之。春生苗。茎似艾蒿，上有四棱，高二三尺以来。叶青似柳，四月开碎小黄白花，形如瓦松，七月结实似黍而细，根淡紫色似莴苣，六月、七月采苗及花子通用。〔时珍曰〕刘寄奴一茎直上。叶似苍术，尖长糙涩，面[1]深背淡。九月茎端分开数枝，一枝攒簇十朵小花，白瓣黄蕊，如小菊花状。花罢有白絮，如苦买花之絮。其子细长，亦如苦买子。所云实如黍稗者，似与此不同，其叶亦非蒿类。

子苗同。

【修治】〔敩曰〕凡采得，去茎叶，只用实。以布拭去薄壳令净，拌酒蒸，从巳至申，暴干用。〔时珍曰〕茎、叶、花、子皆可用。

【气味】苦，温，无毒。

【主治】破血下胀。多服令人下痢。苏恭。下血止痛，治产后余疾，止金疮血，极效。别本。心腹痛，下气，水胀血气，通妇人经脉结，止霍乱水泻。大明。小便尿血，新者研末服。时珍。

曲节草

【释名】六月凌（音令）图经、**六月霜**纲目、**绿豆青**图经、**蛇蓝**　〔时珍曰〕此草性寒，故有凌、霜、绿豆之名。

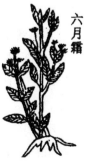

【集解】〔颂曰〕曲节草生均州。四月生苗，茎方色青有节，叶似刘寄奴而青软，七八月着花似薄荷，结子无用。五月、六月采茎叶，阴干。

茎叶

【气味】甘，平，无毒。

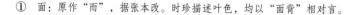

① 面：原作"而"，据张本改。时珍描述叶色，均以"面背"相对言。

【主治】发背疮，消痈肿，拔毒。同甘草作末，米汁调服。苏颂。

丽春草

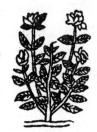

丽春草

【释名】仙女蒿图经定参草 〔颂曰〕丽春草生檀嵎山川谷，檀嵎山在高密界。河南淮阳郡、颍川及谯郡、汝南郡等，并呼为龙羊草。河北近山、邺郡、汲郡，并名丛兰艾。上党紫团山亦有，名定参草，又名仙女蒿。今所在有之。甚疗阴黄，人莫能知。〔时珍曰〕此草有殊功，而不著其形状。今罂粟亦名丽春草，九仙子亦名仙女娇，与此同名，恐非一物也。当俟博访。

花及根

【主治】阴黄黄疸。苏颂。

【发明】〔颂曰〕唐天宝中，颍川郡杨正进方，名医皆用有效。其方云：丽春草疗因时患伤热，变成阴黄，遍身壮热，小便黄赤，眼如金色，面又青黑，心头气痛，绕心如刺，头旋欲倒，兼胁下有瘕气，及黄疸等，经用有验。其药春三月采花，阴干一升，捣散。每平明空腹取三方寸匕，和生麻油一盏顿服，日一服，隔五日再进，以知为度。其根疗黄疸，捣汁一盏，空腹顿服，须臾即利三两行，其疾立已。一剂不能全愈，隔七日更一剂，永瘥。忌酒面猪鱼蒜粉酪等。

旋覆花（本经下品）

【释名】金沸草本经、**金钱花**纲目、**滴滴金**纲目、**盗庚**尔雅、**夏菊**纲目、**戴椹**别录。〔宗奭曰〕花缘繁茂，圆而覆下，故曰旋覆。〔时珍曰〕诸名皆因花状而命也。《尔雅》云：覆，盗庚也。盖庚者金也，谓其夏开黄花，盗窃金气也。《酉阳杂俎》云：金钱花一名毗尸沙，自梁武帝时始进入中国。

【集解】〔别录曰〕旋覆生平泽川谷。五月采花，日干，二十日成。〔弘景曰〕出近道下湿地，似菊花而大。别有旋葍根，出河南，北国亦有，形似芎藭，惟合旋葍膏用之，余无所用，非此旋覆花根也。〔保升曰〕叶似水苏，花黄如菊，六月至九月采花。〔颂曰〕今所在皆有。二月以后生苗，多近水旁，大似红蓝而无刺，长一二尺以来，叶如柳，茎细。六月开花如菊花，小铜钱大，深黄色。上党田野人呼为金钱花，七八月采花。今近道人家园圃所莳金钱花，花叶并同，极易繁盛，恐即旋覆花。〔宗奭曰〕旋覆叶如大菊，又如艾蒿。秋开花大如梧桐子，花淡黄色，其香过于菊。别有旋花，乃鼓子花，非此花也。见本条。

〔时珍曰〕花状如金钱菊。水泽边生者，花小瓣单；人家栽者，花大蕊簇，盖壤瘠使然。其根细白。俗传露水滴下即生，故易繁，盖亦不然。

旋覆花 金沸草

花

【修治】〔敩曰〕采得花，去蕊并壳皮及蒂子，蒸之，从巳至午，晒干用。

【气味】咸，温，有小毒。〔别录曰〕甘，微温，冷利。〔权曰〕甘，无毒。〔大明曰〕无毒。〔宗奭曰〕苦、甘、辛。

【主治】结气胁下满，惊悸，除水，去五脏间寒热，补中下气。本经。消胸上痰结，唾如胶漆，心胸痰水，膀胱留饮，风气湿痹，皮间死肉，目中眵䁾，利大肠，通血脉，益色泽。别录。主水肿，逐大腹，开胃，止呕逆不下食。甄权。行痰水，去头目风。宗奭。消坚软痞，治噫气。好古。

【发明】〔颂曰〕张仲景治伤寒汗下后，心下痞坚，噫气不除，有七物旋覆代赭汤；杂治妇人，有三物旋覆汤。胡洽居士治痰饮在两胁胀满，有旋覆花丸，用之尤多。〔成无己曰〕硬则气坚，旋覆之咸，以软痞坚也。〔震亨曰〕寇宗奭言其行痰水去头目风，亦走散之药。病人涉虚者，不宜多服，冷利大肠，宜戒之。〔时珍曰〕旋覆乃手太阴肺、手阳明大肠药也。所治诸病，其功只在行水下气通血脉尔。李卫公言嗅其花能损目。唐慎微《本草》误以旋花根方收附此下，今改正之。

叶

【主治】傅金疮，止血。大明。**治疗疮肿毒。**时珍。

根

【主治】风湿。别录。

青葙（本经下品）

【释名】草蒿本经、萋蒿本经、**昆仑**唐本、**野鸡冠**纲目、**鸡冠苋**纲目、**子名草决明**本经。〔时珍曰〕青葙名义未详。胡麻叶亦名青蘘，此草又多生于胡麻地中，与之同名，岂以其相似而然耶？青蒿亦名草蒿，其功相似，而名亦相同，何哉？其子明目，与决明子同功，故有草决明之名。其花叶似鸡冠，嫩苗似苋，故谓之鸡冠苋。郑樵通志言俗名牛尾蒿者，误矣。

【集解】〔别录曰〕青葙生平谷道旁。三月采茎叶，阴干。五月六月采子。〔弘景曰〕处处有之，似麦栅花，其子甚细。别有草蒿，或作草藁，主疗殊相类，形名又相似可疑，而实两种也。〔恭曰〕此草苗高尺余，叶细软，花紫白色，实作角，子黑而扁光，似苋实而大，生下湿地，四月、五月采[①]，荆襄人名为昆仑草。〔颂曰〕今江淮州郡近道亦有之。二月生青苗，长三四尺。叶阔似柳而软。茎似蒿，青红色。六月、七月内生花，上红下白。子黑光而扁，似莨菪。根亦以蒿根而白，直下独茎生根。六月、八月采子。〔时珍曰〕青葙生田野间，嫩苗似苋可食，长则高三四尺。苗叶花实与鸡冠花一样无别。但鸡冠花穗或有大而扁或团者。此则梢间出花穗，尖长四五寸，状如兔尾，水红色，亦有黄白色者。子在穗中，与鸡冠子及苋子一样难辨。苏恭言其结角，误矣。萧炳言黄花者名陶珠术，与陈藏器所说不同。又有天灵草，亦此类也，并附于下。

青葙

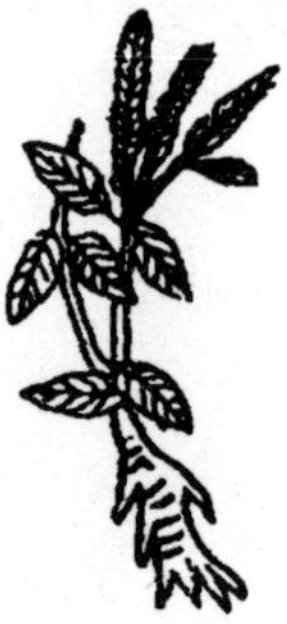

【附录】桃朱术〔炳曰〕青葙一种花黄者，名陶朱术，苗相似。〔藏器曰〕桃朱术生园中，细如芹，花紫，子作角。以镜向旁敲之，则子自发。五月五日乃收子，带之令妇人为夫所爱。**雁来红**〔时珍曰〕茎叶穗子并与鸡冠同。其叶九月鲜红，望之如花，故名。吴人呼为老少年。一种六月叶红者，名十样锦。**天灵草**〔时珍曰〕按《土宿真君本草》云：状如鸡冠花，叶亦如之，折之有液如乳，生江湖荆南陂池间。五月取汁，可制雄、硫，煮雌炼砂。**思蓂子**〔敩曰〕思蓂子、鼠细子，二件真似青葙子，只是味不同。思蓂子味跙，煎之有涎。

茎叶

【修治】〔敩曰〕凡用先烧铁杵臼，乃捣用之。

【气味】苦，微寒，无毒。

【主治】邪气，皮肤中热，风瘙身痒，杀三虫。本经。**恶疮疥虱痔蚀，下部䘌疮。**别录。**捣汁服，大疗温疬。**苏恭。**止金疮血，**大明。

子

【气味】苦，微寒，无毒。〔权曰〕苦，平。

【主治】唇口青。本经。**合五脏邪气，益脑髓。镇肝，明耳目，坚筋骨，去风寒湿痹。**大明。**治肝脏热毒冲眼，赤障青盲翳肿，恶疮疥疮。**甄权。

【发明】〔炳曰〕理眼，有青葙子丸。〔宗奭曰〕青葙子，经中不言治眼，《惟药性论》《日华子》始言治肝明目。令人多用治眼，殊与经意不相当。〔时珍曰〕青葙子治眼，与决明子、苋实同功。《本经》虽不言治眼，而云一名草决明，主唇口青，则其明目之功可知矣。目者肝之窍，唇口青者足厥阴经之证，古方除热亦多用之，青葙子之为厥阴药，又可知矣。况用之治目，往往有验，尤可征。据《魏略》云：初平中有青牛先生，常服青箱子丸，年百余岁，如五六十者。

---

① 采：原脱，据张本补入。《政和本草》卷十青葙子条亦有之。

鸡冠（宋嘉祐）

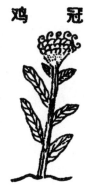

鸡冠

【释名】〔时珍曰〕以花状命名。

【集解】〔时珍曰〕鸡冠处处有之。三月生苗，入夏高者五六尺，矬者才数寸。其叶青柔，颇似白苋菜而窄，梢有赤脉。其茎赤色，或圆或扁，有筋起。六七月梢间开花，有红、白、黄三色。其穗圆长而尖者，俨如青葙之穗；扁卷而平者，严如雄鸡之冠。花大有围一二尺者，层层卷出可爱。子在穗中，黑细光滑，与苋实一样。其穗如秕麦状。花最耐久，霜后始蔫。

苗

【气味】甘，凉，无毒。

【主治】疮痔及血病。时珍。

子

【气味】甘，凉，无毒。

【主治】止肠风泻血，赤白痢。藏器。崩中带下，入药炒用。大明。

花

【气味】同上。

【主治】痔漏下血，赤白下痢，崩中赤白带下，分赤白用。时珍

红蓝花（宋开宝）

【释名】红花开宝黄蓝 〔颂曰〕其花红色，叶颇似蓝，故有蓝名。

【集解】〔志曰〕红蓝花即红花也，生梁汉及西域。《博物志》云：张骞得种于西域。今魏地亦种之。〔颂曰〕今处处有之。人家场圃所种，冬月布子于熟地，至春生苗，夏乃有花。花下作梂猬多刺，花出梂上。圃人乘露采之，采已复出，至尽而罢。梂中结实，白颗如小豆大。其花暴干，以染真红，又作胭脂。〔时珍曰〕红花二月、八月、十月皆可以下种，雨后布子，如种麻法。初生嫩叶、苗亦可食。其叶如小蓟叶。至五月开花，如大蓟花而红色。侵晨采花捣熟，以水淘，布袋绞去黄汁又捣，以酸粟米泔清又淘，又绞袋去汁，以青蒿覆一宿，晒干，或捏成薄饼，阴干收之。入药搓碎用。其子五月收采，淘净捣碎煎汁，入醋拌蔬食，极肥美。又可

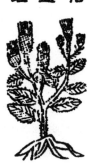

红蓝花

为车脂及烛。

花

【气味】辛，温，无毒。〔元素曰〕入心养血，谓其苦温，阴中之阳，故入心。佐当归，生新血。〔好古曰〕辛而甘苦温，肝经血分药也。入酒良。

【主治】产后血运口噤，腹内恶血不尽绞痛，胎死腹中，并酒煮服。亦主蛊毒。开宝。多用破留血，少用养血。震亨。活血润燥，止痛散肿，通经。时珍。

【发明】〔时珍曰〕血生于心包，藏于肝，属于冲任。红花汁与之同类，故能行男子血脉，通女子经水。多则行血，少则养血。按《养疴漫笔》云：新昌徐氏妇，病产运已死，但胸膈微热。有名医陆氏曰：血闷也。得红花数十斤，乃可活。遂亟购得，以大锅煮汤，盛三桶于窗格之下，异妇寝其上熏之，汤冷再加。有顷指动，半日乃苏。按此亦得唐许胤宗以黄芪汤熏柳太后风病之法也。

子

【主治】天行疮痘。水吞数颗。开宝。功与花同。苏颂。

苗

【主治】生捣，涂游肿。开宝。

番红花（纲目）

【释名】洎夫蓝纲目、撒法郎。

【集解】〔时珍曰〕番红花，出西番回回地面及天方国，即彼地红蓝花也。元时以入食馔用。按张华《博物志》言，张骞得红蓝花种于西域，则此即一种，或方域地气稍有异耳。

【气味】甘，平，无毒。

【主治】心忧郁积，气闷不散，活血。久服令人心喜。又治惊悸。时珍。

番 红 花

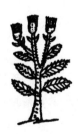

燕脂（纲目）

【释名】䪡䴗〔时珍曰〕按伏候《中华古今》注云：燕脂起自纣，以红蓝花汁凝作之。调脂饰女面，产于燕地，故曰燕脂，或作䪡䴗。匈奴人名妻为阏氏，音同燕脂，谓其颜色可爱如燕脂也。俗作臙肢、胭支者，并谬也。

【集解】〔时珍曰〕燕脂有四种：一种以红蓝花汁染胡粉而成，乃苏鹗《演义》所谓燕脂叶似蓟，花似蒲，出西方，中国谓之红蓝，以染粉为妇人面色者也。一种以山燕脂花汁染粉而成，乃段公路北户录所谓端州山间有花丛生，叶类蓝，正月开花似蓼，土人采含苞者为燕脂粉，亦可染帛，如红蓝者也。一种以山榴花汁作成者，郑虔《胡本草》中载之。一种以紫矿染绵而成者，谓之胡燕脂，李珣《南海药谱》载之，今南人多用紫矿燕脂，俗呼紫便是也。大抵皆可入血病药用。又落葵子亦可取汁和粉筋[①]面，亦谓之胡燕脂，见菜部。

【气味】甘，平，无毒。

【主治】小儿聤耳，浸汁滴之。开宝。活血，解痘毒。时珍。

大蓟、小蓟

【释名】虎蓟弘景、马蓟范汪、猫蓟弘景、刺蓟日华、山牛蒡日华、鸡项草图经、千针草图经、野红花纲目。〔弘景曰〕大蓟是虎蓟，小蓟是猫蓟，叶并多刺，相似。田野甚多，方药少用。〔时珍曰〕蓟犹髻也，其花如髻也。曰虎、曰猫，因其苗状狰狞也。曰马者，大也。牛蒡，因其根似牛蒡根也。鸡项，因其茎似鸡之项也。千针、红花，皆其花状也。郑樵《通志》谓《尔雅》之繁曰狗毒者即此，未知是否？〔藏器曰〕蓟门以多蓟得名，当以北方者为胜也。

【集解】〔别录曰〕大小蓟，五月采。〔恭曰〕大小蓟叶虽相似，功力有殊。大蓟生山谷，根疗痈肿；小蓟生平泽，不能消肿，而俱能破血。〔颂曰〕小蓟处处有之，俗名青刺蓟。二月生苗，二三寸时，并根作菜，茹食甚美。四月高尺余，多刺，心中出花，头如红蓝花而青紫色，北人呼为千针草。四月采苗，九月采根，并阴干用。大蓟苗根与此相似，但肥大尔。〔宗奭曰〕大小蓟皆相似，花如髻。但大蓟高三四尺，叶皱；小蓟高一尺许，叶不皱，以此为异。作菜虽有微芒，不害人。

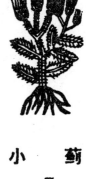

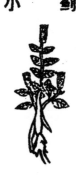

大蓟根叶同。

【气味】甘，温，无毒。〔弘景曰〕有毒。〔权曰〕苦，平。〔大明曰〕叶凉。

【主治】女子赤白沃，安胎，止吐血鼻衄，令人肥健。别录。捣根绞汁服半升，主崩中血下立瘥。甄权。叶：治肠痈，腹脏瘀血，作运扑损，生研，

酒并小便任服。又恶疮疥癣，同盐研罨之。大明。

小蓟根苗同。

【气味】甘，温，无毒。〔大明曰〕叶凉。

【主治】养精保血。别录。破宿血，生新血，暴下血血崩，金疮出血，呕血等，绞取汁温服。作煎和糖，合金疮，及蜘蛛蛇蝎毒，服之亦佳。藏器。治热毒风，并胸膈烦闷，开胃下食，退热，补虚损。苗：去烦热，生研汁服。并大明。作菜食，除风热。夏月热烦不止，捣汁半升服，立瘥。孟诜。

【发明】〔大明曰〕小蓟力微，只可退热，不似大蓟能健养下气也。〔恭曰〕大小蓟皆能破血。但大蓟兼疗痈肿，而小蓟专主血，不能消肿也。

续断（本经上品）

【释名】属折本经、接骨别录、龙夏别录、南草〔时珍曰〕续断、属折、接骨，皆以功命名也。

【集解】〔别录曰〕续断生常山山谷，七月、八月采，阴干。〔普曰〕出梁州，七月七日采。〔弘景曰〕按《桐君药录》云：续断生蔓延，叶细茎如荏，大根本，黄白有汁，七月、八月采根。今皆用茎叶节节断，皮黄皱，状如鸡脚者，又呼为桑上寄生。时人又有接骨树，高丈余许，叶似蒴藋，皮主金疮。广州又有续断藤，一名诸藤，断其茎，以器承取汁饮，疗虚损绝伤，用沐头，长发，折枝插地即生。恐皆非真。李当之云是虎蓟，与此大乖，但虎蓟亦疗血。〔恭曰〕所在山谷皆有。今俗用者，叶似苎而茎方，根如大蓟，黄白色。陶说非也。〔颂曰〕今陕西、河中、兴元、舒、越、晋、绛诸州亦有之。三月以后生苗，干四棱，似苎麻，叶两两相对而生。四月开花，红白色，似益母花。根如大蓟，赤黄色。谨按范汪方云：续断即是马蓟，与小蓟叶相似，但大于小蓟尔。叶似旁翁菜而小厚，两边有刺，刺人，其花紫色，与今越州所图者相类。而市之货者，亦有数种，少能辨其粗良。医人但以节节断、皮黄皱者为真。〔敩曰〕凡使勿用草茅根，缘真相似，若误服令人筋软。〔时珍曰〕续断之说不一。桐君言是蔓生，叶似荏。李当之、范汪并言是虎蓟。《日华子》言是大蓟，一名山牛蒡。苏恭、苏颂皆言叶似苎麻，根似大蓟，而名医别录复出大小蓟条，颇难依据。但自汉以来，皆以大蓟为续断，相承久矣。究其实，则二苏所云，似与桐君相符，当以为正。今人所用，以州中来，色赤而瘦，折之有烟尘起者为良焉。郑樵《通志》谓范汪所说者乃南续断，不知何据？盖以别川续断耳。

续 断

根

【修治】〔斅曰〕凡采得根，横切锉之，又去向里硬筋，以酒浸一伏时，焙干，入药用。

【气味】苦，微温，无毒。〔别录曰〕辛。〔普曰〕神农、雷公、黄帝，李当之：苦，无毒。扁鹊：辛，无毒。〔之才曰〕地黄为之使，恶雷丸。

【主治】伤寒，补不足，金疮痈伤折跌，续筋骨，妇人乳难。久服益气力。本经。妇人崩中漏血，金疮血内漏，止痛生肌肉，及跌伤恶血腰痛，关节缓急。别录。去诸温毒，通宣血脉。甄权。助气，补五劳七伤，破症结瘀血，消肿毒，肠风痔瘘、乳痈瘰疬，妇人产前后一切病，胎漏，子宫冷，面黄虚肿，缩小便，止泄精尿血。大明。

【发明】〔时珍曰〕宋张叔潜秘书，知剑州时，其阁下病血痢。一医用平胃散一两，入川续断末二钱半，每服二钱，水煎服即愈。绍兴壬子，会稽时行痢疾。叔潜之子以方传人，往往有验。小儿痢服之皆效。

苦芺（音祅别录下品）

【释名】钩芺尔雅、苦板 〔时珍曰〕凡物榉曰芺，此物嫩时可食，故以名之。

【集解】〔弘景曰〕苦芺处处有之，伧人取茎生食之。〔保升曰〕所在下湿地有之，茎圆无刺，可生啖，子若猫蓟。五月五日采苗，暴干。〔恭曰〕今人以为漏卢，非也。〔时珍曰〕《尔雅》：钩芺，即此苦芺也。大如拇指，中空，茎头有苔似蓟，初生可食。许慎《说文》言江南人食之下气。今浙东人清明节采其嫩苗食之，云一年不生疮疖。亦捣汁和米为食，其色清，久留不败。《造化指南》云：苦板大者名苦芺，叶如地黄，味苦，初生有白毛，入夏抽茎有毛，开白花甚繁，结细实。其无花实者，名地胆草，汁苦如胆也。处处湿地有之。入炉火家用。

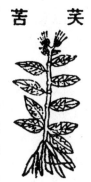

苦 芺

苗

【气味】苦，微寒，无毒。

【主治】面目通身漆疮。烧灰傅之，亦可生食。别录。烧灰疗金疮，甚验。弘景。治丹毒。大明。煎汤洗痔，甚验。汪颖。下气解热。时珍。

漏卢（本经上品）

【释名】**野兰**本经、**荚蒿**苏恭、**鬼油麻**日华。〔时珍曰〕屋之西北黑处谓之漏。凡物黑色谓之卢。此草秋后即黑，异于众草，故有漏卢之称。《唐韵》作蘮。其荚如麻，故俗呼为鬼油麻云。

【集解】〔别录曰〕漏卢生乔山山谷，八月采根，阴干。〔弘景曰〕乔山应是黄帝所葬处，乃在上郡。及出近道，市人取苗用之。俗中取根名鹿骊根，苦酒摩以疗疮疥。〔恭曰〕此药俗名荚蒿，茎叶似白蒿。花黄，生荚，长似细麻之荚，大如箸许，有四五瓣，七八月后皆黑，异于众草，蒿之类也。常用其茎叶及子，未见用根。其鹿骊，山南谓之木黎芦，有毒，非漏卢也，今人以马蓟似苦者为漏卢，亦非也。〔志曰〕《别录》言漏卢茎大如箸，高四五尺，子房似油麻房而小。江东人取其苗用，胜于根。江宁及上党者佳。陶云鹿骊，苏云木黎芦，皆非也。漏卢自别。〔藏器曰〕南人用苗，北土用根，乃树生，如茱萸树，高二三尺，有毒杀虫，山人以洗疮疥。〔保升曰〕叶似角蒿，今曹、兖州下湿处最多。六月、七月采茎，日干，黑于众草。〔大明曰〕花苗并可用。形并气味似干牛蒡，头上有白花子。〔颂曰〕今汴东州郡及奉、海州皆有之。旧说茎叶似白蒿，花黄白荚，茎若箸大，房类油麻而小。今诸郡所图上，惟单州者差相类。

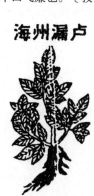

单州漏卢

沂州漏卢

沂州者花叶颇似牡丹。秦州者花似单叶寒菊，紫色，五七枝同一干。海州者花紫碧，如单叶莲花，花萼下及根旁有白茸裹之，根如蔓青而细，又类葱本，黑色，淮甸人呼为老翁花。三州所生花虽别，而叶颇相类，但秦、海州者叶更作锯齿状。一物而殊类如此，医家何所适从？当依旧说，似单州出者为胜。又本草飞廉一名漏卢，云与苦芺相类，其根生则肉白皮黑，干则黑如玄参，七八月采花阴干用。所说与秦州、海州所图漏卢花叶及根颇相近，然彼人但名漏卢，不曰飞廉也。〔敩曰〕一种真似漏卢，只是味苦酸，误服令人吐不止。〔时珍曰〕按沈存中《笔谈》云：今方家所用漏卢乃飞廉也。飞廉一名漏卢，苗似苦芺，根如牛蒡绵头者是也。采时用根。今闽中所谓漏卢，茎如油麻，高六七尺，秋深枯黑如漆，采时用苗，乃真漏卢也。余见飞廉下。

海州漏卢

根苗

【修治】〔敩曰〕凡采得漏卢，细锉，以生甘草相对拌蒸之，从巳至申，拣出晒干用。

【气味】**咸、寒，无毒**。〔别录曰〕大寒。〔藏器曰〕有毒。

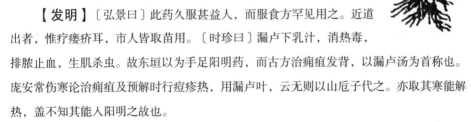

秦州漏卢

〔杲曰〕无毒。足阳明本经药也。〔之才曰〕连翘为之使。

【主治】皮肤热毒，恶疮疽痔，湿痹，下乳汁。久服轻身益气，耳目聪明，不老延年。本经。止遗溺，热气疮痒如麻豆，可作浴汤。别录。通小肠，泄精尿血，肠风，风赤眼，小儿壮热，扑损，续筋骨，乳痈瘰疬金疮，止血排脓，补血长肉，通经脉。大明。

【发明】〔弘景曰〕此药久服甚益人，而服食方罕见用之。近道出者，惟疗瘘疥耳，市人皆取苗用。〔时珍曰〕漏卢下乳汁，消热毒，排脓止血，生肌杀虫。故东垣以为手足阳明药，而古方治痈疽发背，以漏卢汤为首称也。庞安常伤寒论治痈疽及预解时行痘疹热，用漏卢叶，云无则以山厄子代之。亦取其寒能解热，盖不知其能入阳明之故也。

飞廉（本经上品）

【释名】漏卢别录、木禾别录、飞雉同上、飞轻同、伏兔同、伏猪同、天荠同。

〔时珍曰〕飞廉，神禽之名也。其状鹿身豹文，雀头蛇尾，有角，能致风气。此草附茎有皮如箭羽，复疗风邪，故有飞廉、飞雉、飞轻诸名。

【集解】〔别录曰〕飞廉生河内川泽；正月采根，七月、八月采花，阴干。〔弘景曰〕处处有之。极似苦芙，惟叶多刻缺，叶下附茎，轻有皮起似箭羽，其花紫色。俗方殆无用，而道家服其枝茎，可得长生，又入神枕方。今既别有漏卢，则此漏卢乃别名尔。〔恭曰〕此有两种：一种生平泽中，是陶氏所说者，一种生山冈上者，叶颇相似，而无刻缺，且多毛，其茎赤，无羽，其根直下，更无旁枝，生则肉白皮黑，中有黑脉，日干则黑如玄参。用茎叶及根，疗疳蚀杀虫，与平泽者俱有验。今俗以马蓟似苦芙者为漏卢，并非是也。〔保升曰〕叶似苦芙，茎似软羽，花紫色，子毛白。所在平泽皆有，五月、六月采，日干。〔敦曰〕凡使勿用赤脂蔓，与飞廉形状相似，只赤脂蔓见酒则色便如血，以此可表识之。〔颂曰〕今秦州所图漏卢，花似单叶寒菊，紫色，五七枝同一干。海州所图漏卢，花紫碧色，如单叶莲花，花萼下及根旁有白茸裹之，根黑色，如蔓青而细，又类葱本，与陶、苏所说飞廉相近，然彼但谓之漏卢。今医家罕有用飞廉者，不能的识。〔时珍曰〕飞廉亦蒿类也。苏颂《图经》疑海州所图之漏卢是飞廉。沈存中《笔谈》亦言飞廉根如牛蒡而绵头。古方漏卢散下云，用有白茸者。则是有白茸者乃飞廉无疑矣。今考二物气味功用俱不相远，似可通用，岂或一类有数种，而古今名称各处不同乎？

飞　廉

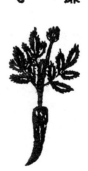

根及花

【修治】〔敩曰〕凡用根，先刮去粗皮，杵细，以苦酒拌一夜，漉出，日干细杵用。

【气味】苦，平，无毒。〔权曰〕苦、咸，有毒。〔之才曰〕得乌头良，恶①麻黄。

【主治】骨节热，胫重酸疼。久服令人身轻。本经。头眩顶重，皮间邪风，如蜂蝥针刺，鱼子细起，热疮痈疽痔，湿痹，止风邪咳嗽，下乳汁。久服益气明目不老，可煮可干用。别录。主留血。疗疳蜃蚀，杀虫。苏恭。小儿疳痢，为散，浆水服，大效。萧炳。治头风旋运。时珍。

【发明】〔时珍曰〕葛洪《抱朴子》书，言飞廉单服可轻身延寿。又言服飞廉煎，可远涉疾行，力数倍于常。《本经》《别录》所列亦是良药，而后人不知用，何哉？

苧麻（别录下品）

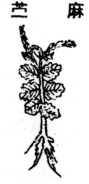

苧　麻

【释名】〔时珍曰〕苧麻作纻，可以积纻，故谓之纻。凡麻丝之细者为絟，粗者为纻。陶弘景云：苧即今绩苧麻是也。麻字从广，从枾（音派），象屋下枾麻之形。广音掩。

【集解】〔颂曰〕苧麻旧不著所出州土，今闽、蜀、江、浙多有之。剥其皮可以绩布。苗高七八尺。叶如楮叶而无叉，面青背白，有短毛。

夏秋间著细穗青花。其根黄白而轻虚，二月、八月采。按陆玑《草木疏》云：苧一科数十茎，宿根在土中，至春自生，不须栽种。荆扬间岁三刈，诸园种之岁再刈，便剥取其皮，以竹刮其表，厚处自脱，得里如筋者煮之，用绩布。今江、浙、闽中尚复如此。〔宗奭曰〕苧如荨麻，花如白杨而长成穗，每一朵凡数十穗，青白色。〔时珍曰〕苧，家苧也。又有山苧，野苧也。有紫苧，叶面紫；白苧，叶面青，其背皆白。可刮洗煮食救荒，味甘美。其子茶褐色，九月收之，二月可种，宿根亦自生。

根

【气味】甘，寒，无毒。〔权曰〕甘，平。〔大明曰〕甘、滑、冷，无毒。

【主治】安胎，贴热丹毒。别录。治心膈热，漏胎下血，产前后心烦，天行热疾，大渴大狂，服金石药人心热，罯毒箭蛇虫蛟。大明。沤苧汁，止消渴。别录。

【发明】〔震亨曰〕苧根大能补阴而行滞血，方药或恶其贱，似未曾用也。〔藏器曰〕苧性破血，将苧麻与产妇枕之，止血运。产后腹痛，以苧安腹上即止也。又蚕咬人毒

入肉，取苎汁饮之。今人以子近蚕种，则蚕不生是矣。

叶

【气味】同根。

【主治】**金疮伤折血出，瘀血。**时珍

【发明】〔时珍曰〕苎麻叶甚散血，五月五日收取，和石灰捣作团，晒干收贮。遇有金疮折损者，研末傅之，即时血止，且易痂也。按李仲南永类方云：凡诸伤瘀血不散者，五六月收野苎叶、苏叶，擂烂，傅金疮上。如瘀血在腹内，顺流水绞汁服即通，血皆化水。以生猪血试之，可验也。秋冬用干叶亦可。

苘麻（苘音顷　唐本草）

【释名】**白麻**　〔时珍曰〕苘，一作䔛，又作檾。种必连顷，故谓之䔛也。

【集解】〔恭曰〕苘即䔛麻也。今人取皮作布及索者。实似大麻子，九月、十月采，阴干。〔颂曰〕处处有之。北人种以绩布，及打绳索。苗高四五尺或六七尺，叶似苎而薄，花黄，实壳如蜀葵，其中子黑色。〔时珍曰〕苘麻今之白麻也。多生卑湿处，人亦种之。叶大似桐叶，团而有尖。六七月开黄花。结实如半磨形，有齿，嫩青老黑，中子扁黑，状如黄葵子。其茎轻虚洁白。北人取皮作麻。以茎蘸硫黄作焠灯，引火甚速。其嫩子，小儿亦食之。

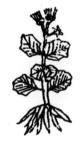

苘　麻

实

【气味】苦，平，无毒。

【主治】**赤白冷热痢，炒研为末，每蜜汤服一钱。痈肿无头者，吞一枚。**苏恭。**生眼翳瘀肉，起倒睫拳毛。**时珍。

根

【主治】**亦治痢，古方用之。**苏颂。

大青

【释名】〔时珍曰〕其茎叶皆深青，故名。

【集解】〔别录曰〕大青三四月采茎，阴干。〔弘景曰〕今出东境及边道，紫茎长尺许，茎叶皆用。〔颂曰〕今江东州郡及荆南、眉、蜀、濠诸州皆有之。春生

青紫茎，似石竹苗叶，花红紫色，似马蓼，亦似芫花，根黄，三月、四月采茎叶，阴干用。〔时珍曰〕处处有之。高二三尺，茎圆。叶长三四寸，面青背淡，对节而生。八月开小花，红色成簇。结青实大如椒颗，九月色赤。

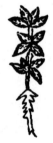

茎叶

【气味】苦，大寒，无毒。〔权曰〕甘。〔时珍曰〕甘、微咸，不苦。

【主治】时气头痛－大热口疮。别录。除时行热毒，甚良。弘景。治温疫寒热。甄权。治热毒风，心烦闷，渴疾口干，小儿身热疾风疹，及金石药毒。涂罯肿毒。大明。主热毒痢，黄疸、喉痹、丹毒。时珍。

【发明】〔颂曰〕古方治伤寒黄汗、黄疸等，有大青汤。又治伤寒头身强、腰脊痛，葛根汤内亦用大青。大抵时疾多用之。〔时珍曰〕大青气寒，味微苦咸，能解心胃热毒，不特治伤寒也。朱肱活人书，治伤寒发赤斑烦痛，有犀角大青汤、大青四物汤。故李象先《指掌赋》云：阳毒则狂斑烦乱，以大青、升麻，可回困笃。

小青

【集解】〔颂曰〕小青生福州，三月生花，彼土人当月采叶用之。

叶

【主治】生捣，傅痈肿疮疖甚效。苏颂。治血痢腹痛，研汁服，解蛇毒。时珍。

胡卢巴（宋嘉祐）

【释名】苦豆。

【集解】〔禹锡曰〕胡卢巴出广州并黔州。春生苗，夏结子，子作细荚，至秋采，今人多用岭南者。或云是番萝卜子，未审的否？〔颂曰〕今出广州。或云种出海南诸番，盖其国芦菔子也。舶客将种莳于岭外亦生，然不及番中来者真好。今医家治元脏虚冷为要药，而唐已前方不见用，《本草》不著，盖是近出也。

【修治】〔时珍曰〕凡入药，淘净，以酒浸一宿，晒干，蒸熟或炒过用。

【气味】苦，大温，无毒。〔杲曰〕纯阳。

【主治】元脏虚冷气。得附子、硫黄，治肾虚冷，腹胁胀满，面色青黑。

得莽香子、桃仁，治膀胱气甚效。嘉祐。**治冷气疝瘕，寒湿脚气，益右肾，暖丹田。**时珍。

胡卢巴

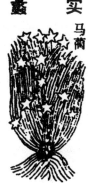

【发明】〔宗奭曰〕膀胱气，用此合桃仁麸炒等分，为末。半为散，半以酒糊和丸梧子大。每服五七十丸。空心盐酒下。其散以热米饮下，与丸子相间，空心服。日各一二服。〔时珍曰〕胡卢巴，右肾命门药也。元阳不足，冷气潜伏，不能归元者，宜之。宋惠民《和剂局方》，有胡卢巴丸，治大人小儿，小肠奔豚偏坠，及小腹有形如卵，上下走痛，不可忍者。用胡卢巴八钱，茴香六钱，巴戟去心、川乌头炮去皮各二钱，楝实去核四钱，吴茱萸五钱，并炒为末，酒糊丸梧子大。每服十五丸，小儿五丸，盐酒下。太医薛己云：一人病寒疝，阴囊肿痛，服五苓诸药不效，与此而平也。又张子和儒门事亲云：有人病目不睹，思食苦豆，即胡卢巴，频频不缺。不周岁而目中微痛，如虫行人眦，渐明而愈。按此亦因其益命门之功，所谓益火之原，以消阴翳是也。

蠡实（本经中品）

【释名】荔实别录、马蔺子唐本、马楝子图经、马薤礼记注、马帚尔雅、铁扫帚救荒、剧草本经、旱蒲礼记、豕首本经、三坚 〔弘景曰〕方药不用，俗无识者。惟天名精亦名豕首。〔恭曰〕此即马蔺子也。月令：仲冬荔挺出。郑玄注云：荔，马薤也。通俗文云：一名马蔺。《本草》谓之荔实。〔颂曰〕马蔺子，北人讹为马楝子。《广雅》云：马薤，荔也。高诱云：荔挺出，荔草挺出也。讲礼者不识，呼为荔挺，又作马苋，并误矣，马苋亦名豚耳，即马齿也。〔时珍曰〕《尔雅》云：荓（音瓶），马帚也。此即荔草，谓其可为马刷，故名。今河南北人呼为铁扫帚，是矣。

【集解】〔别录曰〕蠡实生河东川谷，五月采实，阴干。〔颂曰〕今陕西诸郡及鼎、澧州亦有之，近汴尤多。叶似薤而长厚，三月开紫碧花，五月结实作角子，如麻大而赤色有棱，根细长，通黄色，人取以为刷，三月开花，五月采实，并阴干用。许慎《说文》云：荔似蒲而小，根可为刷。高诱云：河北平泽率生之。江东颇多，种于阶庭，但呼为旱蒲，不知即马薤也。〔时珍曰〕蠡草生荒野中，就地丛生，一本二三十茎，苗高三四尺，叶中抽茎，开花结实。

蠡实 马蔺

【正误】〔宗奭曰〕蠡实，陶隐《居言方药》不用，俗无识者。本草诸家所注不相应。若果是马蔺，则《日华子》《本草》不当更言可为蔬菜。盖马蔺叶出土已硬，又无味，马牛皆不食，岂堪人食？今不敢以蠡实为马蔺，更俟博识。〔时珍曰〕《别录》蠡实亦名荔实，则蠡乃荔字之讹也。张揖《广雅》云，荔又名马蔺，其说已明。又按周宪王《救荒本草》言其嫩苗味苦，熟换水浸去苦味，油盐调食，则马蔺亦可作菜矣。寇氏但据陶说疑之，欠考矣，陶氏不识之药多矣。今正其误。

实

【修治】〔时珍曰〕凡入药炒过用，治疝则以醋拌炒之。

【气味】甘，平，无毒。〔保升曰〕寒。〔颂曰〕山人服之，云大温，甚有奇效。

【主治】皮肤寒热，胃中热气，风寒湿痹，坚筋骨，令人嗜食。久服轻身。本经。止心烦满，利大小便，长肌肤肥大。别录。疗金疮血内流，痈肿，有效。苏恭。妇人血气烦闷，产后血运，并经脉不止，崩中带下，消一切疮疖，止鼻衄吐血，通小肠，消酒毒，治黄病，杀蕈毒。傅蛇虫咬。大明。治小腹疝痛，腹内冷积，水痢诸病。时珍。

【主治】去白虫。本经。行喉痹，多服令人溏泄。别录，主痈疽恶疮。时珍

【发明】〔颂曰〕蠡草花实皆入药。列仙传去：寇先生宋人，好种荔，食其葩实，是矣。〔时珍曰〕按《叶水东日记》云：北方田野人患胸腹饱胀者，取马楝花擂凉水服，即泄数行而愈。据此则多服令人泄之说有验，而蠡实之为马蔺更无疑矣。

【附录】必似勒拾遗。〔藏器曰〕辛，温，无毒。主冷气，胃闭不消，心腹胀满。生昆仑，状似马蔺子也。

恶实

【释名】鼠粘别录、牛蒡别录、大力子纲目、蒡翁菜纲目、便牵牛纲目、蝙蝠刺 〔时珍曰〕其实状恶而多刺钩，故名。其根叶皆可食，人呼为牛菜，术人隐之，呼为大力也，俚人谓之便牵牛。河南人呼为夜叉头。》〔颂曰〕实壳多刺，鼠过之则缀惹不可脱，故谓之鼠粘子，亦如羊负来之比。

【集解】〔别录曰〕恶实生鲁山平泽。〔恭曰〕鲁山在邓州东北。此草叶大如芋，子壳似栗状，实细长如茺蔚子。〔颂曰〕恶实即牛蒡子也，处处有之。叶大如芋叶而长。实似葡萄核而褐色，外壳似粟，而小如指头，多刺。根有极大者，作菜茹益人。秋后采子入药。〔时珍曰〕牛蒡古人种子，以肥壤栽之。剪苗沟淘为蔬，取根煮曝为脯，云甚益人，今人亦罕食之。三月生苗，起茎高者三四尺。四月开花成丛，淡紫色。结实如枫棣而小，萼上细刺百十攒簇之，一棣有子数十颗。其根大者如臂，长者近尺，其色灰黧。七月采子，十月采根。

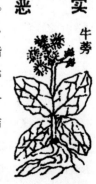

恶实
牛蒡

子

【修治】〔敩曰〕凡用拣净，以酒拌蒸，待有白霜重出。以布拭去，焙干捣粉用。

【气味】辛，平，无毒。〔藏器曰〕苦。〔元素曰〕辛温，阳中之阴，升也。〔杲曰〕辛平，阳也，降也。

【主治】明目补中，除风伤。别录。风毒肿，诸瘘。藏器。研末浸酒，每日服三二盏，除诸风，去丹石毒，利腰脚。又食前熟挼三枚吞之，散诸结节筋骨烦热毒。甄权。吞一枚，出痈疽头。苏恭。炒研煎饮，通利小便。孟诜。润肺散气，利咽膈，去皮肤风，通十二经。元素。消斑疹毒。时珍。

【发明】〔杲曰〕鼠粘子其用有四：治风湿瘾疹，咽喉风热，散诸肿疮疡之毒，利凝滞腰膝之气，是也。

根、茎

【气味】苦，寒，无毒。〔权曰〕甘、平。〔藏器曰〕根须蒸熟暴干用。不尔，令人欲吐。

【主治】伤寒寒热汗出，中风面肿，消渴热中，逐水。久服轻身耐老。别录。根：主牙齿痛，劳疟诸风，脚缓弱风毒，痈疽，咳嗽伤肺，肺壅疝瘕，冷气积血。苏恭。根：浸酒服，去风及恶疮。和叶捣碎，傅杖疮金疮，永不畏风。藏器。主面目烦闷，四肢不健，通十二经脉，洗五脏恶气。可常作菜食，令人身轻。甄权。切根如豆，拌面作饭食，消胀壅。茎时煮汁作浴汤，去皮间习习如虫行。又入盐花生捣，揾一切肿毒。孟诜。

【发明】〔颂曰〕根作脯食甚良。茎叶宜煮汁酿酒服。冬月采根，蒸暴入药。刘禹锡《传信方》：疗暴中风，用紧细牛蒡根，取时避风，以竹刀或荆刀刮去土，生布拭了，捣绞取汁一大升，和好蜜四大合，温分两服，得汗出便瘥。此方得之岳鄂郑中丞。郑因食热肉一顿，便中暴风。外甥卢氏为颍阳令，有此方。服，当时便瘥。

枲耳（本经中品）

【释名】胡枲本经、常思弘景、苍耳尔雅、卷耳诗经、爵耳诗疏、猪耳纲目、耳珰诗疏、地葵本经、菤（音施）、羊负来弘景、道人头图经、进贤菜记事珠、喝起草纲目、野茄纲目、缣丝草〔颂曰〕诗人谓之卷耳，《尔雅》谓之苍耳，《广雅》谓之枲耳，皆以实得名也。陆玑《诗疏》云：其实正如妇人耳珰、今或谓之耳珰。郑康成谓是白胡菜，幽州人呼为爵耳。《博物志》云：洛中有人驱羊入蜀，胡枲子多刺，粘缀羊毛，遂至中国，故名羊负来。俗呼为道人头。〔弘景曰〕伧人皆食之，谓之常思菜。以叶覆麦作黄衣者，方用甚稀。〔时珍曰〕其叶形如苍麻，又如前，故有苍耳及野茄诸名。

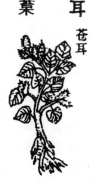

菓 耳

苍耳

其味滑如葵,故名地葵,与地肤同名。诗人思夫赋卷耳之章,故名常思菜。张揖《广雅》作常枲,亦通。

【集解】〔别录曰〕苍耳生安陆川谷及六安田野,实熟时采。〔颂曰〕今处处有之。陆氏《诗疏》云:其叶青白似胡荽,白华细茎,蔓生,可煮为茹,滑而少味。四月中生子,正如妇人耳珰。郭璞云:形如鼠耳,丛生如盘。今之所有皆类此,但不作蔓生。〔时珍曰〕按周宪王《救荒本草》云:苍耳叶青白,类粘糊菜叶。秋间结实,比桑堪短小而多刺。嫩苗炸熟,水浸淘拌食,可救饥。其子炒去皮,研为面,可作烧饼食,亦可熬油点灯。

实

【修治】〔大明曰〕入药炒熟,捣去刺用,或酒拌蒸过用。

【气味】甘,温,有小毒。〔别录曰〕苦。〔权曰〕甘,无毒。〔恭曰〕忌猪肉、马肉、米泔,害人。

【主治】风头寒痛,风湿周痹,四肢拘挛痛,恶肉死肌,膝痛。久服益气。藏器。治肝热,明目。甄权。治一切风气,填髓暖腰脚,治瘰疬疥疮及瘙痒。大明。炒香浸酒服,去风补益。时珍。

茎、叶

【修治】〔敩曰〕凡采得去心,取黄精,以竹刀细切拌之,蒸从巳至亥时出,去黄精,阴干用。

【气味】苦、辛、微寒,有小毒。〔恭曰〕忌猪肉、马肉、米泔。伏硇砂。

【主治】溪毒。别录。中风伤寒头痛。孟诜。大风癫痫,头风湿痹,毒在骨髓。腰膝风毒。夏月采曝为末,水服一二匕,冬月酒服。或为丸,每服二三十丸,日三服。满百日,病出如病疥,或汁出,或斑驳甲错皮起,皮落则肌如凝脂。令人省睡,除诸毒螫,杀虫疳湿罿。久服益耳目聪明,轻身强志。苏恭。挼叶安舌下,出涎,去目黄好睡。烧灰和腊猪脂,封疔肿出根。煮酒服,主狂犬咬毒。藏器。

【发明】〔时珍曰〕苍耳叶久服去风热有效,最忌猪肉及风邪,犯之则遍身发出赤丹也。按苏沈《良方》云:苍耳根、苗、叶、实,皆洗濯阴干,烧灰汤淋,取浓汁,泥连两灶炼之。灰汁耗,即旋取傍釜中热灰汤益之。一日夜不绝火,乃旋得霜,干瓷瓶收之。每日早晚酒服二钱,补暖去风驻颜,尤治皮肤风,令人肤革清净,每澡沐入少许尤佳。宜州学昌从谏,服此十余年,至七八十,红润轻健,皆此药力也。《斗门方》云:妇人血风攻脑,头旋闷绝,忽死倒地,不知人事者。用喝起草嫩心阴干为末,以酒服一大钱,其功甚效。此物善通顶门连脑,盖即苍耳也。

花

【主治】白癞顽痒。时珍。

天名精（本经上品）

【校正】〔时珍曰〕据苏、沈二说，并入唐本、鹤虱，开宝地菘，别录有名未用坐松。

【释名】**天蔓菁**别录、**天门精**别录、**地菘**唐本、**坐松**别录（坐与地同）、**玉门精**别录、**麦句姜**本经、**蟾蜍兰**别录、**蛤蟆蓝**本经、**蚵蚾草**纲目、**豕首**本经、**彘颅**别录、**活鹿草**异苑、**刘恫草**恫音胡革反、**皱面草**纲目、**母猪荠**纲目。**实名鹤虱**、**根名杜牛膝**〔恭曰〕天名精，即活鹿草也。《别录》一名天蔓菁，南人名为地菘，叶与蔓青、菘菜相类，故有此名。其味甘辛，故有姜称。状如蓝，而蛤蟆好居其下，故名蛤蟆蓝。香气似兰，故又名蟾蜍兰。〔时珍曰〕天名精乃天蔓菁之讹也。其气如豕，故有豕首、彘颅之名。昔人谓之活鹿草，俗人因其气臊，讹为狐狸臊者，是也。《尔雅》云，茢薽，豕首也。郭璞注云：江东呼为豨首，可以炒蚕蛹食。〔藏器曰〕郭璞注尔雅蘧麦，云即麦句姜者，非也。陶公注钓樟条云：有一草似狼牙，气辛臭，名为地菘，人呼为刘恫草，主金疮。按《异苑》云：宋元嘉中，青州刘恫射一獐，剖五脏以此草塞之，蹶然而起。恫怪而拔草，便倒，如此三度。恫因密录此草种之，主折伤，愈多人，因以名之。既有活鹿之名，雅与獐事相合。陶、苏俱说是地菘，定非二物。

【正误】〔弘景曰〕天名精即今之豨莶，亦名豨首。夏月杵汁服之，除热病。味至苦而云甘，或非是也。〔恭曰〕豨首苦而臭，名精辛而香，全不相类也。〔禹锡曰〕苏恭云：天名精南人名地菘。陈藏器《本草》解纷，亦言天名精为地菘。《开宝本草》不当重出地菘条，例宜刊削。〔时珍曰〕按沈括《笔谈》云：世人既不识天名精，又妄认地菘为火杴，本草又出鹤虱一条，都成纷乱。不知地菘即天名精，其叶似菘，又似蔓菁，故有二名，鹤虱即其实也。又《别录》有名未用坐松，即此地菘，亦系误出，今并正之，合而为一。

地菘天名精

【集解】〔别录曰〕天名精生平原川泽，五月采。〔保升曰〕地菘也。小品方名天蔓菁，又名无芜菁。叶似山南菘菜，夏秋抽条，颇似薄荷，花紫白色，味辛而香。〔志曰〕地菘所在皆有，生人家及路旁阴处，高二三寸，叶似菘叶而小。又曰：鹤虱，出波斯者为胜。今上党亦有，力势薄于波斯。〔恭曰〕鹤虱生西戎，子似蓬蒿子而细，合茎叶用之。〔颂曰〕天名精，江湖间皆有之。状如韩保升所说。又曰：鹤虱江淮衡湘皆有之。春生苗，叶皱似紫苏，大而尖长，不光。

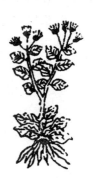

茎高二尺许。七月生黄白花，似菊。八月结实，子极尖细，干即黄黑色。南人呼其叶为火杴。按火杴即稀莶，虽花实相类，而别是一物，不可杂用。〔时珍曰〕天名精嫩苗绿色，似皱叶菘芥，微有狐气。淘净炸之，亦可食。长则起茎，开小黄花，如小野菊花。结实如同蒿，子亦相似，最粘人衣，狐气尤甚。炒熟则香，故诸家皆云辛而香，亦巴人食负蠜，南人食山柰之意尔。其根白色，如短牛膝。此物最贱，而唐《本草》言鹤虱出西戎，宋《本草》言出波斯者，何哉？盖当时人不知用之，惟西戎、波斯始知入药，且土产所宜故尔。亦苜蓿云出西域，而不知中国饲马者即是也。详见稀莶下。

叶根同。

【气味】甘，寒，无毒。〔别录曰〕地菘：辛，无毒。〔时珍曰〕微辛、甘，有小毒。生汁吐人。〔之才曰〕垣衣、地黄为之使。

【主治】瘀血血瘕欲死，下血止血，利小便，久服轻身耐老。本经。除小虫，去痹，除胸中结热，止烦渴，逐水，大吐下。别录。破血生肌，止鼻衄，杀三虫，除诸毒肿，疗疮瘘痔，金疮内射，身痒瘾疹不止者，揩之立已。唐本。地菘：主金疮，止血，解恶虫蛇螫毒，捋以傅之。开宝。吐痰止疟，治牙痛口紧喉痹。时珍。垫松：主眩痹。别录有名未用。

【发明】〔时珍曰〕天名精，并根苗而言也。地菘、垫松，皆言其苗叶也。鹤虱，言其子也。其功大抵只是吐痰止血杀虫解毒，故擂汁服之能止痰疟，漱之止牙疼，捋之傅蛇咬，亦治猪瘟病也。按孙天仁《集效方》云：凡男妇乳蛾喉咙肿痛，及小儿急慢惊风牙关紧急不省人事者。以鹤虱草，一名皱面草，一名母猪芥，一名土牛膝，取根洗净捣烂，入好酒绞汁灌之，良久即苏。仍以渣傅项下，或醋调搽亦妙。朱端章《集验方》云：余被檄任淮西幕府时，牙疼大作，一刀镊人以草药一捻，汤泡少时，以手蘸汤挹痛处即定。因求其方，用之治人多效，乃皱面地菘草也，俗人讹为地葱。沈存中《笔谈》专辩地菘，其子名鹤虱，正此物也。钱季诚方：用鹤虱一枚，置齿中。高监方：以鹤虱煎米醋漱口，或用防风、鹤虱煎水噙漱，仍研草塞痛处，皆有效也。

鹤虱唐本草

【气味】苦，辛，有小毒。〔大明曰〕凉，无毒。

【主治】蛔蛲虫。为散，以肥肉捋汁服方寸匕，亦入丸散用。唐本。虫心痛，以淡醋和半匕服，立瘥。开宝。杀五脏虫，止疟，傅恶疮。大明。

【发明】〔颂曰〕鹤虱，杀虫方中为最要药。初虞世《古今录》验方：疗蛔咬心痛，取鹤虱十两，捣筛蜜丸梧子大，以蜜汤空腹吞四五十丸。忌酒肉。韦云患心痛十年不瘥，于杂方内合服之便愈。李绛兵部手集方，治小儿蛔虫啮心腹痛，亦单用鹤虱研末，以肥猪肉汁下之。五岁一服二分，虫出即止也。

豨莶（音喜杴　唐本）

【校正】并入唐本猪膏母。

【释名】希仙纲目、**火杴草**唐本、**猪膏母**唐本、**虎膏**唐本、**狗膏**唐本、**粘糊菜**救荒。〔时珍曰〕韵书：楚人呼猪为豨，呼草之气味辛毒为莶。此草气臭如猪而味莶螫，故谓之豨莶。猪膏、虎膏、狗膏，皆因其气，以及治虎狗伤也。火杴当作虎莶，俗音讹尔，近人复讹豨莶为希仙矣。救荒本草言其嫩苗炸熟，浸去苦味，油盐调食，故俗谓之粘糊菜。

【集解】〔恭曰〕豨莶，田野皆食之，一名火杴，叶似酸浆而狭长，花黄白色。三月、四月采苗叶暴干。又曰：猪膏母，生平泽下湿地，所在皆有。一名虎膏，一名狗膏。叶似苍耳，茎圆有毛。〔颂曰〕豨莶处处有之。春生苗，叶似芥叶而狭长，文粗。茎高二三尺。秋初有花如菊。结实颇似鹤虱。夏采叶苗暴干用。〔藏器曰〕猪膏草，叶似荏有毛。〔保升曰〕猪膏叶似苍耳，两枝相对，茎叶俱有毛，黄白色，五月、六月采苗，日干。〔时珍曰〕按苏恭唐本草谓豨莶似酸浆，猪膏母似苍耳，列为二种。而成纳进豨莶丸表，言此药与本草所述相异，多生沃壤，高三尺许，节叶相对。张咏豨莶丸表，言此草金棱银钱，素茎紫，对节而生，蜀号火杴，茎叶颇同苍耳。又按沈括笔谈云：世人妄认地菘为火杴。有单服火杴法者，乃是地菘，不当用火杴，火杴乃本草名猪膏毋者，后人不识，重复出条也。按此数说各异，而今人风痹多用豨莶丸，将何适从耶？时珍尝聚诸草订视，则猪膏草素茎有直棱，兼有斑点，叶似苍耳而微长，似地菘而稍薄，对节而生，茎叶皆有细毛。肥壤一株分枝数十。八九月开小花，深黄色，中有长子如同蒿子，外萼有细刺粘人。地菘则青茎，圆而无棱，无斑无毛，叶皱似菘芥，亦不对节。观此则似与成张二氏所说相合。今河南陈州采豨莶充方物，其状亦是猪膏草，则沈氏谓莶即猪膏母者，其说无疑矣。苏恭所谓似酸浆者，乃龙葵，非豨莶，盖误认尔。但沈氏言世间单服火杴，乃是地菘，不当用猪膏母，似与成张之说相反。今按豨莶、猪膏母条，并无治风之说。惟本经地菘条，有去痹除热，久服轻身耐老之语，则治风似当用地菘。然成张进御之方，必无虚谬之理。或者二草皆有治风之功乎？而今服猪膏母之豨莶者，复往往有效。其地菘不见有服之者。则豨莶之为猪膏，尤不必疑矣。

豨莶

【气味】苦，寒，有小毒。又曰：猪膏毋：辛、苦，平，无毒。〔藏器曰〕有小毒。苏恭曰：猪膏无毒，误矣。

【主治】豨莶：治热蟹烦满不能食。生捣汁三合服，多则令人吐。又曰：猪膏母：主金疮止痛，断血生肉，除诸恶疮，

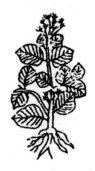

豨莶

消浮肿。捣封之，汤渍、散傅并良。苏恭。**主久疟痰，捣汁服取吐。捣傅虎伤、狗咬、蜘蛛咬、蚕咬、蠼螋溺疮。**藏器。**治肝肾风气，四肢麻痹，骨痛膝弱，风湿诸疮。**时珍。

【发明】〔颂曰〕蜀人单服豨莶法：五月五日、六月六日、九月九日，采叶，去根茎花实，净洗暴干。入甄中，层层酒洒与蜜蒸之，又暴。如此九过，则气味极香美。熬捣筛末，蜜丸服之。云甚益元气，治肝肾风气，四肢麻痹，骨间疼，腰膝无力者，亦能行大肠气。诸州所说，皆云性寒有小毒，与唐本同。惟文州及高邮州云：性热无毒，服之补益。安五脏，生毛发，兼主风湿疮，肌肉顽痹，妇人久冷尤宜用。须去粗茎，留枝叶花实蒸暴。两说不同。岂单用叶则寒而有毒，并枝花实则热而无毒乎？抑土地所产不同而然欤？〔时珍曰〕生捣汁服则令人吐，故云有小毒。九蒸九暴则补人去痹，故云无毒。生则性寒，熟则性温，云热者非也。〔慎微曰〕按江陵府节度使成纳进稀莶丸方表略云：臣有弟讲讯，年二十一中风，伏枕五年，百医不瘥。有道人钟针因睹此患，曰：可饵豨莶丸必愈。其草多生沃壤，高三尺许，节叶相对。当夏五月以来收之，每去地五寸剪刈，以温水洗去泥土，摘叶及枝头。凡九蒸九暴，不必太燥，但以取足为度。仍熬捣为末，炼蜜丸如梧子大，空心温酒或米饮下二三十丸。服至二千丸，所患愈加，不得忧虑，是药攻之力。服至四千丸，必得复。至五千丸，当复丁壮。臣依法修合，令折服之，果如其言。服后须吃饭三五匙压之。五月五日采者佳。奉敕宜付医院详录。又知益州张咏进豨莶丸表略云：切以餐石饮水，可作充肠之馔；饵松含柏，亦成救病之功。是以疗饥者不在于羞珍，愈病者何烦于异术？倘获济时之药，辄陈鄙物之形。不耻管窥，辄干天听。臣因换龙兴观，掘得一碑，内说修养气术，并药方二件。依方差人妨问采觅，其草颇有异，金棱银钱，素茎紫荄，对节而生。蜀号火杖，茎叶颇同苍耳。不费登高历险，每常求少获多。急采非难，广收甚易。倘勤久服，旋见神功。谁知至贱之中，乃有殊常之效。臣自吃至百服，眼目清明。即至千服，髭须乌黑，筋能轻健，效验多端，臣本州有都押衙罗守一，曾因中风坠马，失音不语。臣与十服，其病立瘥。又和尚智严，年七十，忽患偏风，口眼歪斜，时时吐涎。臣与十服，亦便得痊。今合一百剂，差职贡史元奏进。

【附录】**类鼻**〔别录有名未用曰〕味酸，温，无毒。主痿痹。生田中高地。叶如天名精，美根，五月采。〔时珍曰〕此似猪膏草也。古今名谓或不同，故附于此。**羊屎柴**〔时珍曰〕按乾坤生意云：一名牛屎柴，生山野中。叶类鹤虱，四月开白花。其叶主痈疽发背，捣傅之。冬月用根。可以毒鱼。

箬（纲目）

【释名】蒻与箬同。篛叶〔时珍曰〕箬若竹而弱，故名。其生疏辽，故又谓之辽。

【集解】〔时珍曰〕箬生南方平泽。其根与茎皆似小竹，其节箨与叶皆似芦荻，而叶之面青背淡，柔而韧，新旧相代，四时常青。南人取叶作笠，及裹茶盐，包米粽，女人以衬鞋底。

箬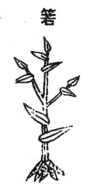

叶

【气味】甘，寒，无毒。

【主治】男女吐血、衄血、呕血、咯血、下血。并烧存性，温汤服一钱匕。又通小便，利肺气喉痹，消痈肿。时珍。

芦（别录下品）

【校正】并入拾遗江中采出芦。

【释名】苇（音伟）、葭（音加）、**花名蓬**唐本、**笋名蘿**（音拳）。〔时珍曰〕按毛苌《诗疏》云：苇之初生曰葭，未秀曰芦，长成曰苇。苇者，伟大也。芦者，色卢黑也。葭者，嘉美也。

【集解】〔恭曰〕芦根生下湿地。茎叶似竹，花若荻花，名蓬茏。二月、八月采根，日干用。〔颂曰〕今在处有之，生下湿陂泽中。其状都似竹，而叶抱茎生，无枝。花白作穗若茅花。根亦若竹根而节疏。其根取水底，味甘辛苦。其露出及浮水中者，并不堪用。按郭璞注《尔雅》云：葭即芦也。苇即芦之成者。葭，芷，似苇而小，中实，江东呼为乌芪（音丘）。或谓之蒫，即荻也。至秋坚成，即谓之萑（音桓）。兼似萑而细长，高数尺，江东谓之蒹。其花皆名芀（音调）。其萌皆名蘿，堪食如竹笋。若然，则芦苇通为一物也。所谓蒹，乃今作帘者是也。所谓葭者，今以当薪者是也。而人罕能别蒹葭与芦苇也。又北人以苇与芦为二物。水旁下湿所生者皆名苇。其细不及指大，人家池圃所植者，皆名芦。其干差大，深碧色者，亦难得。然则芦苇皆可通用矣。〔时珍曰〕芦有数种：其长丈许中空皮薄色白者，葭也，芦也，苇也。短小于苇而中空皮厚色青苍者，菼也，芷也，荻也，萑也。其最短小而中实者蒹也，簾也。皆以初生、已成得名。其身皆如竹，其叶皆长如箬叶，其根入药，性味皆同。其未解叶者，古谓之紫蒪。〔敩曰〕芦根须要逆水生，并黄泡肥厚者，去须节并赤黄皮用。

芦 荻

根

【气味】甘，寒，无毒。

【主治】消渴客热，止小便利。别录。疗反胃呕逆不下食，胃中热，伤寒内热，弥良。苏恭。解大热，开胃，治噎哕不止。甄权。寒热时疾烦闷，泻痢人渴，孕妇心热。大明。

笋

【气味】小苦，冷，无毒。〔宁原①曰〕忌巴豆。

【主治】膈间客热，止渴，利小便，解河豚及诸鱼蟹毒。宁原。解诸肉毒。时珍。

【发明】〔时珍曰〕按雷公炮炙论序云：益食加觞，须煎芦、朴。注云：用逆水芦根并厚朴二味等分，煎汤服。盖芦根甘能益胃，寒能降火故也。

茎、叶

【气味】甘，寒，无毒。

【主治】霍乱呕逆，肺痈烦热，痈疽。烧灰淋汁，煎膏，蚀恶肉，去黑子。时珍。箨：治金疮，生肉灭瘢。徐之才。江中采出芦：令夫妇和同，用之有法。藏器。

【发明】〔时珍曰〕古方煎药多用劳水及陈芦火，取其水不强，火不盛也。芦中空虚，故能入心肺，治上焦虚热。

蓬茸

【气味】甘，寒，无毒。

【主治】霍乱。水煮浓汁服，大验。苏恭。煮汁服，解中鱼蟹毒。苏颂。烧灰吹鼻，止衄血。亦入崩中药。时珍。

甘蕉（别录下品）

【释名】芭蕉衍义、天苴史记注、芭苴〔时珍曰〕按陆佃《埤雅》云：蕉不落叶，一叶舒则一叶蕉，故谓之蕉。俗谓干物为巴，巴亦蕉意也。《稽圣赋》云：竹布实而根苦，蕉舒花而株槁，芭苴乃蕉之音转也。蜀人谓之天苴。曹叔雅《异物志》云：芭蕉结实，其皮赤如火，其肉甜如蜜，四枚可饱人，而滋味常在牙齿间，故名甘蕉。

【集解】〔弘景曰〕甘蕉本出广州。今江东并有，根叶无异，惟子不堪食耳。〔恭曰〕甘蕉出岭南者，子大味甘；北间者，但有花无实。〔颂曰〕今二广、闽中、川蜀皆有，而闽广者实。极甘美可啖，他处虽多，而作花者亦少，近时中州种之甚盛，皆芭蕉也。其类亦多。有子者名甘蕉，卷心中抽干作花。初生大萼，似倒垂菡萏，有十数层，层皆作瓣，渐大则花出瓣中，极繁盛。红者如火炬，谓之红蕉。白者如蜡色，谓之水蕉。其花大类象牙，故谓之牙蕉。其实亦有青黄之别，品类亦多，最甘美，曝干可寄远，北土得之以为珍果。其茎解散如丝，闽人以灰汤练治，纺绩为布，谓之蕉葛。〔宗奭曰〕芭蕉三年以上即

---

① 原：原"作宗"据张本改。并与下文一致

有花，自心中抽出，一茎止一花，全如莲花，瓣亦相似，但色微黄绿，中心无蕊，悉是花叶也。花头常下垂，每一朵自中夏开，直至中秋后方尽，凡三叶开则三叶脱落也。〔时珍曰〕按万震《南州异物志》云：甘蕉即芭蕉，乃草类也。望之如树株，大者一围余。叶长丈许，广尺余至二尺。

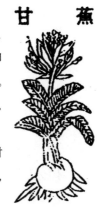

其茎虚软如芋，皆重皮相裹。根如芋魁，青色，大者如车毂。花着茎末，大如酒杯，形色如莲花。子各为房，实随花长，每花一阖，各有六子，先后相次，子不俱生，花不俱落也。蕉子凡三种，未熟时皆苦涩，熟时皆甜而脆，味如葡萄，可以疗饥。一种子大如拇指，长六七寸，锐似羊角，两两相抱者，名羊角蕉，剥其皮黄白色，味最甘美。一种子大如鸡卵，有类牛乳者，名牛乳蕉，味微成。一种子大如莲子，长四五寸，形正方者，味最弱也。并可蜜藏为果。又顾玠《海槎录》云：海南芭蕉常年开花结实，有二种，板蕉大而味淡，佛手蕉小而味甜。通呼为蕉子。不似江南者，花而不实。又范成大《虞衡志》云：南中芭蕉有数种。极大者凌冬不雕，中抽一条，长数尺，节节有花，花褪叶根有实，去皮取肉，软烂如绿柿，味极甘冷，四季恒实。土人以饲小儿，云去客热，谓之蕉子，又名牛蕉子。以梅汁渍，曝，压扁，味甘酸有微霜，名芭蕉干。一种鸡蕉子，小于牛蕉，亦四季实。一种芽蕉子，小于鸡蕉，尤香嫩甘美，惟秋初结子。一种红蕉，叶瘦，类芦箬，花色正红，如榴花，日拆一两叶，其端有一点鲜绿可爱，春开至秋尽犹芳，欲名美人蕉。一种胆瓶蕉，根出土时肥饱，状如胆瓶也。又费信星《槎胜览》云：南番阿鲁诸国，无米谷，惟种芭蕉、椰子，取实代粮也。

【气味】甘，大寒，无毒。〔恭曰〕性冷，不益人。多食动冷气。

【主治】生食，止渴润肺。蒸熟晒裂，春取仁食，通血脉，填骨髓。孟诜。生食，破血，合金疮，解酒毒。干者，解肌热烦渴。吴瑞。除小儿客热，压丹石毒。时珍。

根

【气味】甘，大寒，无毒。〔恭曰〕寒。〔颂曰〕甘蔗、芭蕉，性相同也。

【主治】痈肿结热。别录。捣烂傅肿，去热毒。捣汁服，治产后血胀闷。苏恭。主黄疸。孟诜。治天行热狂，烦闷消渴，患痈毒并金石发动，躁热口干，并绞汁服之。又治头风游风。大明。

疮口不合芭蕉根取汁，抹之良。直指方。

蕉油以竹筒插入皮中，取出，瓶盛之。

【气味】甘，冷，无毒。

【主治】头风热，止烦渴，及汤火伤。梳头，止女人发落，令长而黑。大明。暗风痫病，涎作运闷欲倒者，饮之取吐，极有奇效。苏颂。

叶

【主治】肿毒初发，研末，和生姜汁涂之。时珍。圣惠方。

花

【主治】心痹痛。烧存性研，盐汤点服二钱。日华。

蘘荷

蘘荷

【校正】自菜部移入此，并入有名未用蘘草为一。

【释名】覆菹别录、蘘草别录、菖蒩（音博）、葍苴说文、嘉草〔弘景曰〕本草白蘘荷，而今人呼赤者为蘘荷，白者为覆菹。盖食以赤者为胜，入药以白者为良，叶同一种尔。〔时珍曰〕覆菹许氏说文作葍苴，司马相如上林赋作猼苴，与芭蕉音相近。离骚大招云：醢豚若狗脍苴蒪。王逸注云：苴蒪（音博），蒪蘘荷也，见本草。而今之本草无之，则脱漏亦多矣。

【集解】〔别录曰〕蘘草生淮南山谷。〔颂曰〕蘘荷，荆襄江湖间多种之，北地亦有。春初生，叶似甘蕉，根似姜芽而肥，其叶冬枯，根堪为菹。其性好阴，在木下生者尤美。潘岳闲居赋云，蘘荷依阴，时藿向阳，是也。宗懔荆楚岁时记云：仲冬以盐藏蘘荷，用备冬储，又以防虫。史游急就篇云：蘘荷冬日藏，其来远矣。然有赤白二种，白者入药，赤者堪啖，及作梅果多用之。〔宗奭曰〕蘘荷，八九月间腌贮，以备冬月作蔬果。治病止用白者。〔时珍曰〕苏颂图经言荆襄江湖多种，今访之无复识者。惟杨慎丹铅录云：急就章注：蘘荷即今甘露。考之本草形性相同。甘露即芭蕉也。崔豹古今注云：蘘荷似芭蕉而白色，其子花生根中，花末败时可食，久则消烂矣。根似姜。宜阴翳地，依荫而生。又按王曼山居录云：蘘荷宜树阴下，二月种之。一种永生，不须锄耘，但加粪耳。八月初踏其苗令死，则根滋茂。九月初取其傍生根为菹，亦可酱藏。十月中以糠覆其根下，则过冬不冻死也。

【修治】〔敩曰〕凡使勿用革牛草，真相似，其革牛草腥涩。凡使白蘘荷，以铜刀刮去粗皮一重，细切，入砂盆中研如膏，取自然汁炼作煎，新器摊冷，如干胶状，刮取用之。

根

【气味】辛，温，有小毒。〔思邈曰〕辛，微温，涩，无毒。

【主治】中蛊及疟，捣汁服。别录。溪毒，沙虫，蛇毒。弘景。诸恶疮。根心：主稻麦芒入目中不出，以汁注目即出。苏恭。赤眼涩痛，捣汁点之。时珍。

蘘草

【气味】苦、甘，寒，无毒。〔大明曰〕平。

【主治】温疟寒热，酸嘶邪气，辟不祥。别录。

【发明】〔弘景曰〕中蛊者服襄荷汁，并卧其叶，即呼蛊主姓名。多食损药力，又不利脚。人家种之，亦云辟蛇。〔颂曰〕按干宝搜神记云：久姊夫蒋士先，得疾下血，言中蛊。其家密以襄荷置于席下：忽大笑曰，蛊我者，张小小也。乃收小小，小小亡走。自此解蛊药多用之，往往验也。周礼庶氏以嘉草除蛊毒，宗懔谓嘉草即襄荷是也。陈藏器云，襄荷、茜根为主蛊之最，谓此。〔时珍曰〕别录：菜部襄荷，谓根也；草部襄草，谓叶也。其主治亦颇相近，今并为一云。

麻黄（本经中品）

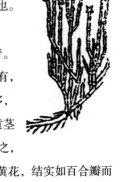

麻 黄

【释名】龙沙本经**卑相**别录**卑盐**别录。〔时珍曰〕诸名殊不可解。或云其味麻，其色黄，未审然否？张揖《广雅》云：龙沙，麻黄也。狗骨，麻黄根也。不知何以分别如此？

【集解】〔别录曰〕麻黄生晋地及河东，立秋采茎，阴干令青。〔弘景曰〕今出青州、彭城、荥阳、中牟者为胜，色青而多沫。蜀中亦有，不好。〔恭曰〕郑州鹿台及关中沙苑河旁沙州上最多。同州沙苑亦多，其青、徐者亦不复用。〔禹锡曰〕按段成式《酉阳杂俎》云：麻黄茎头开花，花小而黄，丛生。子如覆盆子，可食。〔颂曰〕今近汴京多有之，以荥阳、中牟者为胜。春生苗，至夏五月则长及一尺以来，梢上有黄花，结实如百合瓣而小，又似皂荚子，味甜，微有麻黄气，外皮红，里仁子黑。根紫赤色。欲说有雌雄二种：雌者于三月、四月内开花，六月结子。雄者无花，不结子。至立秋后收茎阴干。〔时珍曰〕其根皮色黄赤，长者近尺。

【附录】云花子〔时珍曰〕按葛洪《肘后方》治马疥，有云花草，云状如麻黄，而中坚实也。

茎

【修治】〔弘景曰〕用之折去节根，水煮十余沸，以竹片掠去上沫，沫令人烦，根节能止汗故也。

【气味】苦，温，无毒。〔别录曰〕微温。〔普曰〕神农、雷公：苦，无毒。扁鹊：酸。李当之：平。〔权曰〕甘，平。〔元素曰〕性温，味苦而甘辛，气味俱薄，轻清而浮，阳也，升也。手太阴之药，入足太阳经，兼走手少阴、阳明。〔时珍曰〕麻黄微苦而辛，性热而轻扬。僧继洪云：中牟有麻黄之地，冬不积雪，为泄内阳也。故过用则泄真气。观此则性热可知矣。服麻黄自汗不止者，以冷水浸头发，仍用扑法即止。凡服麻黄药，须避风一日，不尔病复作也。凡用须佐以黄芩，则无赤眼之患。〔之才曰〕厚朴、白微为之使。

恶辛夷、石韦。

【主治】中风伤寒头痛，温疟，发表出汗，去邪热气，止咳逆上气，除寒热，破症坚积聚。本经。五脏邪气缓急，风胁痛，字乳余疾，止好睡，通腠理，解肌，泄邪恶气，消赤黑斑毒。不可多服，令人虚。别录。治身上毒风疹痹，皮肉不仁，主壮热温疫，山岚瘴气。甄权。通九窍，调血脉，开毛孔皮肤。大明。去营中寒邪，泄卫中风热。元素。散赤目肿痛，水肿风肿，产后血滞。时珍。

【发明】〔弘景曰〕麻黄疗伤寒，解肌第一药。〔颂曰〕张仲景治伤寒，有麻黄汤及葛根汤、大小青龙汤，皆用麻黄。治肺痿上气，有射干麻黄汤、厚朴麻黄汤，皆大方也。〔杲曰〕轻可去实，麻黄、葛根之属是也。六淫有余之邪，客于阳分皮毛之间，腠理闭拒，营卫气血不行，故谓之实。二药轻清成象，故可去之。麻黄微苦，其形中空，阴中之阳，入足太阳寒水之经。其经循背下行，本寒而又受外寒，故宜发汗，去皮毛气分寒邪，以泄表实。若过发则汗多亡阳，或饮食劳倦及杂病自汗表虚之证用之，则脱人元气，不可不禁。〔好古曰〕麻黄治卫实之药，桂枝治卫虚之药，二物虽为太阳证药，其实营卫药也。心主营为血，肺主卫为气。故麻黄为手太阴肺之剂，桂枝为手少阴心之剂。伤寒伤风而咳嗽，用麻黄、桂枝，即汤液之源也。〔时珍曰〕麻黄乃肺经专药，故治肺病多用之。张仲景治伤寒无汗用麻黄，有汗用桂枝。历代明医解释，皆随文傅会，未有究其精微者。时珍常释思之，似有一得，与昔人所解不同云，津液为汗，汗即血也。在营则为血，在卫则为汗。夫寒伤营，营血内涩，不能外通于卫，卫气闭固，津液不行，故无汗发热而憎寒。夫风伤卫，卫气外泄，不能内护于营，营气虚弱，津液不固，故有汗发热而恶风。然风寒之邪，皆由皮毛而入。皮毛者，肺之合也。肺主卫气，包罗一身，天之象也。是证虽属乎太阳，而肺实受邪气。其证时兼面赤怫郁，咳嗽有痰，喘而胸满诸证者，非肺病乎？盖皮毛外闭，则邪热内攻，而肺气膹郁。故用麻黄、甘草同桂枝，引出营分之邪，达之肌表，佐以杏仁泄肺而利气。汗后元大热而喘者，加以石膏。朱肱《活人书》，夏至后加石膏、知母，皆是泄肺火之药。是则麻黄汤虽太阳发汗重剂，实为发散肺经火郁之药也。腠理不密，则津液外泄，而肺气自虚。虚则补其母。故用桂枝同甘草，外散风邪以救表，内伐肝木以防脾。佐以芍药，泄木而固脾，泄东所以补西也。使以姜枣，行脾之津液而和营卫也。下后微喘者加厚朴、杏仁，以利肺气也。汗后脉沉迟者加人参，以益肺气也。朱肱加黄芩为阳旦汤，以泻肺热也。皆是脾肺之药。是则桂枝虽太阳解肌轻剂，实为理脾救肺之药也。此千古未发之秘旨，愚因表而出之。又少阴病发热脉沉，有麻黄附子细辛汤、麻黄附子甘草汤。少阴与太阳为表里，乃赵嗣真所谓熟附配麻黄，补中有发也。一锦衣夏月饮酒达旦，病水泄，数日不止，水谷直出。服分利消导升提诸药则反剧。时珍诊之，脉浮而缓，大肠下弩，复发痔血。此因肉食生冷茶水过杂，抑遏阳气在下，木盛土衰，《素问》所谓久风成飧泄也。法当升之扬之。遂以小续命汤投之，一服而愈。昔仲景治伤寒六七日，大下后，脉沉迟，手足厥逆，咽喉不利，唾脓血，泄利不止者，用麻黄汤平其肝肺，兼升发之，即斯理也。神而明之，此类是矣。

根茎

【气味】甘，平，无毒。

【主治】止汗，夏月杂粉扑之。弘景。

【发明】〔权曰〕麻黄根节止汗，以故竹扇杵末同扑之。又牡蛎粉、粟粉并麻黄根等分，为末，生绢袋盛贮。盗汗出，即扑，手摩之。〔时珍曰〕麻黄发汗之气驶不能御，而根节止汗效如影响，物理之妙，不可测度如此。自汗有风湿、伤风、风温、气虚、血虚、脾虚、阴虚、胃热、痰饮、中暑、亡阳、柔痉诸证，皆可随证加而用之。当归六黄汤加麻黄根，治盗汗尤捷。盖其性能行周身肌表，故能引诸药外至卫分而固腠理也。《本草》但知扑之法，而不知服饵之功尤良也。

木贼（宋嘉祐）

【释名】〔时珍曰〕此草有节，面糙涩。治木骨者，用之磋擦则光净，犹云木之贼也。

【集解】〔禹锡曰〕木贼出秦、陇、华、成诸郡近水地。苗长尺许，丛生。每根一干，无花叶，寸寸有节，色青，凌冬不雕。四月采之。〔颂曰〕所在近水地有之，采无时，今用甚多。〔时珍曰〕丛丛直上，长者二三尺，状似凫茈苗及粽心草，而中空有节，又似麻黄茎而稍粗，无枝叶。

茎

【气味】甘，微苦，无毒。〔时珍曰〕温。

【主治】目疾，退翳膜，消积块，益肝胆，行肠风，止痢，及妇人月水不断，崩中赤白。嘉祐。解肌，止泪止血，去风湿，疝痛，大肠脱肛。时珍。

【发明】〔禹锡曰〕本贼得牛角䚡、麝香，治休息久痢。得禹余粮、当归、芎藭，治崩中赤白。得槐蛾、桑耳，治肠风下血。得槐子、枳实，治痔疾出血。〔震亨曰〕木贼去节烘过，发汗至易，本草不曾言及。〔时珍曰〕木贼气温，味微甘苦，中空而轻，阳中之阴，升也，浮也。与麻黄同形同性，故亦能发汗解肌，升散火郁风湿，治眼目诸血疾也。

【附录】问荆〔藏器曰〕味苦，平，无毒。主结气瘤痛，上气气急，煮汁服之。生伊没洲渚间，苗如木贼，节节相接，一名接续草。

石龙刍（本经上品）

【释名】龙须本经、龙修山海经、龙华别录、龙珠本经、悬莞别录、草续断本经、缙云草纲目、方宾别录、西王母簪〔时珍曰〕刈草包束曰刍。此草生水石之处，可以刈束养马，故谓之龙刍。《述异记》：周穆王东海岛中养八骏处，有草名龙刍，是矣。故古语云：一束龙刍，化为龙驹。亦孟子刍豢之义。龙须、王母簪，因形也。缙云，县名，属今处州，仙都山产此草，因以名之。崔豹《古今注》云，世言黄帝乘龙上天，群臣攀龙须坠地生草，名曰龙须者，谬也。江东以草织席，名西王母席，亦岂西王母骑虎而堕其须乎？

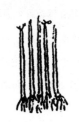

龙 须 草

【集解】〔别录曰〕石龙刍生梁州山谷湿地，五月、七月采茎暴干，以九节多珠者良。〔弘景曰〕茎青细相连，实赤，今出近道水石处，似东阳龙须以作席者，但多节尔。〔藏器曰〕今出汾州、沁州、石州，亦处处有之。〔保升曰〕丛生，茎如綖，所在有之，俗名龙须草，可为席，八月、九月采根暴干。〔时珍曰〕龙须丛生，状如粽心草及凫茈，苗直上，夏月茎端开小穗花，结细实，并无枝叶。今吴人多栽莳织席，他处自生者不多也。《本经》明言龙刍一名龙须，而陶弘景言龙刍似龙须但多节，似以为二物者，非矣。

茎

【气味】苦，微寒，无毒。〔别录曰〕微温。

【主治】心腹邪气，小便不利淋闭，风湿鬼疰恶毒。久服补虚羸，轻身，耳目聪明，延年。本经。补内虚不足，痞满，身无润泽，出汗，除茎中热痛，疗蛔虫肿不消食。别录。

败席

【主治】淋及小便卒不通，弥败有垢者方尺，煮汁服之。藏器。

龙常草（别录有名未用）

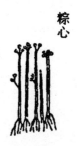

龙 常 草

粽
心

【释名】粽心草〔时珍曰〕俚俗五月采，系角黍之心，呼为粽心草是也。

【集解】〔《别录》曰〕生河水旁，状如龙刍，冬夏生。〔时珍曰〕按《尔雅》云：腮，鼠莞也。郑樵解为龙刍。郭璞云：纤细似龙须，可为席，蜀中出者好。恐即此龙常也。盖是龙须之小者尔。故其功用亦相近云。

茎

【气味】咸，温，无毒。

【主治】轻身，益阴气，疗痹寒湿。别录。

灯心草（宋开宝）

【释名】虎须草纲目、碧玉草纲目。

【集解】〔志曰〕灯心草生江南泽地，丛生，茎圆细而长直，人将为席。〔宗奭曰〕陕西亦有之。蒸熟待干，折取中心白穰燃灯者，是谓熟草。又有不蒸者，但生干剥取为生草。入药宜用生草。〔时珍曰〕此即龙须之类，但龙须紧小而瓤实，此草稍粗而瓤虚白。吴人栽莳之，取瓤为灯炷，以草织席及蓑。他处野生者不多。外丹家以之伏硫、砂。雷公《炮炙论》序云：硇遇赤须，永留金鼎。注云：赤须亦呼虎须草，煮硇能住火。不知即此虎须否也？

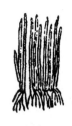

茎及根

【修治】〔时珍曰〕灯心难研，以粳米粉浆染过，晒干研末，入水澄之，浮者是灯心也，晒干用。

【气味】甘，寒，无毒。〔元素曰〕辛、甘，阳也。〔吴绶曰〕淡，平。

【主治】五淋，生煮服之。败席煮服，更良。开宝。泻肺，治阴窍涩不利，行水，除水肿癃闭。元素。治急喉痹，烧灰吹之甚捷。烧灰涂乳上，饲小儿，止夜啼。震亨。降心火，止血通气，散肿止渴。烧灰人轻粉、麝香，治阴疳。时珍。

灯花烬见火部。

第十六卷　草部五目录

草之五（隰草类下七十三种）

第十六卷　草部五

草之五（隰草类下七十三种）

地黄（本经上品）

【释名】芐（音户）、芑（音起）、地髓本经。〔大明曰〕生者以水浸验之，浮者名天黄，半浮半沉者名人黄，沉者名地黄。入药沉珍为佳，半沉者次之，浮者不堪。〔时珍曰〕《尔雅》云：芐，地黄。郭璞云：江东呼为芐。罗愿云：芐以沉下珍为贵，故字从下。

【集解】〔《别录》曰〕地黄生成阳川泽黄土地者佳，二月、八月采根阴干。〔弘景曰〕咸阳即长安也。生渭城者乃有子实如小麦。今以彭城干地黄最好，次历阳，近用江宁板桥者为胜。作干者有法，捣汁和蒸，殊用工意；而此云阴干，恐以蒸作为失乎？人亦以牛膝、萎蕤作之，人不能别。〔颂曰〕今处处有之，以同州者为上。二月生叶，布地便出似车前，叶上有皱文而不光。高者及尺余，低者三四寸。其花似油麻花而红紫色，亦有黄花者。其实作房如连翘，中子甚细而沙褐色。根如人手指，通黄色，粗细长短不常。种之甚易，根入土即生。一说：古称种地黄宜黄土。今不然，大宜肥壤虚也，则根大而多汁。其法以苇席围编如车轮，径丈余，以壤土实苇席中为坛。坛上又以苇席实土为一级，比下坛径减一尺。如此数级，如浮屠。乃以地黄根节多者寸断之，莳坛上，层层令满，逐日水灌，令茂盛。至

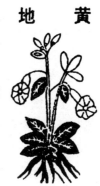

地　黄

春秋分时，自上层取之，根皆长大而不断折，不被斫伤故也。得根暴干。出同州者光润甘美。〔宗奭曰〕地黄叶如甘露子，花如脂麻花，但有细斑点，北人谓之牛奶子花，茎有微细短白毛。〔时珍曰〕今人惟以怀庆地黄为上，亦各处随时兴废不同尔。其苗初生塌地，叶如山白菜而毛涩，叶面深青色，又似小芥叶而颇厚，不叉丫。叶中撺茎，上有细毛。茎梢开小筒子花，红黄色。结实如小麦粒。根长四五寸，细如手指，皮赤黄色，如羊蹄根及胡萝卜根，曝干乃黑，生食作土气。俗呼其苗为婆婆奶。古人种子，今惟种根。王曼《山居录》云：地黄嫩苗，摘其旁叶作菜，甚益人。本草以二月、八月采根，殊未穷物性。八月残叶犹在，叶中精气，未尽归根。二月新苗已生，根中精气已滋于叶。不如正月、九月采者殊好，又与蒸曝相宜。礼记云：羊苌豕薇，则自古已食之矣。〔嘉谟曰〕江浙壤地种者，受南方阳气，质虽光润而力微；怀庆山产者，禀北方纯阴，皮有疙瘩而力大。

干地黄

【修治】〔藏器曰〕干地黄，本经不言生干及蒸干。方家所用二物各别，蒸干即温补，生干即平宣，当依此法用。〔时珍曰〕《本经》所谓干地黄者，即生地黄之干者也。其法取地黄一百斤，择肥者六十斤洗净，晒令微皱。以拣下者洗净，木臼中捣绞汁尽，投酒更捣，取汁拌前地黄，日中晒干，或火焙干用。

【气味】甘，寒，无毒。〔《别录》曰〕苦。〔权曰〕甘，平。〔好古曰〕甘、苦，寒，气薄味厚，沉而降，阴也。入手足少阴厥阴及手太阳之经。酒浸，上行外行。日干者平，火干者温，功用相同。〔元素曰〕生地黄大寒，胃弱者斟酌用之，恐损胃气。〔之才曰〕得清酒、麦门冬良。恶贝母，畏芜荑。〔权曰〕葱、蒜、萝卜、诸血，令人营卫涩，须发白。〔敩曰〕忌铜铁器，令人肾消并发白，男损营，女损卫。〔时珍曰〕姜汁浸则不泥膈，酒制则不妨。鲜用则寒，干用则凉。

【主治】伤中，逐血痹，填骨髓，长肌肉。作汤除寒热积聚，除痹，疗折跌绝筋。久服轻身不老，生者尤良。本经。**主男子五劳七伤，女子伤中胞漏下血，破恶血，溺血，利大小肠，去胃中宿食，饱力断绝，补五脏内伤不足，通血脉，益气力，利耳目。**别录。**助心胆气，强筋骨长志，安魂定魄，治惊悸劳劣，心肺损、吐血鼻衄，妇人崩中血运。**大明。**产后腹痛。久服变白延年。**甄权。**凉血生血，补肾水真阴，除皮肤燥，去诸湿热。**元素。**主心病掌中热痛，脾气痿蹶嗜卧，足下热而痛。**好古。

生地黄

【气味】大寒。

【主治】妇人崩中血不止，及产后血上薄心闷绝。作身胎动下血，胎不落，堕坠踠折，瘀血留血，鼻衄吐血，皆捣饮之。别录。**解诸热，通月水，利水道。捣贴心腹，能消瘀血。**甄权。

【发明】〔好古曰〕生地黄入手少阴，又为手太阳之荆，故钱仲阳泻丙火与木通同用以导赤也。诸经之血热，与他药相随，亦能治之。溺血、便血皆同。〔权曰〕病人虚而多热者，宜加用之。〔戴原礼曰〕阴微阳盛，相火炽强，来乘阴位，日渐煎熬，为虚火之证者，宜地黄之属，以滋阴退阳。〔宗奭曰〕本经只言干、生二种，不言熟者。如血虚劳热，产后虚热，老人中虚燥热者，若与生干，当虑太寒，故后世改用蒸曝熟者。生熟之功殊别，不可不详。〔时珍曰〕《本经》所谓干地黄者，乃阴干、日干、火干者，故又云生者尤良。别录复云生地黄者，乃新掘鲜者，故其性大寒。其熟地黄乃后人复蒸晒者。诸家本草皆指干地黄为熟地黄，虽主治证同，而凉血补血之功稍异，故今别出熟地黄一条于下。

熟地黄

【修治】〔颂曰〕作熟地黄法：取肥地黄三二十斤净洗，别以拣下瘦短者三二十斤捣绞取汁，投石器中，浸漉令浃，甑上浸三四过，时时浸滤转蒸讫，又暴使汁尽。其地黄当光黑如漆，味甘如饴。须瓷器收之，以其脂柔喜润也。〔敩曰〕采生地黄去皮，瓷锅上柳木甑蒸之，摊令气歇。拌酒再蒸，又出令干。勿犯铜铁器，令人肾消并发白，男损营，女损卫也。〔时珍曰〕近时造法：拣取沉水肥大者，以好酒入缩砂仁末在内，拌匀，柳木甑于瓦锅内蒸令气透，晾干。再以砂仁酒拌蒸晾。如此九蒸九晾乃止。盖地黄性泥，得砂仁之香而窜，合和五脏冲和之气，归宿丹田故也。今市中惟以酒煮者熟售者，不可用。

【气味】甘、微苦，微温，无毒。〔元素曰〕甘、微苦，寒。假酒力洒蒸，则微温而大补，味厚气薄，阴中之阳，沉也。入手足少阴厥阴之经。治外治上，须酒制。忌萝卜、葱、蒜、诸血。得牡丹皮、当归，和血生血凉血，滋阴补髓。

【主治】填骨髓，长肌肉，生精血，补五脏内伤不足，通血脉，利耳目，黑须发，男子五劳七伤，女子伤中胞漏，经候不调，胎产百病。时珍。**补血气，滋肾水，益真阴，去脐腹急痛，病后胫股酸痛。**元素。**坐而欲起，目𥉡𥉡无所见。**好古。

【发明】〔元素曰〕地黄生则大寒而凉血，血热者须用之；熟则微温而补肾，血衰者须用之。又脐下痛属肾经，非熟地黄不能除，乃通肾之药也。〔好古曰〕生地黄治心热、手足心热，入手足少阴厥阴，能益肾水，凉心血，其脉洪实者宜之。若脉虚者，则宜熟地黄，假火力蒸九数，故能补肾中元气。仲景六味丸以之为诸药之首，天一所生之源也；汤液四物汤治藏血之脏，以之为君者，癸乙同归一治也。〔时珍曰〕按王硕《易简方》：男子多阴虚，宜用熟地黄；女子多血热，宜用生地黄。又云：生地黄能生精血，天门冬引入所生之处；熟地黄能补精血，用麦门冬引入所补之处。虞抟《医学正传》云：生地黄生血，而胃气弱者服之，恐妨食；熟地黄补血，而痰饮多者服之，恐泥膈。或云：生地黄酒炒则不妨胃，熟地黄姜汁炒则不泥膈。此皆得用地黄之精微者也。〔颂曰〕崔元亮《海上方》：治一切心痛，无问新久。以生地黄一味，随人所食多少，捣绞取汁，搜面作馎饦或冷淘食，良久当利出虫，长一尺许，头似壁宫，后不复患矣。昔有人患此病二年，深以为恨，临终戒其家人，吾死后当剖去病本。从其言果得虫，置于竹节中，每所食皆饲之。因食地黄馎饦亦与之，随即坏烂。由此得方。刘禹锡《传信方》亦纪其事云：贞元十年，通事舍人崔抗女，患心痛垂绝，遂作地黄冷淘食，便吐一物，可方寸匕，状如蛤蟆，无足目，似有口，遂愈。冷淘勿着盐。

叶

【主治】恶疮似癞，十年者，捣烂日涂，盐汤先洗。千金方〔时珍曰〕按抱朴子云：韩子治用地黄苗喂五十岁老马，生三驹，又一百三十岁乃死也。张鷟朝野金载云：雉被鹰伤，衔地黄叶点之；虎中药箭，食清泥解之。鸟兽犹知解毒，何况人乎？

实

【主治】四月采，阴干捣末，水服方寸匕，日三服，功与地黄等。苏颂。〔弘景曰〕出渭城者有子，淮南七精丸用之。

花

【主治】为末服食，功同地黄。苏颂。**肾虚腰脊痛，为末，酒服方寸匕，日三**。时珍。

【附录】**胡面莽**拾遗。〔藏器〕味甘，温，无毒。主去疣瘤及冷气，止腹痛，煮服。生岭南，叶如地黄。

牛膝（本经上品）

【释名】**牛茎**广雅、**百倍**本经、**山苋菜**救荒、**对节菜**〔弘景曰〕其茎有节，似牛膝，故以为名。〔时珍曰〕本经又名百倍，隐语也，言其滋补之功，如牛之多力也。其叶似苋，其节对生，故俗有山苋、对节之称。

【集解】〔别录曰〕牛膝生河内川谷及临朐，二月、八月、十月采根，阴干。〔普曰〕叶如夏蓝，茎本赤。〔弘景曰〕今出近道蔡州者，最长大柔润。其茎有节，茎紫节大者为雄，青细者为雌，以雄为胜。〔大明曰〕怀州者长白，苏州者色紫。〔颂曰〕今江淮、闽粤、关中亦有之，然不及怀庆者为真。春生苗，茎高二三尺，青紫色，有节如鹤膝及牛膝。头叶尖圆如匙，两两相对。于节上生花作穗，秋结实甚细。以根极长大至三尺而柔润者为佳。茎叶亦可单用。〔时珍曰〕牛膝处处有之，谓之土牛膝，不堪服食。惟北土及川中人家栽莳者为良。秋间收子，至春种之。其苗方茎暴节，叶皆对生，颇似苋叶而长且尖。秋月开花，作穗结子，状如小鼠负虫，有涩毛，皆贴茎倒生。九月末取根，水中浸两宿揉去皮，裹扎暴干，虽白直可贵，而揉去白汁入药，不如留

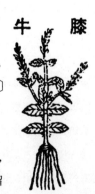

牛膝

皮者力大也。嫩苗可作菜茹。

根

【修治】〔敩曰〕凡使去头芦，以黄精自然汁浸一宿，漉出，锉，焙干用。〔时珍曰〕今惟以酒浸入药，欲下行则生用，滋补则焙用，或酒拌蒸过用。

【气味】苦、酸，平，无毒。〔普曰〕神农：甘。雷公：酸，无毒。〔李当之〕温。〔之才曰〕恶萤火、龟甲、陆英，畏白前，忌牛肉。

【主治】寒湿痿痹，四肢拘挛，膝痛不可屈伸，逐血气，伤热火烂，堕胎。久服轻身耐老。本经。疗伤中少气，男子阴消，老人失溺，补中续绝，益精利阴气，填骨髓，止发白，除脑中痛及腰脊痛，妇人月水不通，血结。别录。治阴痿，补肾，助十二经脉，逐恶血。甄权。治腰膝软怯冷弱，破症结，排脓止痛，产后心腹痛并血运，落死胎。大明。强筋，补肝脏风虚。好古。同苁蓉浸酒服，益肾。竹木刺入肉，嚼烂罨之，即出。宗奭。治久疟寒热，五淋尿血，茎中痛，下痢，喉痹口疮齿痛，痈肿恶疮伤折。时珍。

【发明】〔权曰〕病人虚羸者，加而用之。〔震亨曰〕牛膝能引诸药下行，筋骨痛风在下者，宜加用之。凡用土牛膝，春夏用叶，秋冬用根，惟叶汁效尤速。〔时珍曰〕牛膝乃足厥阴、少阴之药。所主之病，大抵得酒则能补肝肾，生用则能去恶血，二者而已。其治腰膝骨痛、足痿阴消、失溺久疟、伤中少气诸病，非取其补肝肾之功欤？其症瘕心腹诸痛、痈肿恶疮、金疮折伤、喉齿、淋痛尿血、经候胎产诸病，非取其去恶血之功欤？按陈日华经验方云：方夷吾所编集要方，予刻之临汀。后在鄂渚，得九江守王南强书云：老人久苦淋疾，百药不效。偶见临汀集要方中用牛膝者，服之而愈。又叶朝议亲人患血淋，流下小便在盆内凝如蒟蒻，久而有变如鼠形，但无足尔。百治不效。一村医用牛膝根煎浓汁，日饮五服，名地髓汤。虽未即愈，而血色渐淡，久乃复旧。后十年病又作，服之又瘥。因检本草，见肘后方治小便不利茎中痛欲死，用牛膝并叶，以酒煮服之，今再拈出，表其神功。又按杨士瀛直指方云：小便淋痛，或尿血，或沙石胀痛。用川牛膝一两，水二盏，煎一盏，温服。一妇患此十年，服之得效。杜牛膝亦可，或入麝香、乳香尤良。

茎叶

【主治】寒湿痿痹，老疟淋秘，诸疮。功同根，春夏宜用之。时珍。

紫菀（本经中品）

【释名】青菀别录、紫蒨别录、返魂草纲目、夜牵牛 〔时珍曰〕其根色紫而柔宛，故名。许慎《说文》作茈菀。《斗门方》谓之返魂草。

【集解】〔《别录》曰〕紫菀生汉中、房陵山谷及真定、邯郸。二月、三月采根，

紫菀

阴干。〔弘景曰〕近道处处有之。其生布地，花紫色，本有白毛，根甚柔细。有白者名白菀，不复用。〔大明曰〕形似重台，根作节，紫色润软者佳。〔颂曰〕今耀、成、泗、寿、台、孟、诸州、兴国军皆有之。三月内布地生苗，其叶三四相连，五月、六月内开黄白紫花，结黑子。余如陶说。〔恭曰〕白菀，即女菀也。疗体与紫菀相同，元紫菀时亦用之。〔颖曰〕紫菀连根叶采之，醋浸，入少盐收藏，作菜辛香，号名仙菜。盐不宜多，则腐也。〔时珍曰〕按陈自明云：紫菀以牢山所出根如北细辛者为良，沂兖以东皆有之。今人多以车前、旋覆根赤土染过伪之。紫菀肺病要药，肺本自亡津液，又服走津液药，为害滋甚，不可不慎。

根

【修治】〔斅曰〕凡使先去须。有白如练色者，号曰羊须草，自然不同。去头及土，用东流水洗净，以蜜浸一宿，至明于火上焙干用。一两用蜜二分。

【气味】苦，温，无毒。〔别录曰〕辛。〔权曰〕苦，平。〔之才曰〕款冬为之使。恶天雄、瞿麦、藁本、雷丸、远志，畏茵陈。

【主治】咳逆上气，胸中寒热结气，去蛊毒痿厥，安五脏。本经。疗咳唾脓血，止喘悸，五劳体虚，补不足，小儿惊痫。别录。治尸疰，补虚下气，劳气虚热，百邪鬼魅。甄权。调中，消痰止渴，润肌肤，添骨髓。大明。益肺气，主息贲。好古。

女菀（本经中品）

【释名】白菀别录、织女菀别录、女复广雅、茆（音柳）。〔时珍曰〕其根似女体柔婉，故名。

【集解】〔别录曰〕女菀生汉中山谷或山阳。正月、二月采，阴干。〔弘景曰〕比来医方无复用之。复有白菀似紫苑，恐非此也。〔恭曰〕白菀即女菀，有名未用重出一条，故陶说疑之。功与紫菀相似。〔宗奭曰〕女菀即白菀，非二物也。唐修本草删去白菀，甚合宜。〔时珍曰〕白菀，即紫苑之色白者也。雷斅言，紫菀白如练色者，名羊须草，恐即此物也。

女菀即白菀

根

【气味】辛，温，无毒。〔之才曰〕畏卤碱。

【主治】风寒洗洗，霍乱泄痢，肠鸣上下无常处，惊痫寒热百疾。本经。疗肺伤咳逆出汗，久寒在膀胱支满，饮酒夜食发病。别录。

【发明】〔时珍曰〕按葛洪肘后方载治人面黑令白方：用真女菀三分，铅丹一分，为末。醋浆服一刀圭，日三服。十日大便黑，十八日面如漆，二十一日全白便止，过此大白矣。年三十后不可服。忌五辛。孙思邈千金方用酒服，男十日，女二十日，黑色皆从大便出也。又名医录云：宋兴国时，有女任氏色美，聘进士王公辅，不遂意，郁久面色渐黑。母家求医。一道人用女真散，酒下二钱，一日二服。数日面貌微白，一月如故。恳求其方，则用黄丹、女菀二物等分尔。据此，则葛氏之方，已试有验者矣。然则紫菀治手太阴血分，白菀手太阴气分药也。肺热则面紫黑，肺清则面白。三十岁以后则肺气渐减，不可复泄，故云不可服之也。

麦门冬（本经上品）

【释名】虋冬（音门）、秦名乌韭、齐名爱韭、楚名马韭、越名羊韭并别录、禹韭吴普、禹余粮别录、忍冬吴普、忍凌吴普、不死草吴普、阶前草〔弘景曰〕根似矿麦，故谓之麦门冬。〔时珍曰〕麦须日虋，此草根似麦而有须，其叶如韭，凌冬不凋，故谓之麦虋冬，及有诸韭，忍冬诸名。俗作门冬，便于字也。可以服食断谷，故又有余粮、不死之称。吴普《本草》：一名仆垒，一名随脂。

【集解】〔《别录》曰〕麦门冬叶如韭，冬夏长生。生函谷川谷及堤坂肥土石间久废处。二月、八月、十月采根，阴干。〔普曰〕生山谷肥地，丛生，叶如韭，青黄。采无时。〔弘景曰〕函谷即秦关。处处有之，冬月作实如青珠，以四月采根，肥大者为好。〔藏器曰〕出江宁者小润，出新安者大白。其苗大者如鹿葱，小者如韭叶，大小有三四种，功用相似，其子圆碧。〔颂曰〕所在有之。叶青似莎草，长及尺余，四季不凋。根黄白色有须在，根如连珠形。四月开淡红花，如红蓼花。实碧而圆如珠。江南出者叶大，或云吴地者尤胜。〔时珍曰〕古人惟用野生者。后世所用多是种莳而成。其法：四月初采根，于黑壤肥沙地栽之。每年六月、九月、十一月三次上粪及耘灌。夏至前一日取根，洗晒收之。其子亦可种，但成迟尔。浙中来者甚良，其叶似韭而多纵文且坚韧为异。

根

【修治】〔弘景曰〕凡用取肥大者，汤泽，抽去心，不尔令人烦。大抵一斤须减去四五两也。〔时珍曰〕凡入汤液，以滚水润湿，少顷抽去心，或以瓦焙软，乘热去心。若入丸散，须瓦焙热，即于风中吹冷，如此三四次，即易燥，且不损药力。或以汤浸捣膏和药，亦可。滋补药，则以酒浸擂之。

【气味】甘，平，无毒。〔《别录》曰〕微寒。〔普曰〕神农、岐伯：甘，平。黄帝、桐君、雷公：甘，无毒。李当之：甘，小温。〔杲曰〕

麦门冬

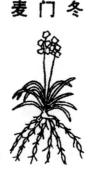

甘、微苦，微寒，阳中微阴，降也。入手太阴经气分。〔之才曰〕地黄、车前为之使。恶款冬、苦瓠、苦芙。畏苦参、青蘘、木耳。伏石钟乳。

【主治】心腹结气，伤中伤饱，胃络脉绝，羸瘦短气。久服轻身不老不饥。本经。疗身重目黄，心下支满，虚劳客热，口干燥渴，止呕吐，愈痿蹶，强阴益精，消谷调中保神，定肺气，安五脏，令人肥健，美颜色，有子。别录。去心热，止烦热，寒热体劳，下痰饮。藏器。治五劳七伤，安魂定魄，止嗽，治肺痿吐脓，时疾热狂头痛。大明。治热毒大水，面目肢节浮肿，下水，主泄精。甄权。定肺中伏火，补心气不足，主血妄行，及经水枯，乳汁不下。元素。久服轻身明目。和车前、地黄丸服，去湿痹，变白，夜视有光。藏器。断谷为要药。弘景。

【发明】〔宗奭曰〕麦门冬治肺热之功为多，其味苦，但专泄而不专收，寒多人禁服。治心肺虚热及虚劳。与地黄、阿胶、麻仁，同为润经益血、复脉通心之剂；与五味子、枸杞子，同为生脉之剂。〔元素曰〕麦门冬治肺中伏火、脉气欲绝者，加五味子、人参，三味为生脉散，补肺中元气不足。〔杲曰〕六七月间湿热方旺，人病骨乏无力，身重气短，头旋眼黑，甚则痿软。故孙真人以生脉散补其天元真气。脉者，人之元气也；人参之甘寒，泻热火而益元气；麦门冬之苦寒，滋燥金而清水源；五味子之酸温，泻丙火而补庚金，兼益五脏之气也。〔时珍曰〕按赵继宗《儒医精要》云：麦门冬以地黄为使，服之令人头不白，补髓，通肾气，定喘促，令人肌体滑泽，除身上一切恶气不洁之疾，盖有君而有使也。若有君无使，是独行无功矣。此方惟火盛气壮之人服之相宜。若气弱胃寒者，必不可饵也。

萱草（宋嘉祐）

【释名】忘忧说文、**疗愁**纲目、**丹棘**古今注、**鹿葱**嘉祐、**鹿剑**土宿、**妓女**吴普、**宜男**〔时珍曰〕萱本作谖，谖，忘也。《诗》云：焉得谖草？言树之背。谓忧思不能自遣，故欲树此草，玩味以忘忧也。吴人谓之疗愁。董子云：欲忘人之忧，则赠之丹棘，一名忘忧故也。其苗烹食，气味如葱，而鹿食九种解毒之草，萱乃其一，故又名鹿葱。周处《风土记》云：怀妊妇人佩其花，则生男。故名宜男。李九华《延寿书》云：嫩苗为蔬，食之动风，令人昏然如醉，因名忘忧。此亦一说也。嵇康《养生论》：神农经言中药养性，故合欢蠲忿，萱草忘忧。亦谓食之也。郑樵通志乃言萱草一名合欢者，误矣。合欢见木部。

【集解】〔颂曰〕萱草处处田野有之，俗名鹿葱。五月采花，八月采根。今人多采其嫩苗及花跗作菹食。〔时珍曰〕萱宜下湿地，冬月丛生。叶如蒲、蒜辈而柔弱，新旧相代，四时青翠。五月抽茎开花，六出四垂，

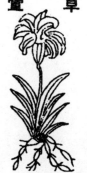

萱草

朝开暮蔫，至秋深乃尽，其花有红黄紫三色。结实三角，内有子大如梧子，黑而光泽。其根与麦门冬相似，最易繁衍。《南方草木状》言，广中一种水葱，状如鹿葱，其花或紫或黄，盖亦此类也。或言鹿葱花有斑文，与萱花不同时者，谬也。肥土所生，则花厚色深，有斑文，起重台，开有数月；瘠土所生，则花薄而色淡，开亦不久。稽含《宜男花序》亦云，荆楚之士号为鹿葱，可以荐菹，尤可凭据。今东人采其花跗干而货之，名为黄花菜。

苗花

【气味】甘，凉，无毒。

【主治】煮食，治小便赤涩，身体烦热，除酒疸。大明。消食，利湿热。时珍。作菹，利胸膈，安五脏，令人好欢乐，无忧，轻身明目。苏颂。

根

【主治】沙淋，下水气。酒疸黄色遍身者，捣汁服。藏器。大热衄血，研汁一大盏，和生姜汁半盏，细呷之。宗奭。吹乳、乳痈肿痛，擂酒服，以滓封之。时珍。

【发明】〔震亨曰〕萱属木，性下走阴分，一名宜男，宁无微意存焉？

捶胡根（拾遗）

【集解】〔藏器曰〕生江南川谷荫地，苗如萱草，其根似天门冬。凡用抽去心。

【气味】甘，寒，无毒。

【主治】润五脏，止消渴，除烦去热，明目，功如麦门冬。藏器。

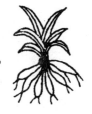

淡竹叶（纲目）

【释名】根名碎骨子。〔时珍曰〕竹叶象形。碎骨言其下胎也。

【集解】〔时珍曰〕处处原野有之，春生苗，高数寸，细茎绿叶，俨如竹米落地所生细竹之茎叶。其根一窠数十须，须上结子，与麦门冬一样，但坚硬尔，随时采之。八九月抽茎，结小长穗。俚人采其根苗，捣汁和米作酒曲，甚芳烈。

【气味】甘，寒，无毒。

【主治】叶：去烦热，利小便，清心。根：能堕胎催生。时珍。

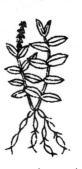

鸭跖草（跖音只　宋嘉祐补）

【释名】苓鸡舌草拾遗、碧竹子同上、竹鸡草纲目、竹时菜同上、淡竹叶同上、耳环草同上、碧蝉花同上、蓝姑草　〔藏器曰〕鸭跖生江东、淮南平地。叶如竹，高一二尺，花深碧，好为色，有角如鸟嘴。〔时珍曰〕竹叶菜处处平地有之。三四月生苗，紫茎竹叶，嫩时可食。四五月开花，如蛾形，两叶如翅，碧色可爱。结角尖曲如鸟喙，实在角中，大如小豆。豆中有细子，灰黑而皱，状如蚕屎。巧匠采其花，取汁作画色及彩羊皮灯，青碧如黛也。

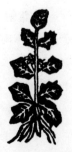

鸭跖草
竹叶菜

苗

【气味】苦，大寒，无毒。

【主治】寒热瘴疟，痰饮疔肿，肉症涩滞，小儿丹毒，发热狂痫，大腹痞满，身面气肿，热痢，蛇犬咬、痈疽等毒。藏器。和赤小豆煮食，下水气湿痹，利小便。大明。消喉痹。时珍。

葵（本经上品）

【校正】自菜部移入此。

【释名】露葵纲目、滑菜〔时珍曰〕按尔雅翼云：葵者，揆也。葵叶倾日，不使照其根，乃智以揆之也。古人采葵必待露解，故曰露葵。今人呼为滑菜，言其性也。古者葵为五菜之主，今不复食之，故移入此。

【集解】〔别录曰〕冬葵子生少室山。〔弘景曰〕以秋种葵，覆养经冬，至春作子者，谓之冬葵，入药性至滑利。春葵子亦滑，不堪药用，故是常葵耳。术家取葵子微炒，烨炛（音毕乍）散着湿地，遍踏之，朝种暮生，远不过宿。〔恭曰〕此即常食之葵也。有数种，皆不入药用。〔颂曰〕葵处处有之。苗叶作菜茹，更甘美。冬葵子古方入药最多。葵有蜀葵、锦葵、黄葵、终葵、菟葵，皆有功用。〔时珍曰〕葵菜古人种为常食，今之种者颇鲜，有紫茎、白茎二种，以白茎为胜。大叶小花，花紫黄色，其最小者名鸭脚葵。其实大如指顶，皮薄而扁，实内子轻虚如榆荚仁。四五月种者可留子。六七月种者为秋葵，八九月种者为冬葵，经年收采。正月复种者为春葵。然宿根至春亦生。按王祯农书云：葵，阳草也。其菜易生，郊野甚多，不拘肥瘠地皆有之。

冬葵

为百菜之主，备四时之馔。本丰而耐旱，味甘而无毒。可防荒俭，可以菹腊，其枯枿可以榜族，根子又能疗疾，成无遗弃。诚蔬菇之要品，民生之资益者也。而今人不得食之，亦无种者。

苗

【气味】甘，寒，滑，无毒。为百菜主，其心伤人。别录。〔弘景曰〕葵叶尤冷利，不可多食。〔颂曰〕作菜菇甚甘美，但性滑利，不益人。〔诜曰〕其性虽冷，若热食之，令人热闷动风气。四月食之，发宿疾。天行病后食之，令人失明。霜葵生食，动五种留饮，吐水。凡服百药，忌食其心，心有毒也。黄背紫茎者，勿食之。不可合鲤鱼黍米酢食，害人。〔时珍曰〕凡被狂犬咬者，永不可食，食之即发。食葵须用蒜，无蒜勿食之。又伏硫黄。

【主治】脾之菜也。宜脾，利胃气，滑大肠。思邈。宜导积滞，妊妇食之，胎滑易生。苏颂。煮汁服，利小肠，治时行黄病。干叶为末及烧灰服，治金疮出血。甄权。除客热，治恶疮，散脓血，女人带下，小儿热毒下痢丹毒，并宜食之。汪颖。服丹石人宜食。孟诜。润燥利窍，功与子同，同上。

【发明】〔张从正曰〕凡久病大便涩滞者，宜食葵菜，自然通利，乃滑以养窍也。〔时珍曰〕按唐王焘外台秘要云：天行斑疮，须臾遍身，皆戴白浆，此恶毒气也。高宗永徽四年，此疮自西域东流于海内。但煮葵菜叶以蒜齑啖之，则止。又圣惠方亦云：小儿发斑，用生葵菜叶绞汁，少少与服，散恶毒气。按此即今痘疮也。今之治者，惟恐其大小二便频数，泄其元气，痘不起发。葵滑窍，能利二便，似不相宜，而昔人赖之，岂古今运气不同，故治法亦随时变易与？

根

【气味】甘，寒，无毒。

【主治】恶疮，疗淋，利小便，解蜀椒毒。别录。小儿吞钱不出，煮汁饮之，神妙。甄权。治疳疮出黄汁。孟诜。利窍滑胎，止消渴，散恶毒气。时珍。

冬葵子〔别录曰〕十二月采之。〔机曰〕子乃春生，不应十二月可采也。

【气味】甘，寒，滑，无毒。黄苹为之使。

【主治】五脏六腑，寒热羸瘦，五癃，利小便。久服坚骨长肌肉，轻身延年。本经。疗妇人乳内闭，肿痛。别录。出痈疽头。孟诜。下丹石毒。弘景。通大便，消水气，滑胎治痢。时珍。

【发明】〔时珍曰〕葵气味俱薄，淡滑为阳，故能利窍通乳，消肿滑胎也。其根叶与子功用相同。按陈自明妇人良方云：乳妇气脉壅塞，乳汁不行，及经络凝滞，乳房胀痛，留蓄作痈毒者。用葵菜子炒香、缩砂仁等分，为末，热酒服二钱。此药滋气脉，通营卫，行津液，极验。乃上蔡张不愚方也。

蜀葵（宋嘉祐）

【校正】自菜部移入此。并入有名未用《别录》吴葵华。

【释名】戎葵尔雅、吴葵 〔藏器曰〕《尔雅》云：菺（音坚），戎葵也。郭璞注云：今蜀葵也。叶似葵，花如木槿花。戎蜀其所自来，因以名之。〔时珍曰〕罗愿《尔雅》翼吴葵作胡葵，云胡，戎也。夏小正云：四月小满后五日，吴葵华，《别录》吴葵，即此也。而唐人不知，退入有名未用。《嘉祐本草》重于菜部出蜀葵条。盖未读尔雅注及《千金方》吴葵一名蜀葵之文故也。今并为一。

【集解】〔颂曰〕蜀葵似葵，花如木槿花，有五色。小花者名锦葵，功用更强。〔时珍曰〕蜀葵处处人家植之。春初种子，冬月宿根亦自生苗，嫩时亦可茹食。叶似葵菜而大，亦似丝瓜叶，有歧叉。过小满后长茎，高五六尺。花似木槿而大，有深红浅红紫黑白色、单叶千叶之异。昔人谓其疏茎密叶、翠萼艳花、金粉檀心者，颇善状之。惟红白二色入药。其实大如指头，皮薄而扁，内仁如马兜铃仁及芫荽仁，轻虚易种。其秸剥皮，可缉布作绳，一种小者名锦葵，即荆葵也。《尔雅》谓之荍（音乔）。其花大如五铢钱，粉红色，有紫缕文。掌禹锡补注本草，谓此即戎葵，非矣。然功用亦相似。

苗

【气味】甘，微寒，滑，无毒。〔思邈曰〕不可久食，钝人志性。若被狗啮者食之，永不瘥也。〔李廷飞曰〕合猪肉食，人无颜色。

【主治】除客热，利肠胃。思邈。煮食，治丹石发热，大人小儿热毒下痢。藏器。作蔬食，滑窍治淋，润燥易产。时珍。捣烂涂火疮，烧研傅金疮。大明。

根茎

【主治】客热，利小便，散脓血恶汁。藏器

【发明】〔宗奭曰〕蜀葵，四时红色、单叶者根，阴干，治带下，排脓血恶物，极验也。

吴葵华别录

【气味】咸，寒，无毒。〔禹锡曰〕蜀葵华，甘，冷，无毒。

【主治】理心气不足。别录。小儿风疹疚疟。嘉祐。治带下，目中溜火，和血润燥，通窍，利大小肠。时珍。

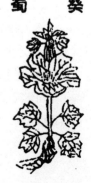

【发明】〔张元素曰〕蜀葵花，阴中之阳也。赤者治赤带，白者治白带，赤者治血燥，白者治气燥，皆取其寒滑润利之功也。又紫葵花，入染髭发方中用。

子

【气味】甘，冷，无毒。

【主治】淋涩，通小肠，催生落胎，疗水肿，治一切疮疥并瘢疵赤靥。大明。

【发明】〔时珍曰〕按杨士瀛直指方云：蜀葵子炒，入宣毒药中最验。又催生方：用子二钱，滑石三钱，为末。顺流水服五钱，即下。

莵葵（唐本草）

莵　葵

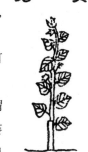

【释名】天葵图经、菥（音希）、雷丸草外丹本草。

【集解】〔恭曰〕莵葵苗如石龙芮，而叶光泽，花白似梅，其茎紫黑，煮啖极滑。所在下泽田间皆有，人多识之。六月、七月采茎叶，曝干入药。〔禹锡曰〕郭璞注《尔雅》云：莵葵似葵而小，叶状如藜，有毛，灼之可食而滑。〔宗奭曰〕莵葵，绿叶如黄蜀葵，其花似拒霜，甚雅，其形至小，如初开单叶蜀葵。有檀心，色如牡丹姚黄，其叶则蜀葵也。唐刘梦得所谓莵葵燕麦动摇春风者，是也。〔时珍曰〕按郑樵《通志》云：莵葵，天葵也。状如葵菜，叶大如钱而厚，面青背微紫，生于崖石。凡丹石之类，得此而后能神。所以雷公《炮炙论》云：如要形坚，岂忘紫背，谓其能坚铅也。此说得于天台一僧。又按南宫从《岣嵝神书》云：紫背天葵出蜀中，灵草也。生于水际。取自然汁煮汞则坚，亦能煮八石拒火也。又按初虞世《古今录验》云：五月五前斋戒，看桑下有莵葵者，至五日午时，至桑下咒曰：系黎乎俱当苏婆河。咒毕，乃以手摩桑阴一遍，口啮莵葵及五叶草嚼熟，以唾涂手，熟揩令遍。再斋七日，不得洗手。后有蛇虫蝎虿咬伤者，以此手摩之，即愈也。时珍窃谓古有咒由一科，此亦其类，但不知必用莵葵，取何义也？若谓其相制，则治毒虫之草亦多矣。

苗

【气味】甘，寒，无毒。

【主治】下诸石五淋，止虎蛇毒。诸疮捣汁饮之，涂疮能解毒止痛。唐本。

黄蜀葵（宋嘉祐）

【校正】自菜部移入此。

【释名】〔时珍曰〕黄蜀葵别是一种，宜入草部，而嘉祐本草定入菜部，为其与蜀葵同名，而气味主治亦同[①]故也。今移于此。

---

① 同：原脱，据张本补入。

【集解】〔禹锡曰〕黄蜀葵花，近道处处有之。春生苗叶，颇似蜀葵，而叶尖狭多刻缺，夏末开花浅黄色，六七月采，阴干之。〔宗奭曰〕黄蜀葵与蜀葵别种，非是蜀葵中黄者也。叶心下有紫檀色，摘下剔散，日干之。不尔，即烂也。〔时珍曰〕黄葵二月下种，或宿子在土自生，至夏始长。叶大如蓖麻叶，深绿色，开歧丫，有五尖如人爪形，旁有小尖。六月开花，大如碗，鹅黄色，紫心六瓣而侧，且开午收暮落，人亦呼为侧金盏花。随即结角，大如拇指，长二寸许，本大末尖，六棱有毛，老则黑色。其棱自绽，内有六房，如脂麻房。其子累累在房内，状如茼麻子，色黑。其茎长者六七尺，剥皮可作绳索。

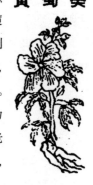

黄蜀葵

花

【气味】甘，寒，滑，无毒。

【主治】小便淋及催生。治诸恶疮脓水久不瘥者，作末傅之即愈，为疮家要药。嘉祐 消痈肿。浸油，涂汤火伤。时珍。

子及根

【气味】甘，寒，滑，无毒。

【主治】痈肿，利小便，五淋水肿，产难，通乳汁。时珍。

【发明】〔颂曰〕冬葵、黄葵、蜀葵，形状虽各不同，而性俱寒滑，故所主疗不甚相远。〔时珍曰〕黄葵子古方少用，今为催生及利小便要药。或用，或入汤散皆宜，盖其性滑，与冬葵子同功故也。花、子与根性功相同，可以互用。无花用子，无子用根。

龙葵（唐本草）

【校正】并入图经老鸦眼睛草。

【释名】苦葵图经、苦菜唐本、天茄子图经、水茄纲目、天泡草纲目、老鸦酸浆草纲目、老鸦眼睛草图经。〔时珍曰〕龙葵，言其性滑如葵也。苦以菜味名，茄以叶形名，天泡、老鸦眼睛皆以子形名也。与酸浆相类，故加老鸦以别之。五爪龙亦名老鸦眼睛草，败酱、苦苣并名苦菜，名同物异也。

龙　葵

天茄

【集解】〔弘景曰〕益州有苦菜，乃是苦蘵〔恭曰〕苦蘵即龙葵也，俗亦名苦菜，非荼也。龙葵所在有之，关河间谓之苦菜，叶圆花白，子若牛李子，生青熟黑，但堪煮食，不任生啖。〔颂曰〕龙葵近处亦稀，惟北方有之，人谓之苦葵。叶圆似排风而无毛，花白色，子亦似排风子，生青熟黑，其赤者名赤珠，亦可入药。又曰：老鸦眼睛草，生江湖间。叶如茄子叶，故名天茄子。或云，即漆姑草也。漆姑即蜀羊泉，已见本经草部。人亦不能决识之。〔时珍曰〕龙葵、龙珠，一类二种也，皆处处有之，四月生苗，嫩时可食，柔滑。渐高二三尺，茎大如箸，似灯笼草而无毛。叶似前叶而小。五月以后，开小白花，五出黄蕊。结子正圆；大如五味子，上有小蒂，数颗同缀，其味酸。中有细子，亦如茄子之子。但生青熟黑者为龙葵，生青熟赤者为龙珠，功用亦相仿佛，不甚辽远。苏颂图经菜部既注龙葵，复于外类重出老鸦眼睛草，盖不知其即一物也。又谓老鸦眼睛是蜀羊泉，误矣。蜀羊泉叶似菊，开紫花，子类枸杞，详见草部本条。杨慎丹铅录，谓龙葵即吴葵，反指本草为误，引素问、千金四月吴葵华为证。盖不知千金方言吴葵即蜀葵，已自明白矣。今并正之。

苗

【气味】苦、微甘，滑，寒，无毒。

【主治】食之解劳少睡，去虚热肿。唐本。治风，补益男子元气，妇人败血。苏颂。消热散血，压丹石毒宜食之。时珍。

茎、叶、根

【气味】同苗。

【主治】捣烂和土，傅疔肿火丹疮，良。孟诜。疗痈疽肿毒，跌扑伤损，消肿散血。时珍。根与木通、胡荽煎汤服，通利小便。苏颂。

子七月采之。

【主治】丁肿。唐本。明目轻身甚良。甄权。治风，益男子元气，妇人败血。苏颂。

龙珠（拾遗）

【释名】赤珠　〔颂曰〕龙葵子赤者名赤珠，象形也。

【集解】〔甄权曰〕龙葵，赤珠者名龙珠，去汁可食，能变白令黑。〔藏器曰〕龙珠生道旁，子圆似龙葵，但熟时正赤耳。〔时珍曰〕龙珠、龙葵，虽以子之黑赤分别，其实一物二色，强分为二也。

苗

【气味】苦，寒，无毒。

【主治】能变白发，令人不睡。主诸热毒，石气发动，调中解烦。藏器。

【发明】〔权曰〕龙珠，服之变白令黑，耐老。若能生食得苦者，不食他菜，十日后即有灵异也。不与葱、薤同啖。根亦入药用。

子

【气味】同菜。

【主治】疗肿。藏器。

酸浆（本经中品）

【校正】菜部苦耽，草部酸浆、灯笼草，俱并为一。

【释名】醋浆本经、苦葴、（音针）、苦耽嘉祐、灯笼草唐本、皮弁草食疗、天泡草纲目、王母珠嘉祐、洛神珠同上、小者名苦蘵。〔藏器曰〕《尔雅》：苦葴寒浆也。郭璞注云：即今酸浆，江东人呼为苦葴，小者为苦蘵，亦呼为小苦耽。崔豹《古今注》云：蘵，一名蘵子，实形如皮弁，其子圆如珠。〔时珍曰〕酸浆，以子之味名也；苦葴、苦耽，以苗之味名也。灯笼、皮弁，以角之形名也。王母、洛神珠，以子形名也。按杨慎《卮言》云：本草灯笼草、苦耽、酸浆，皆一物也。修《本草》者非一时一人，故重复耳。燕京野果名红姑娘，外垂绛囊，中含赤子如珠，酸甘可食，盈盈绕砌，与翠草同芳，亦自可爱。盖姑娘乃瓜囊之讹，古者瓜姑同音，娘囊之音亦相近耳。此说得之，故今以《本经》酸浆，唐《本草》灯笼草，宋《嘉祐本草》苦耽，俱并为一焉。

【集解】〔《别录》曰〕酸浆生荆楚川泽及人家田园中，五月采，阴干。〔弘景曰〕酸浆处处多有，苗似水茄而小，叶亦可食。子作房，房中有子如梅李大，皆黄赤色，小儿食之。〔保升曰〕酸浆即苦蘵也，根如菹芹，白色绝苦。〔禹锡曰〕苦耽生故墟垣堑间，高二三尺，子作角，如撮口袋，中有子如珠，熟则赤色。关中人谓之洛神珠，一名王母珠，一名皮弁草。一种小者名苦蘵。尔雅谓之黄蒢。〔恭曰〕灯笼草所在有之，枝干高三四尺，有红花状若灯笼，内有红子可爱，根、茎、花、实并入药用。〔宗奭曰〕酸浆即苦耽也，嘉祐重出苦耽条。天下有之，苗如天茄子，开小白花，结青壳，熟则深红，壳中子大如樱，亦红色，樱中复有细子，如落苏之子，食之有青草气也。〔时珍曰〕龙葵、酸浆，一类二种也。酸浆、苦蘵，一种二物也。但大者为酸浆，小者为苦蘵，以此为别。败酱亦名苦蘵与此不同。其龙葵、酸浆苗叶一样。但龙葵茎光无毛，五月入秋开小白花，五出黄蕊，结子无壳，累累数颗同枝，子有蒂盖，生青熟紫黑。其酸浆同时开小花黄白色，紫心白蕊，其花如杯状，无瓣，但有五尖，结一铃壳，丹五棱，一枝一颗，下悬如灯笼之状，壳中一子，状如龙葵子，生青熟赤。以此分别，便自明白。按《庚辛玉册》云：灯笼草四方皆有，惟川陕者最大。叶似龙葵，嫩时可食。四五月开花结实，有四叶盛之如灯笼，河北呼为酸浆。据此及杨慎之说，则灯笼、酸浆之为一物，尤可证矣。唐慎微以三叶酸草附于酸浆之后。盖不知其名同物异也。其草见草之八，酢浆下。

酸浆 灯笼草

苗、叶、茎、根

【气味】苦，寒，无毒。〔禹锡曰〕有小毒。〔恭曰〕苦，大寒，无毒。〔时珍曰〕方士取汁煮丹砂，伏白矾，煮三黄，炼硝、硫。

【主治】酸浆治热烦满，定志益气，利水道。本经。捣汁服，治黄病，多效。弘景。灯笼草治上气咳嗽风热，明目，根茎花实并宜。唐本。苦耽苗子：治传尸伏连，鬼气疰忤邪气，腹内热结，目黄不下食，大小便涩，骨热咳嗽，多睡劳乏，呕逆痰壅，痃癖痞满，小儿无辜疬子，寒热大腹，杀虫落胎，去蛊毒，并煮汁饮，亦生捣汁服。研膏，敷小儿闪癖。嘉祐。

【发明】〔震亨曰〕灯笼草，苦能除湿热，轻能治上焦，故主热咳咽痛。此草治热痰咳嗽，佛耳草治寒痰咳嗽也。与片芩清金丸同用，更效。〔时珍曰〕酸浆利湿除热，除热故清肺治咳，利湿故能化痰治疸。一人病虚乏咳嗽有痰，愚以此加入汤中用之，有效。

子

【气味】酸，平、无毒。〔别录曰〕寒。

【主治】热烦满，定志益气，利水道，产难吞之立产。别录。食之，除热，治黄病，尤益小儿。苏颂。治骨蒸劳热，尸疰疳瘦，痰癖热结，与苗茎同功。嘉祐。

蜀羊泉（本经中品）

【释名】羊泉别录、羊饴别录、漆姑草 〔时珍曰〕诸名莫解。能治漆疮，故曰漆姑。

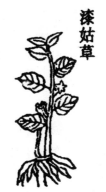

蜀羊泉

漆姑草

【集解】〔别录曰〕蜀羊泉生蜀郡山谷。〔弘景曰〕方不复用，人无识者。〔恭曰〕此草俗名漆姑，叶似菊，花紫色，子类枸杞子，根如远志，无心有糁。所在平泽有之，生阴湿地，三月、四月采苗叶阴干。〔藏器曰〕陶注杉材云：漆姑叶细细，多生石边，能疗漆疮。苏云漆姑是羊泉。按羊泉乃大草。漆姑草如鼠迹大，生阶墀间阴处，气辛烈，挼傅漆疮，亦主溪毒，乃同名也。〔颂曰〕或言老鸦眼睛草即漆姑草，漆姑乃蜀羊泉，人不能决识。〔时珍曰〕漆姑有二种：苏恭所说是羊泉，陶陈所说是小草。苏颂所说老鸦眼睛草，乃龙葵也。又黄蜂作窠，衔漆姑草汁为蒂，即此草也。

【气味】苦，微寒，无毒。

【主治】秃疮恶疮热气，疥瘙痂癣虫。本经。疗龋齿，女子阴中内伤，皮间实积。别录。主小儿惊，生毛发，捣涂漆疮。苏恭。蚯蚓气呵者，捣烂入黄丹盦盒之。时珍。出摘玄方。

鹿蹄草（纲目）

【释名】小秦王草纲目、秦王试剑草〔时珍曰〕鹿蹄象叶形。能合金疮，故名试剑草。又山慈姑亦名鹿蹄，与此不同。

【集解】〔时珍曰〕按轩辕述宝藏论云：鹿蹄多生江广平陆及寺院荒处，淮北绝少，川陕亦有。苗似堇菜，而叶颇大，背紫色。春生紫花。结青实，如天茄子。可制雌黄、丹砂。

【主治】金疮出血，捣涂即止。又涂一切蛇虫犬咬毒。时珍。

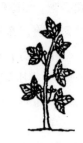

败酱（本经中品）

【释名】苦菜纲目、苦蘵纲目、泽败别录、鹿肠本经、鹿首别录、马草别录。〔弘景曰〕根作陈败豆酱气，故以为名。〔时珍曰〕南人采嫩者，暴蒸作菜食，叶微苦而有陈酱气，故又名苦菜，与苦荬、龙葵同名。亦名苦蘵，与酸酱同名。苗形则不同也。

【集解】〔别录曰〕败酱生江夏川谷，八月采根，暴干。〔弘景曰〕出近道。叶似稀莶，根形如柴胡。〔恭曰〕此药不出近道，多生冈岭间。叶似水茛及薇衔，丛生，花黄根紫，作陈酱色，其叶殊不似稀莶也。〔颂曰〕江东亦有之，状如苏恭所说。〔时珍曰〕处处原野有之，俗名苦菜，野人食之，江东人每采收储焉。春初生苗，深冬始凋。初时叶布地生，似菘菜叶而狭长，有锯齿，绿色，面深背浅。夏秋茎高二三尺而柔弱，数寸一节。节间生叶，四散如伞。颠顶开白花成簇，如芹花、蛇床子花状。结小实成簇。其根白紫，颇似柴胡。吴普言其根似桔梗，陈自明言其根似蛇莓根者，皆不然。

根苗同。

【修治】〔敩曰〕凡收得便粗杵，入甘草叶相拌对蒸，从巳至末，去甘草叶，焙干用。

【气味】苦，平，无毒。〔别录曰〕咸，微寒。〔权曰〕辛、苦，微寒。〔大明曰〕酸。〔时珍曰〕微苦带甘。

【主治】暴热火疮赤气，疥瘙疽痔，马鞍热气。本经。除痈肿浮肿结热，风痹不足，产后痛。别录。治毒风并痼痹，破多年凝血，能化脓为水，产后诸病，止腹痛，余疹烦渴。甄权。治血气心腹痛，破症结，催生落胞，血运鼻衄吐血，赤白带下，赤眼障膜胬肉，聤耳，疮疖疥癣丹毒，排脓补瘘。大明。

【发明】〔时珍曰〕败酱乃手足阳明厥阴药也。善排脓破血，故仲景治痂及古方妇人科皆用之。乃易得之物，而后人不知用，盖未遇识者耳。

迎春花（纲目）

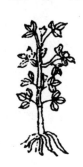

迎春花

【集解】〔时珍曰〕处处人家栽插之，丛生高者二三尺，方茎厚叶。叶如初生小椒叶而无齿，面青背淡，对节生小枝，一枝三叶。正月初开小花，状如瑞香，花黄色，不结实。

叶

【气味】苦，涩，平，无毒。

【主治】肿毒恶疮，阴干研末，酒服二三钱，出汗便瘥。卫生易简方。

款冬花（本经中品）

【释名】款冻郭璞、颗冻尔雅、氏冬别录、钻冻衍义、菟奚尔雅、橐吾本经、虎须本经。〔时珍曰〕按《述征记》云，洛水至岁末凝厉时，款冬生于草冰之中，则颗冻之名以此而得。后人讹为款冬，乃款冻尔。款者至也，至冬而花也。〔宗奭曰〕百草中，惟此不顾冰雪，最先春也，故世谓之钻冻。虽在冰雪之下，至时亦生芽，春时人采以代蔬。入药须微见花者良。如已芬芳，则都无气力。今人多使如箸头者，恐未有花也。

【集解】〔别录曰〕款冬生常山山谷及上党水旁，十一月采花阴干。〔弘景曰〕第一出河北，其形如宿莼未舒者佳，其腹里有丝。次出高丽百济，其花乃似大菊花。次亦出蜀北部宕昌，而并不如。其冬月在冰下生，十二月、正月旦取之。〔恭曰〕今出雍州南山溪水，及华州山谷涧间。叶似葵而大，丛生，花出根下。〔颂曰〕今关中亦有之。根紫色，叶似萆草藓，十二月开黄花，青紫萼，去土一二寸，初出如菊花萼，通直而肥实无子。则陶氏所谓出高丽百济者，近此类也。又有红花者，叶如荷而斗直，大者容一升，小者容数合，俗呼为蜂斗叶，又名水斗叶。则苏氏所谓大如葵而丛生者，是也。傅成《款冬赋》序云：予曾逐禽，登于北山，于时仲冬之月，冰凌盈谷，积雪被崖，顾见款冬炜然，始敷华艳，是也。

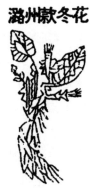

潞州款冬花

【修治】〔敩曰〕凡采得，须去向里裹花蕊壳，并向里实如粟零壳者，并枝叶，以甘草水浸一宿，却取款冬叶相拌裛一夜，晒干去叶用。

【气味】辛，温，无毒。〔别录曰〕甘。〔好古曰〕纯阳，入手太阴经。〔之才曰〕杏仁为之使，得紫菀良，恶皂荚、消石、玄参，畏贝母、辛夷、麻黄、黄芪、黄芩、连翘、青葙。

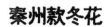

【主治】咳逆上气善喘，喉痹，诸惊痫寒热邪气。本经。消渴，喘息呼吸。别录。疗肺气心促急热劳咳，连连不绝，涕唾稠粘，肺痿肺痈，吐脓血。甄权。润心肺，益五脏，除烦消痰，洗肝明目，及中风等疾。大明。

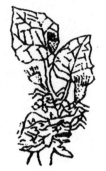

秦州款冬花

【发明】〔颂曰〕本经主咳逆，古方用为温肺治嗽之最。崔知悌疗久咳熏法：每旦取款冬花如鸡子许，少蜜拌花使润，纳一升铁铛中。又用一瓦碗钻一孔，孔内安一小笔管，以面泥缝，勿令漏气。铛下着炭火，少时烟从筒出，以口含吸，咽之。如胸中少闷，须举头，即将指头按住筒口，勿使漏。至烟尽乃止。如是五日一为之。待至六日，饱食羊肉馎饦一顿，永瘥。〔宗奭曰〕有人病嗽多日，或教然款冬花三两，于元风处以笔管吸其烟，满口则咽之，数日果效。

鼠曲草

【校正】并入有名未用鼠耳，及东垣药类法象佛耳草。

【释名】米曲纲目鼠耳别录佛耳草法象无心草别录香茅拾遗黄蒿会编茸母〔时珍曰〕曲言其花黄如曲色，又可和米粉食也。鼠耳言其叶形如鼠耳，又有白毛蒙茸似之，故北人呼为茸母。佛耳，则鼠耳之讹也。今淮人呼为毛耳朵，则香茅之茅，似当作毛。按段成式《杂俎》云：蚍蜉酒草，鼠耳也，一名无心草。岂蚍蜉食此，故有是名耶？

【集解】〔别录曰〕鼠耳一名无心，生田中下地，厚叶肥茎。〔藏器曰〕鼠曲草，生平岗熟地，高尺余，叶有白毛，黄花，荆楚岁时记云：三月三日，取鼠曲汁，蜜和为粉，谓之龙舌米半，以压时气。（糁音板，米饼也）。山南人呼为香茅。取花杂榉皮染褐，至破犹鲜。江西人呼为鼠耳草也。〔汪机曰〕佛耳草，徽人谓之黄蒿。二三月苗长尺许，叶似马齿苋而细，有微白毛，花黄。土人采茎叶和米粉，捣作粑果食。〔时珍曰〕日华《本草》鼠曲，即别录鼠耳也。唐宋诸家不知，乃退鼠耳入有名未用中。李杲药类法象用佛耳草，亦不知其即鼠耳也。原野间甚多。二月苗，茎叶柔软，叶长寸许，白茸如鼠耳之毛。开小黄花成穗，结细子。楚人呼为米曲，北人呼为茸母。故邵桂子《瓮天语》云：北方寒食，采茸母草和粉食。宋徽宗诗，茸母初生认禁烟者，也。

鼠曲草

佛耳草

【气味】甘，平，无毒。〔别录曰〕鼠耳：酸，无毒。〔杲曰〕佛耳草：酸，性热。款冬花为之使。宜少食之，过则损目。

【主治】鼠耳：主痹寒寒热，止咳。别录。鼠曲：调中益气，止泄除痰，压时气，去热嗽。杂米粉作糗食，甜美。日华。**佛耳：治寒嗽及痰，除肺中寒，大升肺气。**李杲。

【发明】〔震亨曰〕治寒痰嗽，宜用佛耳草；热痰嗽，宜用灯笼草。〔时珍曰〕《别录》云治寒热止咳，东垣云治寒嗽，言其标也；日华云治热嗽，言其本也。大抵寒嗽，多是火郁于内而寒覆于外也。按陈氏《经验方》云：三奇散：治一切咳嗽，不问久近，昼夜无时。用佛耳草五十文，款冬花二百文，熟地黄二两，焙研末。每用二钱，于炉中烧之，以筒吸烟咽下，有涎吐去。予家一获久病此，医治不效。偶在沅州得一婢，用此法，两服而愈也。

决明（本经上品）

【释名】〔时珍曰〕此马蹄决明也，以明目之功而名。又有草决明、石决明，皆同功者。草决明即青葙子，陶氏所谓萋蒿是也。

【集解】〔《别录》曰〕决明子生龙门川泽，十月十日采，阴干百日。〔弘景曰〕龙门在长安北。今处处有之。叶如茳芒。子形似马蹄，呼为马蹄决明，用之当捣碎。又别有草决明，是萋蒿蒿草，在下品中。〔颂曰〕今处处人家园圃所莳。夏初生苗，高三四尺许。根带紫色。叶似苜蓿而大。七月开黄花，结角。其子如青绿豆而锐，十月采之。按《尔雅》：薢茩，决光。郭璞释云：药草决明也。叶黄锐，赤华，实如山茱萸。或曰莢也。关西谓之薢茩（音皆苟）。其说与此种颇不类。又有一种马蹄决明，叶如江豆，子形似马蹄。〔宗奭曰〕决明，苗高四五尺，春亦为蔬。秋深结角；其子生角中如羊肾。今湖南北人家所种甚多，或在村野成段。《蜀本图经》言叶似苜蓿而阔大者，甚为允当。〔时珍曰〕决明有二种：一种马蹄决明，茎高三四尺，叶大于苜蓿。而本小末尖，昼开夜合，两两相贴。秋开淡黄花五出，结角如初生细豇豆，长五六寸。角中子数十粒，参差相连，状如马蹄，青绿色，入眼目药最良。一种茳芒决明，救荒本草所谓山扁豆是也。苗茎似马蹄决明，但叶之本小末尖，正似槐叶，夜亦不合。秋开深黄花五出，结角大如小指，长二寸许。角中子成数列，状如黄葵子而扁，其色褐，味甘滑。二种苗叶皆可作酒曲，俗呼为独占缸。但茳芒嫩苗及花与角子，皆可瀹茹及点茶食；而马蹄决明苗角皆韧苦，不可食也。苏颂言薢茩即决明，殊不类，恐别一物也。

马蹄决明

子

【气味】**咸，平，无毒。**

〔《别录》曰〕苦、甘，微寒。〔之才曰〕蓍实为之使，恶大麻子。

【主治】**青盲，目淫肤，赤白膜，眼赤泪出。久服益精光，轻身。**本经。**疗唇口青。**别录。**助肝气，益精。以水调末涂肿毒。**

炒太阳穴，治头痛。又贴胸心，止鼻洪。作枕，治头风明目，甚于黑豆。**日华。**治肝热风眼赤泪。每旦取一匙挼净，空心吞之，百日后夜见物光。**甄权。益肾，解蛇毒。震亨。**叶作菜食，利五脏明目，甚良。**甄权。**

荭芒决明

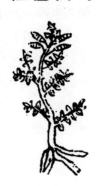

【**发明**】〔时珍曰〕《相感志》言：圃中种决明，蛇不敢入。丹溪朱氏言决明解蛇毒，本于此也。王旻《山居录》言：春月种决明，叶生采食，其花阴干亦可食。切忌泡茶，多食无不患风。按马蹄决明苗角皆韧而苦，不宜于食。纵食之，有利五脏明目之功，伺遂至于患风耶？又镏绩《霏雪录》言：人家不可种决明，生子多跛。此迂儒误听之说也，不可信。

【**附录**】**荭芒**拾遗。〔藏器曰〕陶云：决明叶如荭芒。按荭芒生道旁，叶小于决明，性平无毒，火炙作饮极香，除痰止渴，令人不睡，调中；隋稠禅师采作五色饮以进炀帝者，是也。又有荭芏，字从土，音吐，一名江蓠子，乃草似莞，生海边，可为席者，与决明叶不相类。〔时珍曰〕荭芒亦决明之一种，故俗犹称独占缸。说见前集解下。**合明草**拾遗。〔藏器曰〕味甘，寒，无毒。主暴热淋，小便赤涩，小儿病，明目下水，止血痢，捣绞汁服。生下湿地，叶如四出花，向夜叶即合。

地肤（本经上品）

【**释名**】**地葵**本经、**地麦**别录、**落帚**日华、**独帚**图经、**王蕢**尔雅、**王帚**郭璞、**扫帚**弘景、**益明**药性、**涎衣草**唐本、**白地草**纲目、**鸭舌草**图经、**千心妓女**土宿本草。〔时珍曰〕地肤、地麦，因其子形似也。地葵，因其苗味似也。鸭舌，因其形似也。妓女，因其枝繁而头多也。益明，因其子功能明目也。子落则老，茎可为帚，故有帚、篲诸名。

【**集解**】〔《别录》曰〕地肤子生荆州平泽及田野，八月、十月采实，阴干。〔弘景曰〕今田野间亦多，皆取茎苗为扫帚。其子微细，入补药丸散用，仙经不甚用。〔恭曰〕田野人名为地麦草，北人名涎衣草。叶细茎赤，出熟田中。苗极弱，不能胜举。今云堪为扫帚，恐未之识也。〔大明曰〕地肤即落帚子也。子色青，似一眠起蚕沙之状。〔颂曰〕今蜀川、关中近地皆有之。初生薄地，五六寸，根形如蒿，茎赤叶青，大似荆芥。三月开黄白花，结子青白色，八月、九月采实。《神仙七精散》云：地肤子，星之精也。或曰其苗即独帚也，一名鸭舌草。陶弘景所谓茎苗可为扫帚者，苏恭言其苗弱不胜举，二说不同，而今医家皆以为独帚。密州图上者，云根作丛生，每窠有二三十茎，茎有赤有黄，七月开黄花，其

地　肤

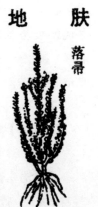

落帚

实地肤也。至八月而藉干成，可采。此正与独帚相合。恐西北出者短弱，故苏说云耳。〔时珍曰〕地肤嫩苗，可作蔬茹，一科数十枝，攒簇团团直上，性最柔弱，故将老时可为帚，耐用。苏恭云不可帚，止言其嫩苗而已。其子最繁。尔雅云：葥，王蔧。郭璞注云：王帚也。似藜，可以为扫帚，江东呼为落帚。此说得之。

子

【气味】苦，寒，无毒。〔时珍曰〕甘，寒。

【主治】膀胱热，利小便。补中益精气。久服耳目聪明，轻身耐老。本经。去皮肤中热气，使人润泽，散恶疮疝瘕，强阴。别录。治阴卵癞疾，去热风，可作汤沐浴。与阳起石同服，主丈夫阴痿不起，补气益力。甄权。治客热丹肿。日华。

【发明】〔藏器曰〕众病皆起于虚。虚而多热者，加地肤子、甘草。

苗叶

【气味】苦，寒，无毒。〔时珍曰〕甘、苦。烧灰煎霜，制砒石、粉霜、水银、硫黄、雄黄、硇砂。

【主治】捣汁服，主赤白痢，烧灰亦善。煎水洗目，去热暗雀盲涩痛。别录。**主大肠泄泻，和气，涩肠胃，解恶疮毒。**苏颂。**煎水日服，治手足烦疼，利小便诸淋。**时珍。

【发明】〔时珍曰〕按虞抟《医学正传》云：抟兄年七十，秋间患淋，二十余日，百方不效。后得一方，取地肤草捣自然汁，服之遂通。至贱之物，有回生之功如此。时珍按：圣惠方治小便不通，用地麦草一大把，水煎服。古方亦常用之。此物能益阴气，通小肠。无阴则阳无以化，亦东垣治小便不通，用黄柏、知母滋肾之意。

瞿麦（瞿音劬 本经中品）

【释名】蘧麦尔雅、**巨句麦**本经、**大菊**尔雅、**大兰**别录、**石竹**日华、**南天竺草**纲目。〔弘景曰〕子颇似麦，故名瞿麦。〔时珍曰〕按陆佃解《韩诗外传》云：生于两旁谓之瞿。此麦之穗旁生故也。尔雅作蘧。有渠、衢二音。日华本草云，一名燕麦，一名杜姥草者，误矣。燕麦即雀麦，雀瞿二字相近，传写之讹尔。

【集解】〔《别录》曰〕瞿麦生太山山谷，立秋，阴干。〔弘景曰〕今出近道。一茎生细叶，花红紫赤色可爱，合子叶刈取之，子颇似麦子，有两种，一种微大，花边有叉丫。未知何者是也？今市人皆用小者。复一种，叶广相似而有毛，花晚而甚赤。按经云采实，其中子细，燥熟便脱尽矣。

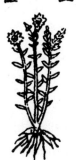

瞿 麦

〔颂曰〕今处处有之。苗高一尺以来，叶尖小青色，根紫黑色，形如细蔓菁。花红紫赤色，亦似映山红，二月至五月开。七月结实作穗，子颇似麦。河阳河中府出者，苗可用。淮甸出者根细，村民取作刷帚。《尔雅》谓之大菊，《广雅》谓之茈萎是也。〔时珍曰〕石竹叶似地肤叶而尖小，又似初生小竹时而细窄，其茎纤细有节，高尺余，梢间开花。山野生者，花大如钱，红紫色。人家栽者，花稍小而妩媚，有红白粉红紫赤斑烂数色，俗呼为洛阳花。结实如燕麦，内有小黑子。其嫩苗炸熟水淘过，可食。

穗

【修治】〔敩曰〕凡使只用蕊壳，不用茎叶。若一时同使，即空心令人气噎，小便不禁也。用时以萱竹沥浸一伏时，漉晒。

【气味】苦，寒，无毒。〔别录曰〕苦。〔权曰〕甘。〔之才曰〕蘘草、牡丹为之使，恶螵蛸，伏丹砂。

【主治】关格诸癃结，小便不通，出刺，决痈肿，明目去翳，破胎堕子，下闭血。本经。养肾气，逐膀胱邪逆，止霍乱，长毛发。别录。主五淋。甄权。月经不通，破血块排脓。大明。

叶

【主治】痔瘘并泻血，作汤粥食。又治小儿蛔虫，及丹石药发。并眼目肿痛及肿毒，捣傅。治浸淫疮并妇人阴疮。大明。

【发明】〔杲曰〕瞿麦利小便为君主之用。〔颂曰〕《古今方》通心经、利小肠为最要。〔宗奭曰〕八正散用瞿麦，今人为至要药。若心经虽有热，而小肠虚者服之、则心热未退，而小肠别作病矣。盖小肠与心为传送，故用此人小肠。《本草》并不治心热。若心无大热，止治其心，或制之不尽，当求其属以衰之可也。〔时珍曰〕近古方家治产难，有石竹花汤，治九孔出血，有南天竺饮，皆取其破血利窍也。

王不留行（别录上品）

【释名】禁宫花日华、剪金花日华、金盏银合〔时珍曰〕此物性走而不住，虽有王命不能留其行，故名。吴普《本草》作一名不流行，盖误也。

王不留行

【集解】〔《别录》曰〕王不留行生太山山谷，二月、八月采。〔弘景曰〕今处处有之。叶似酸浆，子似菘子。人言是蓼子，不尔。多入痈瘘方用。〔保升曰〕所在有之。叶似菘蓝。其花红白色。子壳似酸浆，其中实圆黑似菘子，大如黍粟。二月收苗，五月收子。根苗花子并通用。

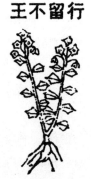

〔颂曰〕今江浙及并河近处皆有之。苗茎俱青，高七八寸已来。根黄色如荠根。叶尖如小匙头，亦有似槐叶者。四月开花黄紫，叶随茎而生，如菥子状，又似猪蓝花。五月采苗茎，晒干用。俗谓之剪金草。河北生者，叶圆花红，与此小别。〔时珍曰〕多生麦地中。苗高者一二尺。三四月开小花，如铎铃状，红白色。结实如灯笼草子，壳有五棱，壳内包一实，大如豆。实内细子，大如菥子，生白熟黑，正圆如细珠可爱。陶氏言叶似酸浆，苏氏言花如菥子状者，皆欠详审，以子为花叶状也。灯笼草即酸浆也。苗、子皆入药。

苗、子

【修治】〔敩曰〕凡采得拌湿蒸之，从巳至未。以浆水浸一宿，焙干用。

【气味】苦，平，无毒。〔普曰〕神农：苦，平。岐伯、雷公：甘。〔元素曰〕甘、苦，平。阳中之阴。

【主治】金疮止血，逐痛出刺，除风痹内塞。止心烦鼻衄，痈疽恶疮瘘乳，妇人难产。久服轻身耐老增寿。别录。治风毒，通血脉。甄权。游风风疹，妇人血经不匀，发背。日华。下乳汁。元素。利小便，出竹木刺。时珍。

【发明】〔元素曰〕王不留行，下乳引导之。取其利血脉也。〔时珍曰〕王不留行能走血分，乃阳明冲任之药。俗有"穿山甲、王不留，妇人服了乳长流"之语，可见其性行而不住也。按王执中《资生经》云，一妇人患淋卧久，诸药不效。其夫夜告予。予按既效方治诸淋，用剪金花十余叶煎汤，遂令服之。明早来云：病减八分矣。再服而愈。剪金花一名禁宫花，一名金盏银台，一名王不留行是也。〔颂曰〕张仲景治金疮，有王不留行散，贞元广利方治诸风痉，有王不留行汤，皆最效。

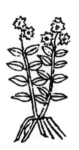

剪春罗

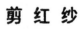

剪红纱

剪春罗（纲目）

【释名】剪红罗。

【集解】〔时珍曰〕剪春罗二月生苗，高尺余，柔茎绿叶，叶对生，抱茎。入夏开花，深红色，花大如钱，凡六出，周回如剪成可爱。结实大如豆，内有细子。人家多种之为玩。又有剪红纱花、茎高三尺，叶旋覆。夏秋开花，状如石竹花而稍大，四围如剪，鲜红可爱。结穗亦如石竹，穗中有细子。方书不见用者。计其功，亦应利小便、主痈肿也。

【气味】甘，寒，无毒。

【主治】火带疮绕腰生者，采花或叶捣烂，蜜调涂之。为末亦可。时珍。出证治要诀。

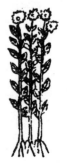

金盏草（救荒）

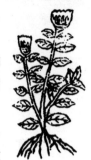

【校正】并入宋《图经》杏叶草。

【释名】杏叶草图经、长春花〔时珍曰〕金盏，其花形也。长春，言耐久也。

【集解】〔颂曰〕杏叶草，一名金盏草，生常州。蔓延篱下，叶叶相对。秋后有子如鸡头实，其中变生一小虫，脱而能行，中夏采花。〔周宪王曰〕金盏儿花，苗高四五寸。叶似初生莴苣叶，厚而狭，抱茎而生。茎柔脆。茎头开花，大如指头，金黄色，状如盏子，四时不绝。其叶味酸，炸熟水浸过，油盐拌食。〔时珍曰〕夏月结实，在萼内，宛如尺蠖虫数枚蟠屈之状，故苏氏言其化虫，实非虫也。

【气味】酸，寒，无毒。

【主治】肠痔下血久不止。苏颂。

葶苈（本经下品）

【释名】丁历别录、草蒿（草音典）、大室本经、大适本经、狗荠别录。〔时珍曰〕名义不可强解。

【集解】〔《别录》曰〕葶苈生藁城平泽及田野，立夏后采实，阴干。〔弘景曰〕出彭城者最胜，今近道亦有。母即公荠也。子细黄至苦，用之当熬。〔颂曰〕今汴东、陕西、河北州郡皆有之，曹州者尤佳。初春生苗叶，高六七寸，似荠。根白色，枝茎俱青。三月开花，微黄。结角，子扁小如黍粒微长，黄色。《月令》：孟夏之月，靡草死。许慎、郑玄注皆云靡草，荠、葶苈之属是也。一说葶苈单茎向上，叶端出角，粗且短。又有一种狗芥草，叶近根下作奇，生角细长。取时必须分别此二种也。〔敩曰〕凡使勿用赤须子，真相似，只是味微甘苦耳。葶苈子之苦，人顶也。〔时珍曰〕按《尔雅》云：草，葶苈也。郭璞注云：实叶皆似芥，一名狗荠。然则狗芥即是葶苈矣。盖葶苈有甜苦二种。狗芥味微甘，即甜葶苈。或云甜葶苈是菥蓂子，考其功用亦似不然。

子

【修治】〔敩曰〕凡使葶苈，以糯米相合，置于燠上，微焙，待米熟，去米，捣用。

【气味】辛，寒，无毒。〔别录曰〕苦，大寒。得酒良。〔权曰〕

酸，有小毒。入药炒用。〔杲曰〕沉也，阴中阳也。〔张仲景曰〕葶苈傅头疮，药气入脑，杀人。〔之才曰〕榆皮为之使，得酒良，恶白僵蚕、石龙芮。〔时珍曰〕宜大枣。

【主治】**症瘕积聚结气，饮食寒热，破坚逐邪，通利水道。**本经。**下膀胱水，伏留热气，皮间邪水上出，面目浮肿，身暴中风热痱痒，利小腹。久服令人虚。**别录。**疗肺壅上气咳嗽，止喘促，除胸中痰饮。**甄权。**通月经。**时珍。

【发明】〔杲曰〕葶苈大降气，与辛酸同用，以导肿气。《本草十剂》云：泄可去闭，葶苈、大黄之属。此二味皆大苦寒，一泄血闭，一泄气闭。盖葶苈之苦寒，气味俱厚，不减大黄，又胜过于诸药，以泄阳分肺中之闭，亦能泄大便，为体轻象阳故也。〔宗奭曰〕葶苈有甜、苦二种，其形则一也。经既言味辛苦，即甜者不复更入药也。大概治体皆以行水走泄为用，故曰久服令人虚，盖取苦泄之义，药性论不当言味酸。〔震亨曰〕葶苈属火性急，善逐水。病人稍涉虚者，宜远之。且杀人甚健，何必久服而后虚也。〔好古曰〕苦甜二味，主治不同。仲景泻肺汤用苦，余方或有用甜者，或有不言甜苦者。大抵苦则下泄，甜则少缓，量病人虚实用之，不可不审。《本草》虽云治同，而甜苦之味安得不异？〔时珍曰〕甘苦二种，正如牵牛，黑白二色，急缓不同。又如壶芦，甘苦二味，良毒亦异。大抵甜者下泄之性缓，虽泄肺而不伤胃；苦者下泄之性急，既泄肺而易伤胃，故以大枣辅之。然肺中水气膹满急者，非此不能除。但水去则止，不可过剂尔。既不久服，何至杀人？《淮南子》云：大戟去水，葶苈愈胀，用之不节，乃反成病。亦在用之有节。

车前（本经上品）

【释名】**当道**本经、**茉苢**（音浮以）、**马舄**（音昔）、**牛遗**并别录、诗疏、**车轮菜**救荒、**地衣**纲目、**虾蟆衣**别录。〔时珍曰〕按《尔雅》云：茉苢，马舄。马舄，车前。陆玑《诗疏》云：此草好生道边及牛马迹中，故有车前、当道、马舄、牛遗之名。舄，足履也。幽州人谓之牛舌，虾蟆喜藏伏于下，故江东称为虾蟆衣。又韩诗《外传》言，直曰车前，瞿曰茉苢，恐亦强说也。瞿乃生于两旁者。

【集解】〔别录曰〕车前生真定平泽丘陵阪道中，五月五日采，阴干。〔弘景曰〕人家及路边甚多。韩诗言茉苢是木似李，食其实宜子孙者，谬矣。〔恭曰〕今出开州者胜。〔颂曰〕今江湖、淮甸、近汴、北地处处有之。春初生苗，叶布地如匙面，累年者长及尺余。中抽数茎，作长穗如鼠尾。花甚细密，青色微赤。结实如葶苈，赤黑色。令人五月采苗，七月、八月采实。人家园圃或种之，蜀中尤尚。北人取根日干，作紫菀卖之，甚误所用。陆玑言嫩苗作茹大滑，今人不复啖之。〔时珍曰〕王旻《山居录》，有种车前剪苗食法，则昔人常以为蔬矣。今野人犹采食之。

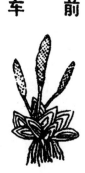

车　前

子

【修治】〔时珍曰〕凡用须以水淘洗去泥沙，晒干。入汤液，炒过用；入丸散，则以酒浸一夜，蒸熟研烂，作饼晒干，焙研。

【气味】甘，寒，无毒。〔别录曰〕咸。〔权曰〕甘，平。〔大明曰〕常山为之使。

【主治】气癃止痛，利水道小便，除湿痹。久服轻身耐老。本经。**男子伤中，女子淋沥不欲食，养肺强阴益精：令人有子，明目疗赤痛**。别录。**去风毒，肝中风热，毒风冲眼，赤痛障翳，脑痛泪出，压丹石毒，去心胸烦热**。甄权。**养肝**。萧炳①。**收妇人难产**。陆玑。**导小肠热，止暑湿泻痢**。时珍。

【发明】〔弘景曰〕车前子性冷利，仙经亦服饵之，云令人身轻，能跳越岸谷，不老长生也。〔颂曰〕车前子入药最多。驻景丸用车前、菟丝二物，蜜丸食下服，古今以为奇方也。〔好古曰〕车前子，能利小便而不走气，与茯苓同功。〔时珍曰〕按《神仙服食经》云：车前一名地衣，雷之精也，服之形化，八月采之。今车前五月子已老，而云七八月者，地气有不同尔。唐张籍诗云：开州午月车前子，作药人皆道有神。惭愧文君怜病眼，三千里外寄闲人。观此亦以五月采开州者为良，又可见其治目之功。大抵入服食，须佐他药，如六味地黄丸之用泽泻可也。若单用则泄太过，恐非久服之物。欧阳公常得暴下病，国医不能治。夫人买市人药一帖，进之而愈。方叩其方，则车前子一味为末，米饮服二钱匕。云此药利水道而不动气，水道利则清浊分，而谷藏自止矣。

草及根

【修治】〔敩曰〕凡使须一窠有九叶，内有蕊，茎可长一尺二寸者。和蕊叶根，去土了称一镒者，力全。使叶勿使蕊茎，锉细，于新瓦上摊干用。

【气味】甘，寒，无毒。〔土宿真君曰〕可伏硫黄，结草砂，伏五矾、粉霜。

【主治】金疮，止血衄鼻，瘀血血瘕，下血，小便赤，止烦下气，除小虫。别录。**主阴癩**。之才。**叶：主泄精病，治尿血，能补五脏，明目，利小便，通五淋**。甄权

【发明】〔弘景曰〕其叶捣汁服，疗泄精甚验。〔宗奭曰〕陶说大误矣。此药甘滑，利小便，泄精气。有人作菜频食，小便不禁，几为所误也。

狗舌草（唐本草）

【集解】〔恭曰〕狗舌生渠堑湿地，取生。叶似车前而无文理，抽茎开花，黄白色。四月、五月采茎，暴干。

---

① 炳：原作"两"，据张本改。

【气味】苦，寒，有小毒。

【主治】蛊疥瘑疮，杀小虫。为末和涂之，即瘥。苏恭。

马鞭草（别录下品）

【校正】并入《图经》龙牙草。

【释名】龙牙草图经、凤颈草　〔恭曰〕穗类鞭鞘，故名马鞭。〔藏器曰〕此说未近，乃其节生紫花如马鞭节耳。〔时珍曰〕龙牙凤颈，皆因穗取名。苏颂《图经》外类重出龙牙，今并为一。又今方士谬立诸草为各色龙牙之名，甚为淆乱，不足凭信。

【集解】〔弘景曰〕村墟陌甚多。茎似细辛，花紫色，微似蓬蒿也。〔恭曰〕叶似狼牙及茺蔚，抽三四穗，紫花，似车前，穗类鞭鞘，都不似蓬蒿也。〔保升曰〕花白色，七月、八月采苗叶，日干用。〔颂曰〕今衡山、庐山、江淮州郡皆有之。苗类益母而茎圆，高二三尺。又曰：龙牙草生施州，高二尺以来。春夏有苗叶，至秋冬而枯。采根洗净用。〔时珍曰〕马鞭下地甚多。春月生苗，方茎，叶似益母，对生，夏秋开细紫花，作穗如车前穗，其子如蓬蒿子而细，根白而小。陶言花似蓬蒿，韩言花色白，苏言茎圆，皆误矣。

苗叶

【气味】苦，微寒，无毒。保升。〔大明曰〕辛，凉，无毒。〔权曰〕苦，有毒。伏丹砂、硫黄。

【主治】下部䘌疮。别录。症瘕血瘤，久疟，破血杀虫。捣烂煎取汁，熬如饴，每空心酒服一匕。藏器。治妇人血气肚胀，月候不匀，通月经。大明。治金疮，行血活血。震亨。捣涂痈肿及蠼螋尿疮，男子阴肿。时珍。

根

【气味】辛，涩，温，无毒。

【主治】赤白下痢初起，焙捣罗末，每米饮服一钱匕，无所忌。苏颂。

蛇舍（本经下品）

【校正】并入《图经》紫背龙牙。

【释名】蛇衔本经、威蛇大明、小龙牙纲目、紧背龙牙　〔恭曰〕陶氏《本草》

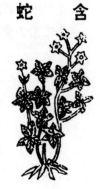

蛇 含

作蛇合，合乃含字之误也。含、衔义同，见古本草。〔时珍曰〕按刘敬叔《异苑》云：有田父见一蛇被伤，一蛇衔一草着疮上，经日伤蛇乃去。田父因取草治蛇疮皆验，遂名曰蛇衔草也。其叶似龙牙而小，背紫色，故俗名小龙牙，又名紫背龙牙。苏颂《图经》重出紫背龙牙，今并为一。

【集解】〔《别录》曰〕蛇含生益州山谷，八月采，阴干。〔弘景曰〕蛇衔处处有之。有两种，并生石上，亦生黄土地。当用细叶有黄花者。〔颂曰〕出兴州，今近处亦有。生土石上，或下湿地。蜀中人家亦种之，辟蛇。一茎五叶或七叶。有两种。八月采根阴干，日华子云，茎叶俱用，五月采之。又曰：紫背龙牙，生蜀中，春夏生叶，采无时。〔时珍曰〕此二种：细叶者名蛇衔，大叶者名龙衔。龙衔亦入疮膏用。〔敩曰〕蛇衔只用叶晒干，勿犯火。根茎不用。勿误用有藨尖叶者，号竟命草，其味酸涩。误服令人吐血不止，速服知时子解之。

【气味】苦，微寒，无毒。〔权曰〕有毒。〔颂曰〕紫背龙牙，辛，寒，无毒。

【主治】惊痫。寒热邪气，除热，金疮疽痔，鼠瘘恶疮头疡。本经。疗心腹邪气，腹痛湿痹，养胎，利小儿。别录。治小儿寒热丹疹。甄权。止血协风毒，痈肿赤眼。汁傅蛇虺蜂毒。大明。紫背龙牙：解一切蛇毒。治咽喉中痛，含咽之便效。苏颂。

【发明】〔藏器曰〕蛇含治蛇咬。今以草纳蛇口中，纵伤人亦不能有毒也。种之，亦令无蛇。〔颂曰〕古今治丹毒疮肿方通用之。《古今录验》治赤疹、用蛇衔草，捣极烂傅之即瘥。赤疹由冷湿搏于肌中，甚即为热，乃成赤疹。天热则剧，冷则减是也。〔时珍曰〕按葛洪《抱朴子》云：蛇衔膏连已断之指，今考葛洪《肘后方》载蛇衔膏云：治痈肿瘀血，产后积血，耳目诸病，牛领马鞍疮。用蛇衔、大黄、附子、芍药、大戟、细辛、独活、黄芩、当归、莽草、蜀椒各一两，薤白十四枚。右为末，以苦酒淹一宿，以猪膏二斤，七星火上煎沸，成膏收之。每温酒服一弹丸，日再服。病在外，摩之傅之；在耳，绵裹塞之；在目，点之。若入龙衔藤一两，则名龙衔膏也。所谓连断指者，不知即此膏否？

女青（本经下品）

【释名】雀瓢本经。

【集解】〔《别录》曰〕女青，蛇衔根也。生朱崖，八月采，阴干。〔弘景曰〕若是蛇衔根，不应独生朱崖。俗用者是草叶，别是一物，未详孰是？术云，带此一两，则疫疠不犯，弥宜识真者。又云：今市人用一种根，形状如续断，茎叶至苦，乃云是女青根，出荆州。〔恭曰〕此草即雀瓢也。生平泽。叶似萝摩，两相对。子似瓢形，大如枣许，故名雀瓢。根似白薇。茎叶并臭。其蛇衔都非其类。又别录云：叶嫩时似萝摩，圆端大茎，实黑，茎叶汁黄白。亦与前说相似。若是蛇衔根，何得苗生益州，根在朱崖，相去万里余也？萝摩叶似女青，故亦名雀瓢。〔藏器曰〕萝摩是白环藤，雀瓢是女青，二物相似，不能分别，终非一物也。〔机曰〕萝摩以子言，女青以根言，蛇衔以苗言，三者气味功用大有不同。诸注因其同名雀瓢，而疑为一物；又因其各出州郡，而复疑为二物。《本草》明言女青是蛇衔根，岂可以根苗异地而致疑？如摩芜、芎䓖所产不同，亦将分为二物乎？如赤箭、徐长卿同名鬼督邮，亦将合为一物耶？〔时珍曰〕女青有二：一是藤生，乃苏恭所说似萝摩者；一种草生，则蛇衔根也。蛇衔有大、小二种：叶细者蛇衔，用苗茎叶；大者为龙衔，用根。故王焘外台秘要龙衔膏，用龙衔根煎膏治痈肿金疮者，即此女青也。陈藏器言女青、萝摩不能分别，张揖《广雅》言女青是葛类，皆指藤生女青，非此女青也。《别录》明说女青是蛇衔根，一言可据。诸家止因其生朱崖致疑，非矣。方土备有相传不同尔，况又不知有两女青乎？又《罗浮山记》云：山有男青似女青。此则不知是草生藤生者也。

根

【气味】辛，平，有毒。〔权曰〕苦，无毒。蛇衔为使。

【主治】蛊毒，逐邪恶气，杀鬼温疟，辟不祥。本经。

鼠尾草（别录下品）

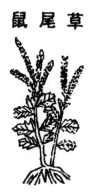

鼠尾草

【释名】葝（音勃）、山陵翘吴普、乌草拾遗、水青拾遗。〔时珍曰〕鼠尾以穗形命名。《尔雅》云：葝，鼠尾也。可以染皂，故名乌草，又曰水青。苏颂《图经》谓鼠尾一名陵时者，乃陵翘之误也。

【集解】〔别录曰〕鼠尾生平泽中，四月采叶，七月采花，阴干。（弘景曰〕田野甚多，人采作滋染皂。〔保升曰〕所在下湿地有之，惟黔中人采为药。叶如蒿，茎端夏生四五穗，穗若车前，花有赤白种。〔藏器曰〕紫花，茎叶俱可染皂用。

花、叶

【气味】苦，微寒，无毒。〔藏器曰〕平。

【主治】鼠瘘寒热，下痢脓血不止。白花者主白下，赤花者主赤下。别录。主疟疾水蛊。时珍。

【发明】〔弘景曰〕古方疗痢多用之。当浓煮令可丸服之，或煎如饴服。今人亦用作饮，或末服亦得。日三服。

狼把草（宋开宝）

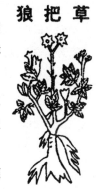

狼把草

【校正】并入《拾遗》郎耶草。

【释名】**郎耶草**〔时珍曰〕此即陈藏器《本草》郎耶草也，闽人呼爷为郎罢，则狼把当作郎罢乃通。又方士言此草即鼠尾草，功用亦近道，但无的据耳。

【集解】〔藏器曰〕狼把草生山道旁，与秋穗子并可染皂。〔又曰〕郎耶草生山泽间，高三四尺，叶作雁齿，如鬼针苗。鬼针，即鬼钗也。其叶有丫，如钗脚状。〔禹锡曰〕狼把草出近道，古方未见用者，惟陈藏器言之而不详。文宗黄帝《御书》记其主疗血痢，甚为精至。谨用书于《本草图经》外类篇首。

【气味】苦，平，无毒。

【主治】黑人发，令人不老。又云：郎耶草，主赤白久痢，小儿大腹痞满，丹毒寒热。取根茎煮汁服。藏器。狼把草：主丈夫血痢，不疗妇人。根治积年疳痢。取草二斤，捣绞取汁一小升，纳白面半鸡子许，和匀，空腹顿服。极重者，不过三服。或收苗阴干，捣末，蜜水半盏，服一方寸匕。图经。可染须发，治积年癣，天阴即痒，搔出黄水者，捣末掺之。时珍。

狗尾草（纲目）

狗尾草

【释名】**莠**（音酉）、**光明草**纲目、**阿罗汉草**〔时珍曰〕莠草秀而不实，故字从秀。穗形象狗尾，故俗名狗尾。其茎治目痛，故方士称为光明草、阿罗汉草。

【集解】〔时珍曰〕原野垣墙多生之。苗叶似粟而小，其穗亦似粟，黄白色而无实。采茎筒盛，以治目病。恶莠之乱苗，即此也。

茎

【主治】疣目，贯发穿之，即干灭也。凡赤眼拳毛倒睫者，翻转目睑，以一二茎蘸水戛去恶血，甚良。时珍。

鳢肠（唐本草）

【释名】莲子草唐本、旱莲草图经、金陵草图经、墨烟草纲目、墨头草纲目、墨菜纲目、猢孙头必用、猪牙草 〔时珍曰〕鳢，乌鱼也，其肠亦乌。此草柔茎，断之有墨汁出，故名，俗呼墨菜是也，细实颇如莲房状，故得莲名。

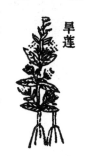

鳢　肠

旱莲

【集解】〔恭曰〕鳢肠生下湿地，所在坑渠间多有。苗似旋复。二月、八月采，阴干。〔颂曰〕处处有之，南方尤多。此有二种：一种叶似柳而光泽，茎似马齿苋，高一二尺，开花细而白，其实若小莲房，苏恭谓似旋复者是也；一种苗梗枯瘦，颇似莲花而黄色，实亦作房而圆，南人谓之连翘者。二种折其苗皆有汁出，须臾而黑，俗谓之旱莲子，亦谓之金陵草。〔时珍曰〕旱莲有二种：一种苗似旋复而花白细者，是鳢肠；一种花黄紫而结房如莲房者，乃是小莲翘也，炉火家亦用之，见连翘条。

草

【气味】甘、酸，平，无毒。

【主治】血痢。针灸疮发，洪血不可止者，傅之立已。汁涂眉发，生速而繁。唐本。乌髭发，益肾阴。时珍。止血排脓，通小肠，傅一切疮并蚕病。大明。膏点鼻中，添脑。萧炳。

连翘（本经下品）

【校正】并入有名未用本经翘根。

【释名】连尔雅、异翘尔雅、旱莲子药性、兰华吴普、三廉别录、根名连轺仲景、竹根别录。〔恭曰〕其实似莲作房，翘出众草，故名。〔宗奭曰〕连翘亦不翘出众草。太山山谷间甚多。其子折之，片片相比如翘，应以此得名耳。〔时珍曰〕按《尔雅》云：连，异翘。则是本名连，又名异翘，人因合称为连翘矣。连轺亦作连苕，即本经下品翘根是也。唐苏恭修《本草》退入有名未用中，今并为一。旱莲乃小翘，人以为鳢肠者，故同名。

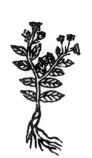

小连翘旱莲

【集解】〔别录曰〕连翘生太山山谷，八月采，阴干。〔弘景曰〕处处有之。今用茎连花实。〔恭曰〕此物有两种：大翘，小翘。大翘生下湿地，叶狭长如水苏，花黄可爱，着子似椿实之未开者，作房翘出众

连翘

草。其小翘生冈原之上，叶花实皆似大翘而小细。山南人并用之，今长安惟用大翘子，不用茎花也。〔颂曰〕今近汴京及河中、江宁、润、淄、泽、衮、鼎、岳、利诸州，南康军皆有之。有大小二种：大翘生下湿地或山冈上，青叶狭长，如榆叶、水苏辈，茎赤色，高三四尺，独茎，稍间开花黄色，秋结实似莲，内作房瓣，根黄如蒿根，八月采房。其小翘生冈原之上，花叶实皆似大翘而细。南方生者，叶狭而小，茎短，才高一二尺，花亦黄，实房黄黑，内含黑子如粟粒，亦名旱莲，南人用花叶。今南方医家说云：连翘有两种：一种似椿实之未开者，壳小坚而外完、无跗萼，剖之则中解，气甚芳馥，其实才干，振之皆落，不着茎也；一种乃如菡苕，壳柔，外有跗萼抱之，而无解脉，亦元香气，干之虽久，着茎不脱，此甚相异，此种江南下泽间极多。如椿实者，乃自蜀中来，入用胜似江南者。据本草则亦常蜀中者为胜，然未见其茎叶也。

【气味】苦，平，无毒。〔元素曰〕性凉味苦，气味俱薄，轻清而浮，升也，阳也。手搓用之。〔好古曰〕阴中阳也。入手足少阳手阳明经，又入手少阴经。〔时珍曰〕微苦、辛。

【主治】寒热鼠瘘瘰疬，痛肿恶疮瘿瘤，结热蛊毒。本经。**去白虫。**别录。**通利五淋，小便不通，除心家客热。**甄权。**通小肠，排脓，治疮疖，止痛，通月经。**大明。**散诸经血结气聚，消肿。**李杲。**泻心火，除脾胃湿热，治中部血证，以为使。**震亨。**治耳聋浑浑焞焞。**好古。**茎叶主心肺积热。**时珍。

【发明】〔元素曰〕连翘之用有三：泻心经客热，一也；去上焦诸热，二也；为疮家圣药，三也。〔杲曰〕十二经疮药中不可无此，乃结者散之之义。〔好古曰〕手足少阳之药，治疮疡瘤瘿结核有神，与柴胡同功，但分气血之异尔。与鼠粘子同用治疮疡，别有神功。〔时珍曰〕连翘状似人心，两片合成，其中有仁甚香，乃少阴心经、厥阴包络气分主药也。诸痛痒疮疡皆属心火，故为十二经疮家圣药，而兼治手足少阳手阳明三经气分之热也。

翘根

【气味】甘，寒、平，有小毒。〔普曰〕神农、雷公：甘，有毒。李当之：苦。〔好古曰〕苦，寒。

【主治】下热气，益阴精，令人面悦好，明目。久服轻身耐老。本经。**以作蒸饮酒病人。**别录。**治伤寒瘀热欲发黄。**时珍。

【发明】〔本经曰〕翘根生嵩高平泽，二月、八月采。〔弘景曰〕方药不用，人无识者。〔好古曰〕此即连翘根也。能下热气，故张仲景治伤寒瘀热在里，麻黄连翘赤小豆汤用之。注云：即连翘根也。

陆英（本经下品）

【释名】解见下文。

【集解】〔别录曰〕陆英生熊耳川谷及冤句，立秋采。〔恭曰〕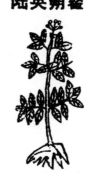此即蒴藋也，古方无蒴藋，惟言陆英。后人不识，浪出蒴藋条。此叶似芹及接骨花，三物亦同一类。故芹名水英，此名陆英，按骨树名木英，此三英也，花叶并相似。〔志曰〕苏恭以陆英、蒴藋为一物。今详陆英味苦寒无毒，蒴藋味酸湿有毒，既此不同，难谓一种，盖其类尔。〔宗奭曰〕蒴藋与陆英性味及出产皆不同，治疗又别，自是二物，断无疑矣。〔颂曰〕《本草》陆英生熊耳川谷及冤句。蒴藋不载所出州土，但云生田野，所在有之。春抽苗，茎有节，节间生枝，叶大似水芹。春夏采叶，秋冬采根茎。陶苏皆以为一物。马志以性味不同，疑非一种，亦不能细别。但《尔雅》：木谓之华，草谓之荣，不荣而实谓之秀，荣而不实谓之英。此物既有英名，当是其花。故《本经》云：立秋采，正是其花时也。〔时珍曰〕陶苏《本草》、甄权《药性论》，皆言陆英即蒴藋，必有所据。马志、寇宗奭虽破其说，而无所据。仍当是一物，分根茎花叶用，如苏颂所云也。

【气味】苦，寒，无毒。〔权曰〕陆英一名蒴藋，味苦、辛，有小毒。

【主治】骨间诸痹，四胶拘挛疼酸，膝寒痛，阴痿，短气不足，脚肿。本经。能捋风毒，脚气上冲，心烦闷绝，水气虚肿。风瘙皮肌恶痒，煎汤入少酒浴之，妙。甄权。

蒴藋（音朔吊　别录下品）

【释名】堇草别录、芨别录、接骨草。

【集解】〔别录曰〕蒴藋生用。春夏采叶，秋冬采茎根。〔弘景曰〕田野墟村甚多。〔恭曰〕此陆英也，剩出此条。《尔雅》云：芨，堇草。郭璞注云：乌头苗也。检三堇别名亦无此者。《别录》言此一名堇草，不知所出处。〔宗奭曰〕蒴藋花白，子初青如绿豆颗，每杂如盏面大，又平生，有一二百子，十月方熟红。〔时珍曰〕每枝五叶。说见陆英下。

【气味】酸，温，有毒。〔大明曰〕苦，凉，无毒。

【主治】风瘙隐疹，身痒湿痹，可作浴汤。别录。浴瘸癫风痹。大明。

水英

【释名】鱼津草 〔颂曰〕唐天宝《单方图》言：此草原生永阳池泽及河海边。临汝人呼为牛茳草，河北信都人名水节，河内连内黄呼为水棘，剑南、遂宁等郡名龙移草，淮南诸郡名海荏。岭南亦有，土地尤宜，茎叶肥大，名海精木，亦名鱼津草。〔时珍曰〕此草不著形状气味，无以考证。芹菜亦名水英，不知是此否也？

【主治】骨风。 苏颂。

【发明】〔颂曰〕蜀人采其花合面药。凡丈夫妇人无故两脚肿满，连膝胫中痛，屈申急强者，名骨风。其疾不宜针灸及服药，惟每日取此草五斤，以水一石，煮三斗，及热浸，并淋膝上，日夜三四度。不经五日即瘥，数用神验。其药春取苗，夏采叶及花，冬用根。肿甚者，加生椒目三升、水二斗。用毕，即摩粉避风。忌油腻、生菜、猪、鱼等物。

蓝（本经上品）

【释名】〔时珍曰〕按陆佃《埤雅》云：《月令》：仲夏令民无刈蓝以染缯。郑玄言恐伤长养之气也。然则刈蓝先王有禁，制字从监，以此故也。

【集解】〔《别录》曰〕蓝实生河内平泽，其茎叶可以染青。〔弘景曰〕此即今染缯碧所用者，以尖叶者为胜。〔恭曰〕蓝有三种：一种叶围径二寸许，厚三四分者，堪染青，出岭南，太常名为木蓝子，陶氏所说乃是菘蓝，其汁抨为淀甚青者；《本经》所用乃是蓼蓝实也，其苗似蓼而味不辛，为淀惟作碧色尔。〔颂曰〕蓝处处有之，人家蔬圃作畦种。至三月、四月生苗，高三二尺许，叶似水蓼，花红白色，实亦若蓼子而大，黑色，五月、六月采实。但可染碧，不堪作淀，此名蓼蓝，即医方所用者也。别有木蓝，出岭南，不入药。有菘蓝，可为淀、亦名马蓝，《尔雅》所谓：箴，马蓝是也。又扬州一种马蓝，四时俱有，叶类苦卖菜，土人连根采服，治败血。江宁一种吴蓝，二月内生，如蒿，叶青花白，亦解热毒。此二种虽不类，而俱有蓝名，且古方多用吴蓝，或恐是此，故并附之。〔宗奭曰〕蓝实即大蓝实也。谓之蓼蓝者，非是。乃《尔雅》所谓马蓝者。解诸药毒不可阙也。实与叶两用。注不解实，只解叶，为末尽。〔时珍曰〕蓝凡五种，各有主治，惟蓝实专取蓼蓝者。蓼蓝，叶如蓼，五六月

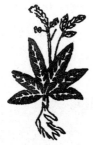

蓼 蓝

开花，成穗细小，浅红色，子亦如蓼，岁可三刈，故先王禁之。菘蓝，叶如白菘。马蓝叶如苦荬，即郭璞所谓大叶冬蓝，俗中所谓板蓝者。二蓝花子并如蓼蓝。吴蓝，长茎如蒿而花白，吴人种之。木蓝，长茎如决明，高者三四尺，分枝布叶，叶如槐叶，七月开淡红花，结角长寸许，累累如小豆角，其子亦如马蹄决明子而微小，迥与诸蓝不同，而作淀则一也。别有甘蓝，可食，见本条。苏恭以马蓝为木蓝，苏颂以菘蓝为马蓝，宗奭以蓝实为大叶蓝之实，皆非矣。今并开列于下。

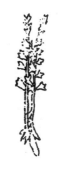

大叶马蓝

蓝实

【气味】苦，寒，无毒。〔权曰〕甘。

【主治】解诸毒，杀蛊蚑疰鱼螯毒。久服头不白，轻身。本经。蚑音其，小儿鬼也。填骨髓，明耳目，利五脏，调六腑，通关节，治经络中结气，使人健少睡，益心力。甄权。疗毒肿。苏恭。

蒿叶吴蓝

蓝叶汁此蓼蓝也。

【气味】苦、甘，寒，无毒。

【主治】杀百药毒，解野狼毒、射罔毒。别录。〔弘景曰〕解毒不得生蓝汁，以青缯在渍汁亦善。汁涂五心，止烦闷，疗蜂螯毒。弘景。斑蝥、芫青、樗鸡毒。朱砂、砒石毒。时珍。

马蓝

【主治】妇人败血。连根焙捣下筛，酒服一钱匕。苏颂。

吴蓝

【气味】苦、甘，冷，无毒。

【主治】寒热头痛，赤眼，天行热狂，丁疮，游风热毒，肿毒风疹，除烦止渴，杀疳，解毒药毒箭，金疮血闷，毒刺虫蛇伤，鼻衄吐血，排脓，产后血运，小儿壮热，解金石药毒、狼毒、射罔毒。大明。

【发明】〔震亨曰〕蓝属水，能使败血分归经络。〔时珍曰〕诸蓝形虽不同，而性味不远，故能解毒除热。惟木蓝叶力似少劣，蓝子则专用蓼蓝者也。至于用淀与青布，则是刈蓝浸水入石灰澄成者，性味不能不少异，不可与蓝汁一概论也。有人病呕吐，服玉壶诸丸不效，用蓝汁入口即定，盖亦取其杀虫降火尔。如此之类，不可不知。〔颂曰〕蓝汁治虫豸伤。刘禹锡《传信方》著其法云：取大蓝汁一碗，入雄黄、麝香二物少许，以点咬处，仍细服其汁，神异之极也。张荐员外住剑南，张延赏判官，忽被斑蜘蛛咬头上。一宿，咬处有二道赤色，细如箸，绕头上，从胸前下至心。经两宿，头面肿疼，大如数升碗，肚渐肿，几至不救。张公出钱

槐叶木蓝

五百千，并荐家财又数百千，募能疗者。忽一人应召，云可治。张公甚不信之，欲验其方。其人云：不惜方，但疗人性命尔。遂取大蓝汁一碗，以蜘蛛投之，至汁而死。又取蓝汁加麝香、雄黄，更以一蛛投入，随化为水。张公因甚异之，遂令点于咬处。两日悉平，作小疮而愈。

蓝淀（纲目）

【释名】〔时珍曰〕澱，石殿也，其滓澄殿在下也。亦作淀，俗作靛。南人掘地作坑，以蓝浸水一宿，入石灰搅至千下，澄去水，则青黑色。亦可干收，用染青碧。其搅起浮沫，掠出阴干，谓之靛花，即青黛，见下。

【气味】辛、苦，寒，无毒。

【主治】解诸毒，傅热疮小儿秃疮热肿。藏器。**止血杀虫，治噎膈。**时珍。

【发明】〔时珍曰〕淀乃蓝与石灰作成，其气味与蓝稍有不同，而其止血拔毒杀虫之功，似胜于蓝。按广《五行记》云：唐永徽中，绛州一僧，病噎不下食数年，临终命其徒曰：吾死后，可开吾胸喉，视有何物苦我如此？及死，其徒依命，开视胸中，得一物，形似鱼而有两头，遍体悉似肉鳞。安钵中，跳跃不已。戏投诸味，虽不见食，恐化为水。又投诸毒物，亦皆销化。一僧方作蓝淀，因以少淀投之，即怖惧奔走，须臾化成水。世传淀水能治噎疾，盖本于此。今方士或以染缸水饮人治噎膈，皆取其杀虫也。

青黛（宋开宝）

【释名】靛花纲目、**青蛤粉**〔时珍曰〕黛，眉色也。刘熙《释名》云：灭去眉毛，以此代之，故谓之黛。

【集解】〔志曰〕青黛从波斯国来。今以太原并庐陵、南康等处，染淀瓮上沫紫碧色者用之，与青黛同功。〔时珍曰〕波斯青黛，亦是外国蓝靛花，既不可得，则中国靛花亦可用。或不得已，用青布浸汁代之。货者复以干淀充之，然有石灰，入服饵药中当详之。

【气味】咸，寒，无毒。〔权曰〕甘，平。

【主治】解诸药毒，小儿诸热，惊痫发热，天行头痛寒热，并水研服之。亦磨傅热疮恶肿，金疮下血，蛇犬等毒。开宝。**解小儿疳热，杀虫。**甄权。小儿丹热，和水服之。同鸡子白、大黄末，傅疮痈蛇虺螫毒。藏器。**泻肝，散五脏郁火，解热，消食积。**震亨。**去热烦，吐血咯血，斑疮阴疮，杀恶虫。**时珍。

【发明】〔宗奭曰〕青黛乃蓝为者。有一妇人患脐下腹上，下连二阴，遍生湿疮，状如马爪疮，他处并无，痒而痛，大小便涩，出黄汁，食亦减，身面微肿。医作恶疮治，用鳗鲡鱼、松脂、黄丹之药涂之，热痛甚。问其人嗜酒食，喜鱼蟹发风等物。急令洗其膏药。以马齿苋四两，杵烂，入青黛一两，再研匀涂之。即时热减，痛痒皆去。仍以八正散，日三服之，分败客热。药干即上。如此二日，减三分之一，五日减三分之二，二十日愈。此盖中下焦蓄风热毒气也。若不出，当作肠痈内痔。仍须禁酒色发风物。然不能禁，后果患内痔。

【附录】雀翘〔《别录》有名未用曰〕味咸。益气明目。生蓝中。叶细黄，茎赤有刺。四月实，锐黄中黑。五月采，阴干。一名去母，一名更生。

甘蓝（拾遗）

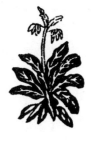

甘　蓝

【校正】自菜部移入此。

【释名】蓝菜千金。

【集解】〔藏器曰〕此是西土蓝也。叶阔可食。〔时珍曰〕此亦大叶冬蓝之类也。按胡洽居士云：河东、陇西羌胡多种食之，汉地少有。其叶长大而厚，煮食甘美。经冬不死，春亦有英。其花黄，生角结子。其功与蓝相近也。

【气味】甘，平，无毒。

【主治】久食，大益肾，填髓脑，利五脏六腑，利关节，通经络中结气、心下结伏气。明耳目，健人，少睡，益心力，壮筋骨。作菹经宿色黄，和盐食，治黄毒。藏器。

子

【主治】人多睡。思邈。

蓼（本经中品）

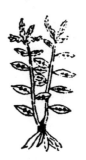

青蓼赤蓼

【校正】自菜部移入此。

【释名】〔《时珍》曰〕蓼类皆高扬，故字从翏，音料，高飞貌。

【集解】〔《别录》曰〕蓼实生雷泽川泽。〔弘景曰〕此类多人所食。有三种：一是青蓼，人家常用，其叶有圆有尖，以圆者为胜，所用即此也；一是紫蓼，相似而紫色；一是香蓼，相似而香，并不甚辛，好食。〔保升曰〕蓼类甚多，有青蓼、香蓼、水蓼、马蓼、紫蓼、赤蓼、木蓼七种：

紫、赤二蓼，叶小狭而厚；青、香二蓼，叶亦相似而俱薄；马、水二蓼，叶俱阔大，上有黑点；木蓼一名天蓼，蔓生，叶似柘叶。六蓼花皆红白，子皆大如胡麻，赤黑而尖扁；惟木蓼花黄白，子皮青滑。诸蓼并冬死，惟香蓼宿根重生，可为生菜。〔颂曰〕木蓼亦有大小二种，皆蔓生。陶氏以青蓼入药，余亦无用。《三茅君传》有作白蓼酱方，药谱无白蓼，疑即青蓼也。〔宗奭曰〕蓼实即草部下品水蓼之子也。彼言水蓼是用茎，此言蓼实是用子也。春初以壶芦盛水浸湿，高挂火上，日夜使暖，遂生红芽，取为蔬，以备五辛盘。〔时珍曰〕韩保升所说甚明。古人种蓼为蔬，收子入药。故《礼记》烹鸡豚鱼鳖，皆实蓼于其腹中，而和羹脍亦须切蓼也。后世饮食不用，人亦不复栽，惟造酒曲者用其汁耳。今但以平泽所生香蓼、青蓼、紫蓼为良。

实

【气味】辛，温，无毒。〔诜曰〕多食吐水，壅气损阳。

【主治】明目温中，耐风寒，下水气，面浮肿痈疡。本经。归鼻，除肾气，去疬疡，止霍乱，治小儿头疮。甄权。

苗叶

【气味】辛，温，无毒。〔思邈曰〕黄帝云：食蓼过多，有毒，发心痛。和生鱼食，令人脱气，阴核痛求死。二月食蓼，伤人胃。扁鹊云：久食令人寒热，损髓减气少精。妇人月事来时食蓼、蒜，喜为淋。与大麦面相宜。

【主治】归舌，除大小肠邪气，利中益志。别录。干之酿酒，主风冷，大良。弘景。作生菜食，能入腰脚。煮汤捋脚，治霍乱转筋。煮汁日饮，治痃癖。捣烂，傅狐尿疮。藏器。脚暴软，赤蓼烧灰淋汁浸之，以桑叶蒸，立愈。大明。杀虫伏砒。时珍。

水蓼（唐本草）

【释名】虞蓼尔雅、泽蓼。〔志曰〕生于浅水泽中，故名水蓼。〔时珍曰〕按《尔雅》云：蔷，虞蓼也。山夹水曰虞。

【集解】〔恭曰〕水蓼生下湿水旁。叶似马蓼，大于家蓼，茎赤色，水挼食之，胜于蓼子。〔宗奭曰〕水蓼大概与水荭相似，但枝低耳。今造酒取叶，以水浸汁，和面作曲，亦取其辛耳。〔时珍曰〕此乃水际所生之蓼，叶长五六寸，比水荭叶稍狭，比家蓼叶稍大，而功用仿佛。故寇氏谓蓼实即水蓼之子者，以此故也。

水蓼马蓼

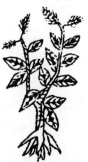

茎叶

【气味】辛，无毒。〔大明曰〕冷。

【主治】蛇伤，捣傅之。绞汁服之，止蛇毒入腹心闷。又治脚气肿痛成疮，水煮汁渍捋之。唐本。

马蓼（纲目）

【释名】**大蓼**纲目、**墨记草**〔时珍曰〕凡物大者，皆以马名之，俗呼大蓼是也。高四五尺，有大小二种。但每叶中间有墨迹，如墨点记，故方士呼为墨记草。

【集解】〔弘景曰〕马蓼生下湿地，茎斑，叶大有黑点。亦有两三种，其最大者名笼鼓，即水荭也。

茎叶

【气味】辛，温，无毒。〔时珍曰〕伏丹砂、雌黄。

【主治】去肠中蛭虫，轻身。本经。

荭草

荭 草

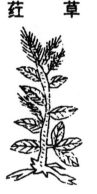

【校正】并入有名未用《别录》天蓼。

【释名】**鸿鹄**（音缬）、**茏古**（一作鼓）、**游龙**诗经、**石龙**别录、**天蓼**别录、**大蓼**〔时珍曰〕此蓼甚大而花亦繁红，故曰荭，曰鸿，鸿亦大也。《别录》有名未用草部中有天蓼，云一名石龙，生水中。陈藏器解云：天蓼即水荭，一名游龙，一名大蓼。据此，则二条乃一指其实，一指茎叶而言也。今并为一。

【集解】〔《别录》曰〕荭生水旁，如马蓼而大，五月采实。〔弘景曰〕今生下湿地甚多，极似马蓼而甚长大。《诗》称隰有游龙。郭璞云，即茏古也。〔颂曰〕荭即水荭也，似蓼而叶大，赤白色，高丈余。《尔雅》云：劳，茏古。其大者茵（音诡）。陆玑云：游龙一名马蓼，然马蓼自是一种也。〔时珍曰〕其茎粗如拇指，有毛。其叶大如商陆。叶色浅红，成穗。秋深子成，扁如酸枣仁而小，其色赤黑而肉白，不甚辛，炊炒可食。

实

【气味】咸，微寒，无毒。

【主治】消渴，去热明目益气。别录。

花

【主治】散血，消积，止痛。时珍

天蓼别录。〔时珍曰〕此指茎叶也。

【气味】辛，有毒。

【主治】恶疮，去痹气。别录。根茎：除恶疮肿，水气脚气，煮浓汁渍之。苏颂。

毛蓼（拾遗）

毛 蓼

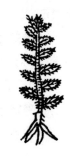

【集解】〔藏器曰〕毛蓼生山足，似马蓼，叶上有毛，冬根不死。〔时珍曰〕此即蓼之生于山麓者，非泽隰之蓼也。

茎叶

【气味】辛，温，有毒。

【主治】痈肿疽瘘瘰疬，杵碎纳疮中，引脓血，生肌。亦作汤洗，兼濯足，治脚气。藏器。

海根（拾遗）

【集解】〔藏器曰〕生会稽海畔山谷，茎赤，叶似马蓼，根似菝葜而小，胡人蒸而用之也。

根

【气味】苦，小温，无毒。

【主治】霍乱中恶心腹痛，鬼气疰忤飞刀，喉痹蛊毒，痈疽恶肿，赤白游疹，蛇咬犬毒。酒及水磨服，并敷之。藏器。

火炭母草

火炭母草

南恩州

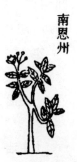

【集解】〔颂曰〕生恩州原野中。茎赤而柔，似细蓼。叶端尖，近梗形方。夏有白花。秋实如椒，青黑色，味甘可食。

叶

【气味】酸，平，有毒。

【主治】去皮肤风热，流注骨节，痈肿疼痛。不拘时采，于坩器中捣烂，以盐酒炒，傅肿痛处，经宿一易之。苏颂。

三白草（唐本草）

【释名】〔弘景曰〕叶上有三白点，俗因以名。又见下。

【集解】〔恭曰〕三白草生池泽畔，高尺许。叶似水荭，亦似蕺，又似菝葜。叶上有三黑点，非白也。古人秘之，稳黑为白尔。根如芹根，黄白色而粗大。〔藏器曰〕此草初生无白，入夏叶端半白如粉。农人候之莳田，三叶白则草便秀，故谓之三白。若云三黑点，苏未识矣。其叶如薯蓣，亦不似水荭。〔保升曰〕今出襄州，二月、八月采根用。〔时珍曰〕三白草生田泽畔，八月生苗，高二三尺。茎如蓼，叶如章陆及青葙。四月其颠三叶面上，三次变作白色，余叶仍青不变。俗云：一叶白，食小麦；二叶白，食梅杏；三叶白，食黍子。五月开花成穗，如蓼花状，而色白微香。结细实。根长白虚软，有节须，状如泥菖蒲根。《造化指南》云。五月采花及根，可制雄黄。苏恭言似水荭，有三黑点者，乃马蓼，非三白也。藏器所说虽是，但叶亦不似薯蓣。

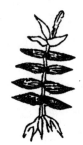

【气味】甘、辛，寒，有小毒。

【主治】水肿脚气，利大小便，消痰破癖，除积聚，消疔肿。唐本。捣绞汁服，令人吐逆，除疟及胸膈热痰，小儿痞满。藏器。根：疗脚气风毒胫肿，捣酒服，亦甚有验。又煎汤，洗癣疮。时珍。

蚕茧草（拾遗）

【集解】〔藏器曰〕生湿地，如蓼大，茎赤花白。东土亦有之。

【气味】辛，平，无毒。

【主治】诸虫如蚕类咬人，恐毒入腹，煮服之。亦捣傅诸疮。藏器。

蛇茧草（拾遗）

【集解】〔藏器曰〕生平地，叶似苦枝而小，节赤，高一二尺，种之辟蛇。又一种草，茎圆似芋，亦傅蛇毒。〔慎微曰〕按《百一方》云：东关有草状如芋，茎方节赤，撄傅蛇毒，如摘却然，名蛇茧草。又有鼠茧草，即后莽草。

【主治】蛇虺毒虫等螫。取根叶捣傅咬处，当下黄水。藏器。

虎杖

【释名】**苦杖**拾遗、**大虫杖**药性、**斑杖**日华、**酸杖** 〔时珍曰〕杖言其茎，虎言其斑也。或云一名杜牛膝者，非也。一种斑杖似蓑头者，与此同名异物。

【集解】〔弘景曰〕田野甚多，状如大马蓼，茎斑而叶圆。〔保升曰〕所在有之。生下湿地，作树高丈余，其茎赤根黄。二月、三月采根，日干。〔颂曰〕今出汾州、越州、滁州，处处有之。三月生苗，茎如竹笋状，上有赤斑点，初生便分枝子，叶似小杏叶。七月开花，九月结实。陌中出者，无花。根皮黑色，破开即黄，似柳根。亦有高丈余者。《尔雅》云：藻，虎杖。郭璞注云：似荭草而粗大，有细刺，可以染赤。是也。〔宗奭曰〕此草药也。蜀本言作木高丈余者，非矣。大率皆似寒菊，然花叶茎蕊差大为异。仍茎叶有淡黑斑。六七月旋旋开花，至九月中方已，花片四出，其色如桃花，差大而外微深。陕西山麓水次甚多。〔敩曰〕凡使勿误用天蓝及斑袖根，二味根形味皆相似也。〔机曰〕诸注或云似荭、似杏、似寒菊，各不相侔，岂所产有不同耶？〔时珍曰〕其茎似荭蓼，其叶圆似杏，其枝黄似柳，其花状似菊，色似桃花。合而观之，未尝不同也。

根

【修治】〔敩曰〕采得细锉，却用叶包一夜，晒干用。

【气味】微温。〔权曰〕甘，平，无毒。〔宗奭曰〕味微苦。今天下暑月多煎根汁为饮。不得甘草，则不堪饮。本文不言味。药性论云：甘。是甘草之味，非虎杖味也。

【主治】通利月水，破留血症结。别录。**渍酒服，主暴瘕**。弘景。风在骨节间，及血瘀，煮汁作酒服之。藏器。**治大热烦躁，止渴利小便，压一切热毒**。甄权。治产后血运，恶血不下，心腹胀满，排脓，主疮疖，扑损瘀血，破风毒结气。大明。**烧灰，贴诸恶疮。焙研炼蜜为丸，陈米饮服，治肠痔下血**。苏颂。**研末酒服，治产后瘀血血痛，及坠扑昏闷有效**。时珍。

【发明】〔权曰〕暑月以根和甘草同煎为饮，色如琥珀可爱，甚甘美。瓶置井中，令冷澈如冰，时人呼为冷饮子，啜之且尊于茗，极解暑毒。其汁染米作糜糕益美。捣末浸酒常服，破女子经脉不通。有孕人勿服。〔时珍曰〕孙真人《千金方》：治女人月经不通，腹内积聚，虚胀雷鸣，四肢沉重，亦治丈夫积聚，有虎杖煎：取高地虎杖根，锉二斛，水二石五斗，煮取一斗半，去滓，入醇酒五升，煎如饧。每服一合，以知为度。又许学士本事方：治男妇诸般淋疾。用苦杖根洗净，挫一合，以水五合煎一盏，去滓，入乳香、麝香少许服之。鄞县尉耿梦得内人患沙石淋，

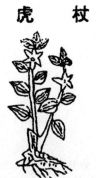

虎 杖

已十三年。每漩痛楚不可忍，溺器中小便下沙石剥剥有声。百方不效，偶得此方服之，一夕而愈。乃予目击者。

菵（拾遗）

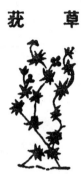

菵草

【校正】并入有名未用《别录》马唐。

【释名】**马唐**别录、**马饭**别录、**羊麻**别录、**羊粟**别录、**蔓于**尔雅、**轩于**〔藏器曰〕马食之如糖如饭，故名马唐、马饭。〔时珍曰〕羊亦食之，故曰羊麻、羊粟。其气痕臭，故谓之菵。菵者痕也，朽木臭也。此草茎颇似蕙而臭。故《左传》云：一薰一菵，十年尚犹有臭，是也。孙升谈圃以为香薷者，误矣。即别录马唐也，今并为一。

【集解】〔别录曰〕马唐生下湿地，茎有节生根，五月采。〔藏器曰〕生南方废稻田中，节上有根，着土如结缕草，堪饲马。又曰：菵生水田中，状如结缕草而叶长，马食之。

【气味】甘，寒，无毒。〔藏器曰〕大寒。

【主治】马唐：调中，明耳目。别录。煎取汁，明目润肺。又曰：菵消水气湿痹，脚气顽痹虚肿，小腹急，小便赤涩，并合赤小豆煮食，勿与盐。绞汁服，止消渴。捣汁，傅毒肿。藏器。

篇蓄（音楄畜　本经下品）

【释名】**扁竹**弘景、**扁辨**吴普、**扁蔓**吴普、**粉节草**纲目、**道生草**〔时珍曰〕许慎《说文》作扁筑，与竹同音，节问有粉，多生道旁，故方士呼为粉节草、道生草。

【集解】〔别录曰〕篇蓄生东莱山谷，五月采，阴干。〔弘景曰〕处处有之，布地而生，花节间白，叶细绿，人呼为扁竹。〔颂曰〕春中布地生道旁，苗似瞿麦，叶细绿如竹，赤茎如钗股，节间花出甚细，微青黄色，根如蒿根，四五月采苗阴干。蜀《图经云》：二月日干。郭璞注《尔雅》云：似小藜赤茎节，好生道旁，可食杀虫，是也。或云：尔雅王刍即此也。〔时珍曰〕其叶似落帚叶而不尖，弱茎引蔓，促节。三月开细红花，如蓼蓝花，结细子，炉火家烧灰炼霜用。一种水扁筑，名薄（音督），出《说文》。

篇蓄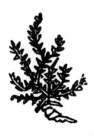

【气味】苦，平，无毒。〔权曰〕甘、涩。

【主治】浸淫疥瘙疽痔，杀三虫。本经。疗女子阴蚀。别录。

第十六卷　草部五

本草纲目

| 665 |

煮汁饮小儿，疗蛔虫有验。甄权。**治霍乱黄疸，利小便，小儿魃病。**时珍。

荩草（音烬　本经下品）

【释名】**黄草**吴普、**菉竹**唐本、**菉蓐**唐本、**荩草**纲目、**盭草**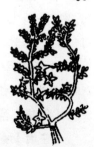
（音戾）、**王刍**尔雅、**鸱脚莎**〔时珍曰〕此草绿色，可染黄，故曰黄、
曰绿也。盭，乃北人呼绿字音转也。古者贡草入染人，故谓之王刍，而
进忠者谓之荩臣也。《诗》云：终朝采绿，不盈一掬。许慎《说文》云：
荩草可以染黄。《汉书》云：诸候盭绶。晋灼注云：盭草出琅琊，似艾可染，
因以名绶。皆谓此草也。〔禹锡曰〕《尔雅》：菉，王刍。孙炎注云：菉，
即菉蓐草也。今呼为鸱脚莎。《诗》云：菉竹猗猗，是也。

【集解】〔别录曰〕荩草生青衣川谷，九月、十月采，可以染作金色。
〔普曰〕生太山山谷。〔恭曰〕青衣县名，在益州西。今处处平泽溪涧侧皆有。叶似竹而
细薄，茎亦圆小。荆襄人煮以染黄，色极鲜好。俗名菉蓐草。

【气味】苦，平，无毒。〔权曰〕神农、雷公：苦。〔之才曰〕畏鼠负。

【主治】**久咳上气喘逆，久寒惊悸，痂疥白秃疡气，杀皮肤小虫。**本经。
治身热邪气，小儿身热。吴普。**洗一切恶疮，有效。**大明。

蒺藜（本经上品）

【释名】**茨**尔雅、**旁通**本经、**屈人**本经、**止行**本经、**体羽**本经、**升推**〔弘景曰〕
多生道上及墙上，叶布地，子有刺，状如菱而小。长安最饶，人行多着木履。今军家乃铸
铁作之，以布敌路，名铁蒺藜。《易》云：据于蒺藜，言其凶伤。《诗》云：墙有茨，不
可扫也，以刺梗秽。方用甚稀。〔时珍曰〕蒺，疾也；藜，利也；茨，刺也。其刺伤人，
甚疾而利也。屈人、止行，皆因其伤人也。

【集解】〔别录曰〕蒺藜子生冯翊平泽或道旁，七月、八月采实，
暴平。〔颂曰〕冬月亦采之，黄白色。郭璞注《尔雅》云：布地蔓生，细叶；
子有三角，刺人，是也。又一种白蒺藜，今生同州沙苑，牧马草地最多，
而近道亦有之。绿叶细蔓，绵布沙上。七月开花黄紫色，如豌豆花而小。
九月结实作荚，子便可采。其实味甘而微腥，褐绿色，与蚕种子相类而
差大。又与马藻子酷相类，但马藻子微大，不堪入药，须细辨之。〔宗
奭曰〕蒺藜有二等：一等杜蒺藜，即今之道旁布地而生者。开小黄花，

结芒刺。一种白蒺藜,出同州沙苑牧马处。子如羊内肾,大如黍粒,补肾药,今人多用。风家惟用刺蒺藜也。〔时珍曰〕蒺藜叶如初生皂荚叶,整齐可爱。刺蒺藜状如赤根菜子及细菱,三角四刺,实有仁。其白蒺藜结荚长寸许,内子大如脂麻,状如羊肾而带绿色,今人谓之沙苑蒺藜。以此分别。

沙苑蒺藜

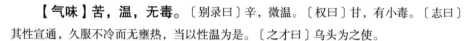

子

【修治】〔敩曰〕凡使拣净蒸之,从午至酉,日干,木臼舂令刺尽,用酒拌再蒸,从午至酉,日干用〔大明曰〕入药不计丸散,并炒去刺用。

【气味】**苦,温,无毒。**〔别录曰〕辛,微温。〔权曰〕甘,有小毒。〔志曰〕其性宣通,久服不冷而无壅热,当以性温为是。〔之才曰〕乌头为之使。

【主治】**恶血,破症积聚,喉痹乳难。久服长肌肉,明目轻身。**本经。**身体风痒,头痛,咳逆伤肺肺痿,止烦下气。小儿头疮,痈肿阴㿗,可作摩粉。**别录。**治诸风疬疡,疗吐脓,去燥热。**甄权。**治奔豚肾气,肺气胸膈满,催生堕胎,益精,疗水藏冷,小便多,止遗沥泄精溺血肿痛。**大明。**痔漏阴汗,妇人发乳带下。**苏颂。**治风秘,及蛔虫心腹痛。**时珍。

白蒺藜

【气味】**甘,温,无毒。**

【主治】**补肾,治腰痛泄精,虚损劳乏。**时珍。

【发明】〔颂曰〕古方皆用有刺者,治风明目最良。神仙方亦有单服蒺藜法,云不同黑白,但取坚实者,舂去刺用。〔时珍曰〕古方补肾治风,皆用刺蒺藜。后世补肾多用沙苑蒺藜,或以熬膏和药,恐其功亦不甚相远也。刺蒺藜炒黄去刺,磨面作饼,或蒸食,可以救荒。

花

【主治】**阴干为末,每温酒服二三钱,治白癜风。**宗奭。

苗

【主治】**煮汤,洗疥癣风疮作痒。**时珍。

谷精草（宋开宝）

【释名】**戴星草**开宝、**文星草**纲目、**流星草**〔时珍曰〕谷田余气所生,故曰谷精。〔志曰〕白花似星,故有戴星诸名。

【集解】〔颂曰〕处处有之。春生于谷田中,叶茎俱青,根花并白色。二月、三月采花用,花白小圆似星。可喂马令肥,主虫颡毛焦病。又有一种,茎梗长有节,根微赤,出秦陇间。〔时珍曰〕此草收谷后,荒田中生之,江湖南北多有。一科丛生,叶似嫩谷秧。

抽细茎，高四五寸，茎头有小白花，点点如乱星。九月采花，阴干。云二三月采者，误也。

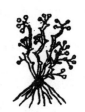

花

【气味】辛，温，无毒。〔藏器曰〕甘、平。〔大明曰〕可结水银成砂子。

【主治】喉痹，齿风痛，诸疮疥。开宝。头风痛，目盲翳膜，痘后生翳，止血。时珍。

【发明】〔时珍曰〕谷精体轻性浮，能上行阳明分野。凡治目中诸病，加而用之，甚良。明目退翳之功，似在菊花之上也。

海金沙（宋嘉祐）

【释名】竹园荽 〔时珍曰〕其色黄如细沙也。谓之海者，神异之也。俗名竹园荽，象叶形也。

【集解】〔禹锡曰〕出黔中郡，湖南亦有。生作小株，高一二尺。七月收其全科，于日中暴之，小干，以纸衬承，以杖击之，有细沙落纸上，且暴且击，以尽为度。〔时珍曰〕江浙、湖湘、川陕皆有之，生山林下。茎细如线，引于竹本上，高尺许。其叶细如园荽叶而甚薄，背面皆青，上多皱文。皱处有沙子，状如蒲黄粉，黄赤色，不开花，细根坚强。其沙及草皆可入药。方士采其草取汁，煮砂、缩贺。

【气味】甘，寒，无毒。

【主治】通利小肠。得栀子、马牙硝、蓬沙，疗伤寒热狂。或丸或散。嘉祐。治湿热肿满，小便热淋、膏淋、血淋、石淋茎痛，解热毒气。时珍。

【发明】〔时珍曰〕海金沙，小肠、膀胱血分药也。热在二经血分者宜之。

地杨梅（拾遗）

【集解】〔藏器曰〕生江东湿地，苗如莎草，四五月有子，似杨梅也。

【气味】辛，平，无毒。

【主治】赤白痢，取茎、子煎汤服。藏器。

水杨梅（纲目）

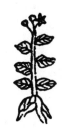

【释名】地椒

【集解】〔时珍曰〕生水边，条叶甚多，生子如杨梅状。庚辛《玉册》云：

地椒一名水杨梅，多生近道阴湿处，荒田野中亦有之。丛生，苗叶似菊，茎端开黄花，实类椒而不赤。实可结伏三黄、白矾，制丹砂、粉霜。

【气味】辛，温，无毒。

【主治】疔疮肿毒。时珍。

地蜈蚣草（纲目）

【集解】〔时珍曰〕生村落塍野间。左蔓延右，右蔓延左。其叶密而对生。如蜈蚣形，其穗亦长，俗呼过路蜈蚣。其延上树者，呼飞天蜈蚣。根、苗皆可用。

【气味】苦，寒，无毒。

【主治】解诸毒，及大便不通，捣汁。疗痈肿，捣涂，并末服；能消毒排脓。蜈蚣伤者，入盐少许捣涂，或末傅之。时珍。

半边莲（纲目）

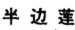
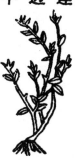

【集解】〔时珍曰〕半边莲，小草也。生阴湿塍堑边。就地细梗引蔓，节节而生细叶。秋开小花，淡红紫色，止有半边，如莲花状，故名。又呼急解索。

【气味】辛，平，无毒。

【主治】蛇虺伤，捣汁饮，以滓围涂之。又治寒齁气喘，及疟疾寒热，同雄黄各二钱，捣泥，碗内覆之，待色青，以饭丸梧子大。每服九丸，空心盐汤下。时珍。寿域方。

紫花地丁（纲目）

【释名】箭头草纲目独行虎纲目羊角子秘韫、米布袋。

【集解】〔时珍曰〕处处有之。其叶似柳而微细，夏开紫花结角。平地生者起茎，沟壑边生者起蔓。《普济方》云：乡村篱落生者，夏秋开小白花，如铃儿倒垂，叶微似木香花之叶。此与紫花者相庚，恐别一种也。

【气味】苦、辛，寒，无毒。

【主治】一切痈疽发背，疔肿瘰疬，无名肿毒恶疮。时珍。

鬼针草（拾遗）

【释解】〔藏器曰〕生池畔，方茎，叶有丫，子作钗脚，着人衣如针。北人谓之鬼针，南人谓之鬼钗。

【气味】苦，平，无毒。

【主治】蜘蛛、蛇咬，杵汁服，并傅。藏器。涂蝎虿伤。时珍。

独用将军（唐本草）

【集解】〔恭曰〕生林野中，节节穿叶心生苗，其叶似楠，不时采根、叶用。

【气味】辛，无毒。

【主治】毒肿乳痈，解毒，破恶血。恭。

【附录】留军待〔恭曰〕生剑州山谷，叶似楠而细长，采无时。味辛，温，无毒。主肢节风痛，折伤瘀血，五缓挛痛。

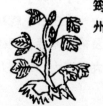

筠州

见肿消

【集解】〔颂曰〕生筠州。春生苗叶，茎紫色，高一二尺，叶似桑而光，面青紫赤色，采无时。

【气味】酸，涩，有微毒。

【主治】消痈肿及狗咬，捣叶贴之。颂。

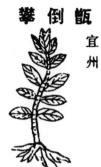

攀倒甑
宜
州

攀倒甑（图经）

【释解】〔颂曰〕生宜州郊野，茎叶如薄荷。一名斑杖，一名接骨。〔时珍曰〕斑杖名同虎杖，接骨名同蒴藋，不知是一类否？

【气味】苦，寒，无毒。

【主治】解利风热，烦渴狂躁，捣汁服，甚效。苏颂。

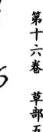

水甘草
武
当

水甘草（图经）

【集解】〔颂曰〕生筠州，多在水旁。春生苗，茎青，叶如柳，无花。土人七月、八月采，单用，不入众药。

【气味】甘，寒，无毒。

【主治】小儿风热丹毒，同甘草煎饮。颂。

第十七卷　草部六目录

草之六（毒草类四十七种）

漏篮子纲目

乌头本经

白附子别录

虎掌、天南星本经

由跋本经

蒟蒻开宝　菩萨草附

半夏本经

蚤休本经

鬼臼本经

射干本经

鸢尾本经

玉簪纲目

凤仙纲目

坐拿草图经　押不芦附

曼陀罗花纲目

羊踯躅本经　山踯躅、羊不吃草附

芫花本经

荛花本经

醉鱼草纲目

莽草本经

茵芋本经

石龙芮本经　（即胡椒菜）

毛茛拾遗　每姜附

牛扁本经　风建草附

荨麻图经

格注草唐本

海芋纲目　透山根附

钩吻本经

上附方旧一百三十四，新四百九十五

第十七卷　草部六

草之六（毒草类四十七种）

大黄（本经下品）

【释名】**黄良**本经、**将军**当之、**火参**吴普、**肤如**吴普。〔弘景曰〕大黄，其色也。将军之号，当取其骏快也。〔杲曰〕推陈致新，如戡定祸乱，以致太平，所以有将军之号。

【集解】〔别录曰〕大黄生河西山谷及陇西。二月、八月采根，火干。〔普曰〕生蜀郡北郡或陇西。二月卷生黄赤，其叶四四相当，茎高三尺许。三月花黄，五月实黑，八月采根。根有黄汁，切片阴干。〔弘景曰〕今采益州北部汶山及西山者，虽非河西、陇西，好者犹作紫地锦色，味甚苦涩，色至浓黑。西川阴干者胜。北部日干，亦有火干者，皮小焦不如，而耐蛀堪久。此药至劲利，粗者便不中服。〔恭曰〕叶、子、茎并似羊蹄，但茎高六七尺而脆，味酸堪生啖，叶粗长而厚。根红者亦似宿羊蹄，大者乃如碗，长二尺。其性湿润而易蛀坏，火干乃佳。作时烧石使热，横寸截着石上煿之，一日微燥，以绳穿眼干。今出宕州、凉州、西羌、蜀地者皆佳。幽并以北者渐细，气力不及蜀中者。陶言蜀地不及陇西，误矣。〔藏器曰〕凡用当分别之。若取和及深沉，能攻病者，可用蜀中似牛舌片紧硬者；若取泻泄骏快、推陈去热者，当取河西锦文者。〔颂曰〕今蜀川、河东、陕西州郡皆有之，以蜀川锦文者佳。其次秦陇来者，谓之土番大黄。正月内生青叶，似蓖麻，大者如扇。根如芋，大者如碗，长一二尺。其细根如牛蒡，小者亦如芋。四月开黄花，亦有青红似荞麦花者。茎青紫色，形如竹。二、八月采根，去黑皮，切作横片，火干。蜀大黄乃作紧片如牛舌形，谓之牛舌大黄。二者功用相等。江淮出者曰土大黄，二月开花，结细实。〔时珍曰〕宋祁《益州方物图》，言蜀大山中多有之，赤茎大叶，根巨若碗，药市以大者为枕，紫地锦文也。今人以庄浪出者为最，庄浪即古警苑陇西地，与《别录》相合。

【正误】〔颂曰〕鼎州出一种羊蹄大黄，治疥癣甚效。初生苗叶，累年长大，即叶似商陆而狭尖。四月内抽条出穗，五七茎相合，花叶同色。结实如荞麦而轻小，五月熟即黄色，呼为金荞麦。三月采苗，五月采实，阴干。九月采根，破之亦有锦文。亦呼为土大黄。〔时珍曰〕苏说即老羊蹄根也。因其似大黄，故谓之羊蹄大黄，实非一类。又一种酸模，乃山大黄也。状似羊蹄而生山上，所谓土大黄或指此，非羊蹄也。俱见本条。

根

【修治】〔敩曰〕凡使细切，以文如水旋斑紧重者，锉片蒸之，从巳至未，晒干，又洒腊水蒸之，从未至亥，如此凡七次。晒干，却洒淡蜜水再蒸一伏时，其大黄必如乌膏样，乃晒干用之。〔承曰〕大黄采时，皆以火石煿干货卖，更无生者，用之亦不须更多炮炙蒸煮。

【气味】苦，寒，无毒。〔别录曰〕大寒。〔普曰〕神农、雷公：苦，有毒。扁鹊：苦，无毒。李当之：大寒。〔元素曰〕味苦气寒，气味俱厚，沉而降，阴也。用之须酒浸煨熟者，寒因热用。酒浸入太阳经，酒洗入阳明经，余经不用酒。〔杲曰〕大黄苦峻下走，用之于下必生用。若邪气在上，非酒不至，必用酒浸引上至高之分，驱热而下。如物在高巅，必射以取之也。若用生者，则遗至高之邪热，是以愈后或目赤，或喉痹，或头肿，或膈上热疾生也。〔时珍曰〕凡病在气分，及胃寒血虚，并妊娠产后，并勿轻用。其性苦寒，能伤元气、耗阴血故也。〔之才曰〕黄芩为之使，无所畏。〔权曰〕忌冷水，恶干漆。

【主治】下瘀血血闭，寒热，破症瘕积聚，留饮宿食，荡涤肠胃，推陈致新，通利水谷，调中化食，安和五脏。本经。平胃下气，除痰实，肠间结热，心腹胀满，女子寒血闭胀，小腹痛，诸老血留结。别录。通女子经候，利水肿，利大小肠，贴热肿毒，小儿寒热时疾，烦热蚀脓。甄权。通宣一切气，调血脉，利关节，泄壅滞水气，温瘴热疟。大明。泻诸实热不通，除下焦湿热，消宿食，泻心下痞满。元素。下痢赤白，里急腹痛，小便淋沥，实热燥结，潮热谵语，黄疸诸火疮。时珍。

【发明】〔之才曰〕得芍药、黄芩、牡蛎、细辛、茯苓，疗惊恚怒，心下悸气。得消石、紫石英、桃仁，疗女子血闭。〔宗奭曰〕张仲景治心气不足，吐血衄血，泻心汤，用大黄、黄芩、黄连。或曰心气既不足，而不用补心汤，更用泻心何也？答曰：若心气独不足，则当不吐衄也。此乃邪热因不足而客之，故令吐衄。以苦泄其热，以苦补其心，盖一举而两得之。有是证者，用之无不效，惟在量其虚实而已。〔震亨曰〕大黄苦寒善泄，仲景用之泻心汤者，正因少阴经不足，本经之阳亢甚无辅，以致阴血妄行飞越。故用大黄泻去亢甚之火，使之平和，则血归经而自安。夫心之阴气不足，非一日矣，肺与肝俱各受火而病作。故黄芩救肺，黄连救肝。肺者阴之主，肝者心之母、血之合也。肝肺之火既退，则阴血复其旧矣。寇氏不明说而云邪热客之，何以明仲景之意而开悟后人也？〔时珍曰〕大黄乃足太阴、手足阳明、手足厥阴五经血分之药。凡病在五经血分者，宜用之。若在气分用之，是谓诛伐无过矣。泻心汤治心气不足吐血衄血者，乃真心之气不足，而手厥阴心包络、足厥阴肝、足太阴脾、足阳明胃之邪火有余也。虽曰泻心，实泻四经血中之伏火也。又仲景治心下痞满、按之软者，用大黄、黄连泻心汤主之。此亦泻脾胃之湿热，非泻心也。病发于阴而反下之，则作痞满，乃寒伤营血，邪气乘虚结于上焦。胃之上脘在于心，故曰泻心，实泻脾也。素问云：太阴所至为痞满，又云浊气在上，则生䐜胀，是矣。病发于阳而反下之，则成结胸，乃热邪陷入血分，亦在上脘分野。仲景大陷胸汤、丸皆用大黄，亦泻脾胃血分之邪，而降其浊气也。若结胸在气分，则只用小陷胸汤；痞满在气分，则用半夏泻心汤矣。成无己注释伤寒论，亦不知分别此义。〔成无己曰〕热淫所胜，以苦泄之。大黄之苦，以荡涤瘀热，下燥结而泄胃强。〔颂曰〕《本草》称大黄推陈致新，其效最神，故古方下积滞多用之，张仲景治伤寒用处尤多。古人用毒药攻病，必随人之虚实寒热而处置，非一切轻用也。梁武帝因发热欲服大黄。姚僧垣曰：大黄乃是快药，至尊年高，不可轻用。帝弗从，几至委顿。梁元帝常有心腹疾。诸医咸谓宜用平药，可渐宣通。僧垣曰：脉洪而实，此有宿妨，非用大黄无瘳理。帝从之，遂愈。以此言之，今医用一毒药而攻众病，其偶中，便谓此方神奇；其差误，则不言用药之失，可不戒哉？

叶

【气味】酸，寒，无毒。

【主治】置荐下，辟虱虫。相感志。

商陆（本经下品）

【释名】蓫薚（音逐汤）、当陆开宝、章柳图经、的昌开宝、马尾广雅、夜呼本经。〔时珍曰〕此物能逐荡水气，故曰蓫薚。讹为商陆，又讹为当陆，北音讹为章柳。或云枝枝相值，叶叶相当，故曰当陆。或云多当陆路而生也。

【集解】〔《别录》曰〕商陆生咸阳川谷。如人形者有神。〔恭曰〕此有赤白二种：白者入药用，赤者见鬼神，甚有毒。〔保升曰〕所在有之。叶大如牛舌而厚脆，赤花者根赤，白花者根白。二月、八月采根，日干。〔颂曰〕俗名章柳根，多生于人家园圃中。春生苗，

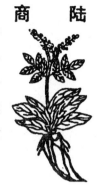

商 陆

高三四尺，青叶如牛舌而长。茎青赤，至柔脆。夏秋开红紫花，作朵。根如萝卜而长，八九月采之。尔雅谓之蓫荡，广雅谓之马尾，易经谓之苋陆。〔敩曰〕一种赤昌，苗叶绝相类，不可服之，有伤筋骨消肾之毒。惟花白年多者，仙人采之作脯，可下酒也。〔时珍曰〕商陆昔人亦种之为蔬，取白根及紫色者擘破，作畦栽之，亦可种子。根苗茎可洗蒸食，或用灰汁煮过亦良，服丹砂、乳石人食之尤利。其赤与黄色者有毒，不可食。按周宪王《救荒本草》云：章柳干粗似鸡冠花干，微有线楞，色微紫赤，极易生植。

根

【修治】〔敩曰〕取花白者根，铜刀刮去皮，薄切，以东流水浸两宿，漉出，架甑蒸，以黑豆叶一重，商陆一重，如此蒸之，从午至亥，取出去豆叶，暴干锉用。无豆叶，以豆代之。

【气味】**辛，平，有毒。**〔《别录》曰〕酸。〔权曰〕甘，有大毒。忌犬肉。〔大明曰〕白者苦冷，得大蒜良。赤者有毒，能伏砵砂、砒石、雌黄，拔锡。〔恭曰〕赤者但可贴肿，服之伤人，痢血不已杀人，令人见鬼神。〔张仲景曰〕商陆以水服，杀人。〔杲曰〕商陆有毒，阳中之阴。其味酸辛，其形类人。其用疗水，其效如神。

【主治】**水肿疝瘕痹，熨除痈肿，杀鬼精物。**本经。**疗胸中邪气，水肿痿痹，腹满洪直，疏五脏，散水气。**别录。**泻十种水病。喉痹不通，薄切醋炒，涂喉外，良。**甄权。**通大小肠，泻蛊毒，堕胎，炒肿毒，敷恶疮。**大明。

【发明】〔弘景曰〕方家不甚用，惟疗水肿，切生根，杂鲤鱼煮作汤服。道家乃散用之，及煎酿服，皆能去尸虫，见鬼神。其实子亦入神药。花名苈花，尤良。〔颂曰〕古方术家多用之，亦可单服。五月五日采根，竹篓盛，挂屋东北角阴干百日捣筛，井华水调服，云神仙所秘法也。〔时珍曰〕商陆苦寒，沉也，降也，阴也。其性下行，专行水，与大戟、甘遂，盖异性而同功。胃气虚弱者不可用。方家治肿满、小便不利者，以赤根捣烂，入麝香三分，贴于脐心，以帛束之，得小便利即肿消。又治湿水，以指画肉上，随散不成文者。用白商陆、香附子炒干，出火毒，以酒浸一夜，日干为末。每服二钱，米饮下。或以大蒜同商陆煮汁服亦可。其茎叶作蔬食，亦治肿疾。〔嘉谟曰〕古赞云：其味酸辛，其形类人。疗水贴肿，其效如神。斯言尽之矣。

苈花

【主治】**人心昏塞，多忘喜误，取花阴干百日，捣末，日暮水服方寸匕，乃卧思念所欲事，即于眠中醒悟也。**苏颂。

狼毒（本经下品）

【释名】〔时珍曰〕观其名，知其毒矣。

【集解】〔《别录》曰〕狼毒生秦亭山谷及奉高。二月、八月采根，阴干。陈而沉水者良。〔弘景曰〕宕昌亦出之。乃言止有数亩地生，蝮蛇食其根，故为难得。亦用太山者。今用出汉中及建平。云与防葵同根，但置水中沉者是狼毒，浮者是防葵。俗用亦稀，为疗腹内要药耳。〔恭曰〕今出秦州成州，秦亭原在二州之界。秦陇地寒，元无蝮蛇。此物与防葵都不同类，生处又别，太山、汉中亦不闻有，陶说谬矣。〔志曰〕狼毒叶似商陆及大黄，茎叶上有毛，根皮黄。肉白。以实重者为良，轻者为力劣。秦亭在陇西，奉高是太山下县。陶云：沉者是狼毒，浮者是防葵，此不足为信。假使防葵秋冬采者坚实，得水皆沉；狼毒春夏采者轻虚，得水皆浮。且二物全别，不可比类。此与麻黄、橘皮、半夏、枳实、吴茱萸为六陈也。〔保升曰〕根似玄参，惟浮虚者为劣也。〔颂曰〕今陕西州郡及辽、石州亦有之。状如马志所说。〔时珍曰〕狼毒出秦、晋地。今人往往以草蔺茹为之，误矣。见蔺茹下也。

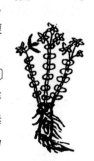

根

【气味】辛，平，有大毒。〔甄权曰〕苦，辛，有毒。〔之才曰〕大豆为之使，宜醋炒，恶麦句姜，畏占斯、密陀僧也。

【主治】咳逆上气，破积聚饮食，寒热水气，恶疮鼠瘘疽蚀，鬼精蛊毒，杀飞鸟走兽。本经。**除胸下积癖。**别录。**治痰饮症瘕，亦杀鼠。**大明。**合野葛纳耳中，治聋。**抱朴子。

防葵（本经上品）

【释名】房苑别录、**梨盖**本经、**利茹**吴普。又名爵离、方盖、农果。〔恭曰〕根叶似葵花子根，香味似防风，故名防葵。

【集解】〔《别录》曰〕防葵生临淄川谷，及嵩高、太山、少室。三月三日采根，暴干。〔普曰〕茎叶如葵，上黑黄。二月生根，根大如桔梗根，中红白。六月花白，七月、八月实白。三月采根。〔恭曰〕此物亦稀有，襄阳、望楚、山东及兴州西方有之。兴州者乃胜南者，为邻蜀地也。〔颂曰〕今惟出襄阳地，他郡不闻也。其叶似葵，每茎兰叶，一本十数茎，中发一千，其端开花，如葱花、景天辈而色白，六月开花即结实。根似防风，香味亦如之，依时采者乃沉水。今乃用枯朽狼毒当之，极为谬矣。〔时珍曰〕唐时陇西成州贡之。苏颂所说，详明可据。

防　葵
襄州

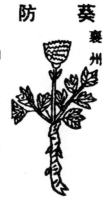

【正误】〔弘景曰〕防葵今用建平者。本与狼毒同根，犹如三建，其形亦相似，但置水中不沉尔。而狼毒陈久者，亦不能沉矣。〔敩曰〕凡使防葵，勿误用狼毒，缘真相似，而验之有异，效又不能，切须审之，恐误人疾。其防葵在蔡州沙土中生，采得二十日便生虫，用之惟轻为妙。〔恭曰〕狼毒与防葵都不同类，生处亦别。〔藏器曰〕二物一是上品，善恶不同，形质又别。陶氏以浮沉为别，后人因而用之，将以防葵破坚积为下品之物，与狼毒同功。今古因循，遂无甄别，殊为谬误。

根

【修治】〔敩曰〕凡使须拣去虫末，用甘草汤浸一宿，漉出暴干，用黄精自然汁一二升拌了，土器中炒至汁尽用。

【气味】辛，寒，无毒。〔《别录》曰〕甘、苦。〔普曰〕神农：辛、寒。桐君、扁鹊：无毒。岐伯、雷公、黄帝：辛、苦，无毒。〔权曰〕有小毒。

【主治】疝瘕肠泄，膀胱热结，溺不下，咳逆湿痹，癫痫惊邪狂走。久服坚骨髓，益气轻身。本经。疗五脏虚气，小腹支满胪胀，口干，除肾邪，强志。中火者不可服，令人恍惚见鬼。别录。久服主邪气惊狂。苏恭。主疝癖气块，膀胱宿水，血气瘤大如碗者，悉能消散。治鬼疟，百邪鬼魅精怪，通气。甄权。

【发明】〔时珍曰〕防葵乃神农上品药，黄帝、岐伯、桐君、雷公、扁鹊、吴普皆言其无毒；独《别录》言中火者服之，令人恍惚见鬼。陈延之《小品方》云：防葵多服，令人迷惑恍惚如狂。按《难经》云：重阳者狂，脱阳者见鬼，是岂上品养性所宜乎？是岂寒而无毒者乎？不然，则《本经》及苏恭所列者，是防葵功用；而《别录》所列者，乃似防葵之狼毒功用，非防葵也。狼毒之乱防葵，其来亦远矣，不可不辨。古方治蛇瘕、鳖瘕大方中，多用防葵，皆是狼毒也。

狼牙（本经下品）

狼　牙

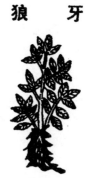

【释名】牙子本经、狼齿别录、狼子别录、犬牙吴普、抱牙吴普、支兰李当之。〔弘景曰〕其牙似兽之齿牙，故有诸名。

【集解】〔《别录》曰〕狼牙生淮南川谷及冤句。八月采根，暴干。中湿腐烂生衣者，杀人。〔普曰〕叶青，根黄赤，六七月华，八月实黑，正月、八月采根。〔保升曰〕所在有之。苗似蛇莓而厚大，深绿色。根黑，若兽之牙。三月、八月采根，日干。〔颂曰〕今江东、汴东州郡多有之。〔时珍曰〕范子计然云：出建康及三辅，色白者善。

根

【气味】苦，寒，有毒。〔别录曰〕酸。〔普曰〕神农、黄帝：苦，有毒。桐君：辛。岐伯、雷公、扁鹊：苦，无毒。〔之才曰〕芜荑为之使，恶地榆、枣肌。

【主治】邪气热气，疥瘙恶疡疮痔，去白虫。本经。治浮风瘙痒，煎汁洗恶疮。甄权。杀腹脏一切虫，止赤白痢，煎服。大明。

藺茹（本经下品）

【释名】离娄别录、掘据（音结居）、白者名草藺茹。〔时珍曰〕藺茹本作蔄蔊，其根牵引之貌。掘据，当作拮据，诗云，予手拮据，手口共作之状也。

【集解】〔《别录》曰〕藺茹生代群川谷。五月采根阴干。黑头者良。〔普曰〕草高四五尺，叶圆黄，四四相当。四月华，五月实黑。根黄，有汁亦黄色。三月采叶，四月、五月采根。〔弘景曰〕今第一出高丽，色黄。初断时汁出凝黑如漆，故云漆头。次出近道，名草藺茹，色白，皆烧铁烁头令黑，以当漆，非真也。〔颂曰〕今河阳、淄、齐州亦有之。一月生苗，叶似大戟而花黄色。根如萝卜，皮赤黄，肉白。初断时，汁出凝黑如漆。三月开浅红花，亦淡黄色，不着子。陶隐居谓出高丽者，此近之。又有一种草藺茹，色白。古方两用之，故姚僧垣治痈疽生恶肉，有白藺茹散，傅之看肉尽便停止，但傅诸膏药。若不生肉，又傅黄芪散。恶肉仍不尽者，可以漆头赤皮藺茹为散半钱，和白藺茹散三钱和傅之。观此，则赤白皆可用也。〔时珍曰〕《范子计然》云：藺茹出武都，黄色者善。草藺茹出建康，白色，今亦处处有之，生山原中。春初生苗，高二三尺。根长大如萝卜、蔓菁状，或有岐出者，皮黄赤，肉白色，破之有黄浆汁。茎叶如大戟，而叶长微阔，不甚尖，折之有白汁。抱茎有短叶相对，团而出尖。叶中出茎，茎中分二三小枝。二三月开细紫花，结实如豆大，一颗三粒相合，生青熟黑，中有白仁如续随子之状。今人往往皆呼其根为狼毒，误矣。狼毒叶似商陆、大黄辈，根无浆汁。

根

【气味】辛，寒，有小毒。〔别录曰〕酸。〔普曰〕神农：辛。岐伯：酸、成，有毒。李当之：大寒。〔之才曰〕甘草为之使，恶麦门冬。

【主治】蚀恶肉败疮死肌，杀疥虫，排脓恶血，除大风热气，善忘不寐。本经。去热痹，破症瘕，除息肉。别录。

【发明】〔宗奭曰〕治马疥尤善，服食方用至少。〔时珍曰〕《素问》治妇人血枯痛，用乌鲗骨、藺茹二物丸服，方见乌鲗鱼下。王冰言藺茹取其散恶血。又《齐书》云：郡王子隆年二十，身体过充。徐嗣伯合藺茹丸服之自消。则藺茹亦可服食，但要斟酌尔。孟诜《必效方》：治甲疽生于脚趾边肿烂。用藺茹三两，黄芪二两，苦酒浸一宿，以猪脂五合合前，取膏三合。日三涂之，即消。又圣惠方，治头风旋眩，鸱头丸中亦用之。

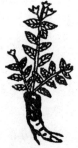

藺　茹

大戟（本经下品）

【释名】邛钜尔雅、下马仙纲目。〔时珍曰〕其根辛苦，戟人咽喉，故名。今俚人呼为下马仙，言利人甚速也。郭璞注《尔雅》云：荞，邛钜，即大戟也。

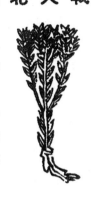

【集解】〔《别录》曰〕大戟生常山。十二月采根，阴干。〔保升曰〕苗似甘遂而高大，叶有白汁，花黄。根似细苦参，皮黄，肉黄白。五月采苗，二月、八月采根用。〔颂曰〕近道多有之。春生红芽，渐长丛，高一尺以来。叶似初生杨柳小团。三月、四月开黄紫花，团圆似杏花，又似芫荑。根似细苦参，秋冬采根阴干。淮甸出者茎圆，高三四尺，叶黄，叶至心亦如百合苗。江南生者叶似芍药。〔时珍曰〕大戟生平泽甚多。直茎高二三尺，中空，折之有白浆。叶长狭如柳叶而不团，其梢叶密攒而上。杭州紫大戟为上，江南土大戟次之。北方绵大戟色白，其根皮柔韧如绵，甚峻利，能伤人。弱者服之，或至吐血，不可不知。

根

【修治】〔敩曰〕凡使勿用附生者，误服令人泄气不禁，即煎荠苊汤解之。采得后，于槐砧上细锉，与海芋叶拌蒸，从巳至申，去芋叶，晒干用。〔时珍曰〕凡采得以浆水煮软，去骨，晒干用。海芋叶麻而有毒，恐不可用也。

【气味】苦，寒，有小毒。〔《别录》曰〕甘，大寒。〔权曰〕苦、辛，有大毒。〔元素曰〕苦、甘、辛，阴中微阳。泻肺，损真气。〔时珍曰〕得枣即不损脾。〔之才曰〕反甘草，用菖蒲解之。〔恭曰〕畏菖蒲、芦苇、鼠屎。〔大明曰〕赤小豆为之使。恶薯蓣。

【主治】蛊毒。十二水，腹满急痛积聚，中风皮肤疼痛，吐逆。本经。颈腋痈肿，头痛，发汗，利大小便。别录。泻毒药，泄天行黄病温疟，破症结。大明。下恶血癖块，腹内雷鸣，通月水，堕胎孕。甄权。治隐疹风，及风毒脚肿，并煮水，日日热淋，取愈。苏颂。

【发明】〔成无己曰〕大戟、甘遂之苦以泄水者，肾所主也。〔好古曰〕大戟与甘遂同为泄水之药，湿胜者苦燥除之也。〔时珍曰〕痰涎之为物，随气升降，无处不到。入于心，则迷窍而成癫痫。妄言妄见；入于肺，则塞窍而成咳唾稠粘，喘急背冷；入于肝，则留伏蓄聚，而成胁痛干呕，寒热往来；入于经络，则麻痹疼痛；入于筋骨，则颈项胸背腰胁手足牵引隐痛。陈无择三因方，并以控涎丹主之，殊有奇效。此乃治痰之本。痰之本，水也，湿也。得气与火，则凝滞而为痰、为饮、为涎、为涕、为癖。大戟能泄脏腑之水湿，甘遂能行经隧之水湿，白芥子能散皮里膜外之痰气，惟善用者，能收奇功也。又钱仲阳谓肾为真水，有补无泻，而复去痘疮变黑归肾一证，用百祥膏下之以泻肾，非泻肾也，泻其腑则脏自不实。愚按百祥惟用大戟一味，大戟能行水，故曰泻其腑则脏自不实，腑者膀胱也。窃谓百祥非独泻腑，正实则泻其子也，肾邪实而泻其肝也。大戟味苦涩，浸水色青绿，肝胆之药也。故百祥膏又治嗽而吐青绿水。夫青绿者，少阳风木之色也。仲景亦云：心下痞满，引胁下痛，干呕短气者，十枣汤主之。其中亦有大戟。夫干呕胁痛，非肝胆之病乎？则百祥之泻肝胆也明矣。肝乃东方，宜泻不宜补。况泻青、泻黄皆泻其子，同一泻也，何独肾只泻腑乎？洁古老人治变黑归肾证，用宣风散代百祥膏，亦是泻子之意。盖毒胜火炽则水益涸，风挟火势则土受亏。故津血内竭，不能化脓，而成青黑干陷之证。泻其风火之毒，所以救肾扶脾也。或云脾虚肾旺，故泻肾扶脾者，非也。肾之真水不可泻，泻其陷伏之邪毒尔。

泽漆（本经下品）

【释名】漆茎本经、**猫儿眼睛草**纲目、**绿叶绿花草**纲目、**五凤草** 〔弘景曰〕是大戟苗。生时摘叶有白汁，故名泽漆，亦啮人。余见下。

【集解】〔《别录》曰〕泽漆，大戟苗也。生太山川泽。三月三日、七月七日，采茎叶阴干。〔大明曰〕此即大戟花也。川泽中有。茎梗小，花黄色，叶似嫩菜，五月采之。〔颂曰〕今冀州、鼎州、明州及近道皆有之。〔时珍曰〕《别录》、陶氏皆言泽漆是大戟苗，日华子又言是大戟花，其苗可食。然大戟苗泄人，不可为菜。今考《土宿本草》及《定藏论》诸书，并云泽漆是猫儿眼睛草，一名绿叶绿花草，一名五凤草。江湖原泽平陆多有之。春生苗，一科分枝成丛，柔茎如马齿苋，绿叶如苜蓿叶，叶圆而黄绿，颇似猫睛，故名猫儿眼。茎头凡五叶中分，中抽小茎五枝，每枝开细花青绿色，复有小叶承之，齐整如一，故又名五凤草、绿叶绿花草。掐茎有白汁粘人，其根白色有硬骨。或以此为大戟苗者，误也。五月采汁，煮雄黄，伏钟乳，结草砂，据此，则泽漆是猫儿眼睛草，非大戟苗也。今方家用治水蛊、脚气有效，尤与神农本文相合。自汉人集《别录》，误以为大戟苗，故诸家袭之尔。用者宜审。

茎叶

【气味】苦，微寒，无毒。〔别录曰〕辛。〔大明曰〕冷、有小毒。〔之才曰〕小豆为之使，恶薯蓣。

【主治】皮肤热，大腹水气，四肢面目浮肿，丈夫阴气不足。本经。利大小肠，明目轻身。别录。主蛊毒。苏恭。止疟疾，消痰退热。大明。

【发明】〔时珍曰〕泽漆利水，功类大戟，故人见其茎有白汁，遂误以为大戟。然大戟根苗皆有毒泄人，而泽漆根硬不可用，苗亦无毒，可作菜食而利丈夫阴气，甚不相侔也。

泽 漆
猫儿眼